谦雪堂医丛

百治百验效方集

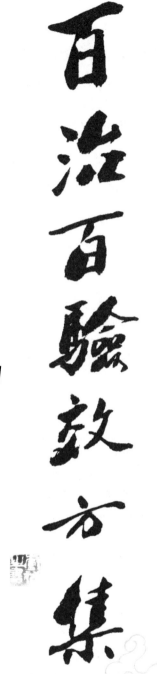

卢祥之　编著

关幼波　审订

精修版

中国科学技术出版社　北京

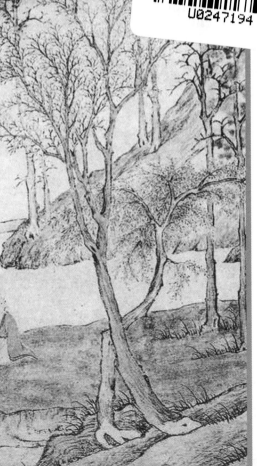

图书在版编目（CIP）数据

百治百验效方集/卢祥之编著．－北京：中国科学技术出版社，2018.6（2024.6
重印）

ISBN 978-7-5046-7763-1

Ⅰ．①百… Ⅱ．①卢… Ⅲ．①验房－汇编 Ⅳ．① R289.5

中国版本图书馆 CIP 数据核字（2017）第 263384 号

策划编辑	焦健姿
责任编辑	黄维佳
装帧设计	华图文轩
责任校对	龚利霞
责任印制	徐　飞

出　　版	中国科学技术出版社
发　　行	中国科学技术出版社有限公司销售中心
地　　址	北京市海淀区中关村南大街 16 号
邮　　编	100081
发行电话	010-62103130
传　　真	010-62179148
网　　址	http：//www.cspbooks.com.cn

开　　本	710mm×1000mm　1/16
字　　数	300 千字
印　　张	17
版　　次	2018 年 1 月第 1 版
印　　次	2024 年 6 月第 3 次印刷
印　　刷	河北环京美印刷有限公司
书　　号	ISBN 978-7-5046-7763-1/R・2125
定　　价	58.00 元

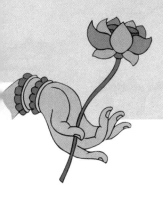

内 容 提 要

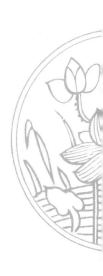

百治百验效方集

　　"工欲善其事，必先利其器。"方剂，是治病之利器。方从法出，法随证立，而方以药成，这里面有着"实践，理论，再实践，再理论"的辨证过程。笔者多年来从大量读书札记中抽取前贤、近贤有关方剂的经验资料，汇聚成册。书名定为《百治百验效方集》，"治"为制方者丰富的临床经验；"验"是千百人之医疗实践。千方易得，一效难求。本书精选 56 种病证效方 244 则，均经著名医家反复实践，疗效高且重复性好，可谓屡试屡效，供广大中医从业者及爱好者阅读参考。

前　言

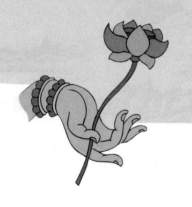

百治百验效方集

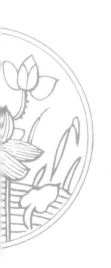

　　笔者自上小学始，受家父其昌公督导，自学中医。初是背《三字经》，后是诵陈念祖的一套书，尤以《医学实在易》熟稔。以后数年，在北京通县张家湾一带行医，虽偶尔治愈过一些患者，但着实也碰了不少"钉子"。之后辗转边滇，在西双版纳的水利部门工作，经常秉烛夜读，并在热带密林中多方认寻草药，四年有余，一边自修，一边求师访友。又数年，奉调山西，先在寿阳一带教学，后在榆次等地临床，再后做编辑工作，办刊《中医药研究》。虽问学于两所中医院校并毕业于山西大学中文研究生班，然终是碌碌之而学浅。

　　近年来，在一些友人同仁的劝喻下，将大量读书札记中前贤、近贤有关方药学的资料精选出来，集成一册。这些方剂，经过著名中医临床家反复实践，不仅疗效高，而且重复性好。1988 年春，又呈关幼波先生审阅，几经厘更、誊清，今予付梓，功在前贤、近贤之经验流传，在于关师之殚精尽心的指点。

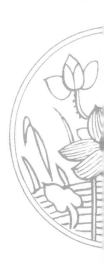

　　其名之《百治百验效方集》，"治"在制方者的丰富临床经验，"验"在诸方流传间的千百人之医疗实践。

　　为便于推广起见，是书选方皆为人民群众熟悉、易接受的常用方剂。为初涉医坛者便于学习，大部分选用了现代医学病名，偶尔冠以病机、病证称谓。如此小书，能予中医临床工作以小补，则幸莫大焉，诸端不妥，还望读者予以教正。

丁酉年初春于太原不息子斋

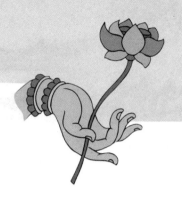

目　录

一 外感咳嗽（效方三则）

"咳嗽之要，止惟二证。何为二证，一曰外感，一曰内伤而尽之矣。夫外感之咳，必由皮毛而入，盖皮毛为肺之合，而凡外邪袭之，则必先入于肺，久而不愈，则必自肺而传于五脏也。内伤之嗽，必起于阴分，盖肺属燥金，为水之母，阴损于下，则阳孤于上，水涸金枯，肺苦于燥，肺燥则痒，痒则咳不能已也。咳证虽多，无非肺病，而肺之为病，亦无非此二者而已，但于二者之中，当辨阴阳，当分虚实耳。盖外感之咳，阳邪也，阳邪自外而入，故治宜辛温，邪得温而自散也。内伤之咳，阴病也，阴气受伤于内，故治宜甘平养阴，阴气复而嗽自愈也。然外感之邪多有余，若实中有虚，则宜兼补以散之。内伤之病多不足，若虚中挟实，亦当兼清以润之。大都咳嗽之因，无出于此，于此求之，自得其本。"此是明代大医家张景岳对咳证的阐述。

六淫外邪，侵袭肺系，肺气上逆，遂发为病。刘河间谓病因为寒、暑、燥、湿、风、火六气。笔者体会，还应区分邪之偏属，宜其所宜，忌其所忌，庶少差错。

方药一：杏苏散（吴鞠通方）

杏仁 9 克	紫苏叶 9 克	陈皮 10 克	半夏 12 克	生姜 6 克
桔梗 9 克	枳壳 10 克	前胡 9 克	茯苓 15 克	甘草 10 克
大枣 10 枚				

[服法] 水煎服，每日早、晚各服 1 次。

[按语] 此方为清朝名医吴鞠通所创，意在疏散、宣肺，清轻相配，以紫

苏叶、生姜、大枣疏风解表，调和营卫；前胡、杏仁、桔梗宣肺止咳；陈皮、枳壳、半夏、茯苓燥湿化痰。笔者遇偏于外感风寒者，每加浮海石12克，麻黄6克；夜间喉痒，咳甚，加当归10克，仙鹤草12克。斯方苦温，辛甘合用，吴鞠通原意是治外感凉燥，其实外感咳嗽，起始很难分清什么是风寒、风热，有时似寒，又似热；有时兼寒，又兼热。临床治外感，初诊时定要区分辛温解表还是辛凉解表，拘泥的结果，往往很难下手。有经验的医师，辛寒、辛温并用，表解、里解两图，常常疗效满意。治外感病，酌分见证之偏属，据证择药，要比细斟而施以辛温、辛凉两法效果好。

　　咳甚加海浮石，咸寒降下，清肺止咳，配上麻黄之宣肃，效果可靠。

　　夜咳，无论外感、内伤，皆可用当归、仙鹤草。外感者配陈皮，入血入气，夜咳常宁，可供参考。

方药二：止嗽散（程钟龄方）

紫菀（蒸）6克	桔梗（炒）9克	百部（蒸）12克
白前（蒸）12克	荆芥9克	陈皮9克
甘草6克		

　　[服法] 共为末，每天3次，饭后服，每次9克。初感风寒，以生姜汤调下。亦可作汤剂水煎服。

　　[按语] 昔日程钟龄曾将此方研末，普送病家，服者多效。斯方对于新咳久嗽，咳痰不爽者，都可运用。方中荆芥为疏风解表设，如风寒初起，头痛甚而发热、恶寒，偏于表实，可加防风、紫苏叶、紫苏子、百部，理肺宁嗽，百部用蒸，还能润肺；白前、陈皮、桔梗，利气化痰；偏于痰浊，可加海浮石12克，橘络6克；兼有口渴、心烦、小便黄者，偏于内热，加黄芩、天花粉各9克，石膏15克，桑白皮10克。凡外感咳嗽，迁延不愈，痰黏、苔腻者，偏于湿甚，此方加姜半夏12克，茯苓30克，厚朴6克，止嗽化痰，疗效颇好。

方药三：三拗汤（《太平惠民和剂局方》方）

麻黄（不去根节）、杏仁（不去皮尖）、甘草（不炙）

各 30 克

[服法] 上为粗末，每服 5 钱（15 克），水一盏半，姜 5 片，同煎至一盏，去渣，通口服。以衣被盖覆睡，取微汗为度。

[按语] "拗"者（音 ào），违逆不顺之谓也。"三拗"，指所用三药皆违常法而用，麻黄不去根节，杏仁不去皮尖，甘草不炙而生用。方从《伤寒论》麻黄杏仁甘草石膏汤去石膏而化，遵古炮制，麻黄当切断去根节，杏仁当煮后去外皮和尖，甘草用蜜炙。因与古法相悖而行，故名"三拗汤"。《证治准绳·幼科》又有一方，名五拗汤，即本方加荆芥不去梗，桔梗蜜拌炒，治感受风寒，及形寒肢冷，痰嗽咳连声者。临床治咳，轻灵为贵，不宜药量过大，妄投辛散、酸敛或重浊。肺在上焦，上焦如羽，非轻不举，轻清灵动之品可以开达上焦。外感之治，祛邪为要，不能留有一分邪气，若邪气未清，即投以大剂养阴润肺或止咳之品，则邪气必然恋肺，滋生他变。不论咳嗽新久，有邪即要"宣"，使肺络宣通，外邪得去，咳嗽始能平息。如但见咳嗽，不辨有邪无邪，只用止咳化痰之品，则风邪恋肺，咳嗽亦不能止。偏热者还可加用射干。咳嗽音哑者，可加胖大海、木蝴蝶、凤凰衣等，以宣肺开音，发散药轻者有荆芥、防风、前胡等，偏热者还可用蝉蜕、牛蒡子；表实无汗者用麻黄；表虚汗出者用桂枝，两者当别。

盖治疗风寒咳嗽，温肺药宜与宣肺同用，风寒之邪易为外达。温肺最好之方即为杏苏散。如寒包火、风热及燥热咳嗽，均宜用清肺之品。寒包火之咳，一是风寒束肺，肺热内蕴所引起，二是风寒化热。主症为咳而不爽，口干，舌边尖红，苔薄白。治当宣肺与清肺同用，"火郁发之"。可用桑叶、桑白皮、地骨皮、炙马兜铃、枇杷叶、茅根、芦根、黄芩、生石膏。因肺为清虚之脏，故清肺药亦宜轻清。肺热不清，则进一步为灼伤津液，而见口干咽燥、咳嗽少

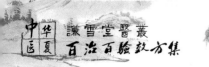

痰、不易咳出、舌红等症。肺与大肠相表里，肺热伤津，则肠液亦少，故还可出现大便秘结，咳嗽亦不易痊愈，可用润肺之沙参、麦冬、玉竹、瓜蒌。

咳嗽初期不宜肃肺，否则可使外邪恋肺，咳嗽更缠。但咳嗽初起，如咳呛较剧，无痰或少痰时，也可宣肺药与肃肺药同用，使外邪有出路，又不致损伤肺气。肃肺上品是炙紫苏子、白前、海蛤壳、海浮石、紫菀、款冬花。最好之方是止嗽散。无论有邪无邪均可应用。如咳呛较剧，而用药无效时，还可加用天竺子、罂粟壳。但罂粟壳只能用于剧咳日久、咳而无痰者，同时必须中病即止，不可久用。

对于迁延日久，痰多苔腻、神疲乏力、动则自汗之风寒或风热夹湿者，则应着重用化湿，如加平胃散。对于阵咳较剧，甚则胸胁疼痛、烦躁，肝火犯肺者，应着重用清肝，如黄芩、栀子、黛蛤散。咳嗽日久，肺气不能肃降，肾气不能摄纳，治当培补肺肾。

二　慢性支气管炎（效方七则）

咳嗽、咳痰、喘息，为本病的三大症状。一般有反复发作史，在发作期，多挟外邪；迁延期，多属痰湿；缓解期，多责肺肾。

外感六淫，从口鼻或皮毛入，肺气被束，失其肃降，上逆成咳；内有失调，脾不健运，湿聚痰浊犯肺，甚或肾阳不足，气失摄纳，水泛为饮，冲塞气道，壅遏不宣，成喘成痰。斯病初起多实，总宜祛邪；病久为本虚标实，治当两图。

其喘者，大致自幼即发，先天不足，肾气虚衰。属寒疾，多为突受寒冷，阳气被遏，寒饮内停。热哮多为恣食肥甘，积痰生热。治慢性支气管炎须抓虚实。在肺为实，在肾为虚；新病多实，久病多虚；发时多实，不发时多虚；有邪者多实，无邪者多虚；外感诱发者多实，内伤者多虚。多是本虚而标实。本虚是指脾肾两虚，标实为内蕴痰饮或痰热。外感风寒或风热，能使肺气失宣，诱发哮喘，或使哮喘发作加重，故在哮喘发作时，应以治标为主，用表法或攻法。在发作间歇时，则以治本为主，培补脾肾。如《丹溪心法》云："未发以扶正气为主，既发以攻邪气为急。"

症状平定之后，宜培补体质，以防复发。补肾同时，处方宜照顾到脾胃。可加地龙片（用单味地龙研粉制成）3克，早、晚各服1次。如见便秘者，兼用通腑，或用少量玄明粉冲服，能使哮喘获得暂时缓解。此外，在滋阴时应避免过腻，化痰时应避免过燥。至于燥火犯肺引起之气喘，一般咳痰甚少，口干生火，脉数，舌红，少津，治宜清火润燥以平喘，可用清燥救肺汤，加黄芩、地骨皮。

方药一：小青龙汤加味方（杜惠芳方）

| 麻黄（炙）6克 | 五味子6克 | 桂枝6克 | 白芍10克 |
| 姜半夏10克 | 细辛3克 | 干姜3克 | 炙甘草6克 |

5

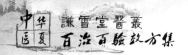

紫菀 10 克　　生石膏 15 克　　丹参 15 克　　瓜蒌 10 克
胆南星 9 克　　桃仁 10 克

[服法] 水煎服，每日 3 次，慢性病急性发作者，初剂有效或无甚改变（只要服后病状不加剧，也无甚好转），即可连续服用，7 天为 1 个疗程。

[按语] 小青龙汤仲景原为解表化饮，平咳止喘而设，其风寒客表，水饮内停，或痰饮咳喘，外寒内饮，以麻黄、桂枝疏散、宣肺；桂枝、白芍调营和卫；干姜、半夏、细辛温中降逆；五味子酸收，散中有收，温散水饮，表里两解，诚为佳方。笔者以为，慢性气管炎，感受外邪，引动素疾，本方可谓第一方。多年来，师友用之，余亦用之，屡屡获验。又以为，斯病多有化热，临床多见内热外寒者，斯方毕竟偏于温散，故近年来每用之则加生石膏，取其辛凉平降，佐以瓜蒌、胆南星等祛痰，于降肺气、止咳喘有助。又因本病缠绵，支气管经常痉挛；处于积血、充血状态，采用丹参、桃仁活血散滞，改善血液循环，服之常可获效。

方药二：深师苏子汤（王焘方）

紫苏子 15 克　　干姜 5 克　　陈皮 9 克　　茯苓 10 克　　姜半夏 12 克
人参（另煎）6 克　　肉桂 3 克　　甘草 6 克

[服法] 水煎服，每天 2 次，早晚服。

[按语] 本方是治慢性支气管炎有效方剂之一，尤其适合老年人。笔者曾治一韩姓老翁，年逾八十，患慢性支气管炎 7 年余，每到冬季辄发，诊时已服过定喘汤、小青龙汤 10 余剂，效果不显，用西药喷雾剂能控制病情。咳嗽，痰多，白泡沫状，动则汗出，喘息，六脉浮软。疏此方，加麻黄根 6 克，海浮石 10 克，连服 17 剂，喘息遂平。麻黄确能舒缓支气管痉挛，平喘

降逆，如遇汗多或汗自出的病人，可遵蒲辅周先生的经验，用麻黄根代麻黄，颇有佳效。

《本草汇》说紫苏子"散气甚捷，最能清和上下诸气，定喘化痰有功，兼能通二便"。这味药运用范围广泛，山西名医刘绍武先生，凡气病，每方皆用。前人用三子汤、苏子降气汤，都取其下气平喘，利膈开郁之功。莱菔子、紫苏子、白芥子都能降气平喘，但莱菔子偏于治胃肠功能紊乱，能消腹胀，偏于除食积，或是小儿病人，或兼有消化功能差的病人，可用此药代紫苏子。紫苏子下气开郁之力优于莱菔子，胸膈痞满，气机不利，用紫苏子合适；白芥子辛温，豁痰散结为长，气喘痰饮，胸胁胀痛，痰黏成块，用白芥子合适。上述三子中，莱菔子擅长补气消痰，白芥子长在温肺豁痰，分则长在降气化痰；合则利气机之滞阻，降肺气之上逆，除痰饮之弥散，平喘咳痰涎之壅盛。方中其他药，如陈皮、半夏皆可酌情而定，人参、肉桂仅为阳虚、气虚设，年高之人尤适。笔者治老年病人，偏于阳虚者，必用人参、肉桂；偏于阴虚者，必用人参、五味子、麦冬、地黄。另外，和此方相近的有一方，在《丹溪心法附余》引《简易方》有载，名为苏陈九宝汤，由紫苏子、肉桂、陈皮、杏仁、桑白皮、大腹皮、麻黄、甘草、薄荷、生姜、乌梅等味组成，临床使用也卓有功效。

方药三：止咳化痰汤（杜惠芳方）

炙麻黄9克　杏仁9克　厚朴9克　桑白皮15克　前胡12克
百部（蒸）15克　海浮石15克　紫菀（炙）20克　鱼腥草24克
姜半夏12克　胆南星6克　蛇胆陈皮末2管　地龙10克

[服法] 水煎服，药煎好后，兑入蛇胆陈皮末（中成药），每天2次，早晚服。

[按语] 笔者20年前在北京通县行医数载，屡遇本症，病发多由外感风寒而引发，以后又在云南边陲5年，也偶见此症，斯病发，少由受风受寒，多由

燥伤。临床于南北，经用此方，用之获验良多，曾广为推荐，同道友仁，亦有其验。方以麻黄、杏仁、百部、紫菀、前胡解表镇咳；以厚朴、胆南星、半夏温化饮邪；以海浮石降逆；地龙活血化瘀，舒缓痉挛及充血诸证；近年来，又以老师关幼波先生经验，用蛇胆陈皮末开痰利气，通调三焦之郁，兼以快膈。经验证明，此方止咳化痰之力较强，如遇偏于痰阻，而且吐痰有腥臭味者，可加苇茎9克，桃仁9克；偏于阴虚，咽喉燥，口干，加生地黄10克，玄参6克；还有时可见时值秋阳过盛，风热刑金，痰黏不畅，鼻干，似喘不喘，咳而颇剧者，可加麦冬、生地黄、白芍各30克，牡丹皮9克，效果尚好，曾有数则验案，可供参考。

方药四：加味杏苏二陈丸（张晋峰方）

杏仁12克	紫苏子15克	川贝母10克	瓜蒌子15克
姜半夏12克	陈皮10克	茯苓15克	细辛3克
五味子10克	干姜4.5克	甘草10克	

[服法] 水煎服，每日早、晚各1次。

[按语] 本方以瓜蒌、川贝母、五味子润肺止咳，以杏仁、半夏、紫苏子宣肺降气；干姜、细辛，师仲景以散寒行气，纵观之，比原杏苏二陈丸方功力更进，惟偏于温散，适用于治疗慢性支气管炎一般发作者，偏于热象者则不宜使用。

方药五：治咳嗽不松方（沈仲圭方）

桔梗10克	百部15克	远志12克	前胡9克	川贝母10克
杏仁10克	五味子10克	甘草10克	海浮石（后下）10克	

[服法] 水煎服，每日早、晚各服1次。

[按语]据中国中医研究院名医沈仲圭先生介绍，此方数十年间流传颇广，早年他在重庆执教，师友都推崇之；晚年在京行医，同仁亦多进退用之。组方之意，甚是明了，无外疏宣止咳大法，适合慢性支气管炎急性发作期，即常说的感染期，使用效好。

方药六：降气化痰汤（杜惠芳方）

沙参 15 克　半夏 10 克　新会皮 9 克　茯苓 15 克　紫苏子 10 克

杏仁 12 克　竹茹 10 克　旋覆花 9 克　紫石英（先煎）10 克

炒白蒺藜 24 克

[服法]水煎服，每日早、晚各 1 次。

[按语]《顾松园医镜》说："痰饮虽为一症，而因则有二。稠浊者为痰，痰因于火，有热无寒，宜分在肺在脾；稀清者为饮，饮因于湿，有热有寒，此属在脾。然湿土寄旺四时，三时主热，一时主寒，故饮症亦究寒湿酿成者少，湿热酿成者多。按仲淳云：痰之生也，其由非一，其治不同。如由阴虚火动，上炎烁肺，煎熬津液，凝结为痰，是为阴虚痰火，痰在乎肺，而本乎肾，宜壮水清金，降气消痰为治。若由脾湿不能运化，积滞生痰，或因酒醴浓味生痰，浓浓胶固，甚至流于经络，及皮里膜外，或结为大块，或不思饮食，或彻夜不眠，或身重腹胀，不得行走，或卒然眩仆，不知人事；或发为癫痫，或叫呼异常，或昔肥今瘦，或泄泻不止，及成瘫痪种种怪症，皆痰之所为。故昔人云，怪病多属痰，暴病多属火，良有以夫。此症在脾胃，无关肺肾，宜燥脾行气，散结软坚为治。"本方以沙参、竹茹、新会皮清肺润燥；杏仁、紫苏子、旋覆花宣肺化痰，下气降逆；半夏、茯苓燥湿止咳，并以紫石英镇逆，还以蒺藜固肾，配伍可谓周全，对于慢性支气管炎，偏于喘息重者，夜不能卧，痰稠，咳逆，苔薄黄者，较为合适。

方药七：三子贞元饮（魏长春方）

紫苏子 10 克	白芥子 9 克	莱菔子 12 克	熟地黄 15 克
当归 15 克	炙甘草 12 克	地骷髅 10 克	

［服法］水煎服，每日早、晚各服 1 次。

［按语］魏长春先生临床每用此方，并广为介绍。方以三子治肺，作用如前述，紫苏子功在降气化痰，白芥子温肺化痰，莱菔子消食化痰，三子合用，治胸腹闷胀不舒，慢性支气管炎偏于痰逆兼湿者，疗效殊好；熟地黄、当归、甘草，是明代张景岳的贞元饮，主治气道阻塞，呼吸急促，提而不能升其气，咽而不能降其气，似喘而带咳，用熟地黄之温润以补肾阴，当归之治血以益元真，炙甘草温中以降气逆，三味相合，培本扶元；地骷髅，就是收完萝卜子的地下萝卜壳，可宣肺利水，宽胸消胀。诸药合用，着手祛邪、扶正两法，疏纳并用，肺肾同治，上下两图。偏于热者，咳嗽咽干，去白芥子，加牛蒡子 9 克；偏于体质虚弱，又无食滞胀满者，去莱菔子加刀豆子 9 克；兼有烦躁失眠者，去白芥子、莱菔子，加枸杞子 9 克，五味子 3 克。

另外，本病顽固缠绵，决非数剂中药朝夕可愈的疾病。笔者临床，每嘱患者将已效的方剂配成丸药久服，有一定效果。治慢性病，如浇花，如溉木，非假以时日不可，不能急于图成。病来奔马，病去抽丝，于医者需知缓则图本，于病者需知既来则安，泰然处之，勿急勿躁。只要药证相符，守方服之，必到愈期。如病久，兼见下肢浮肿者，还可将真武汤（茯苓、芍药、白术、生姜、附子）加五味子、细辛、干姜、丹参、瓜蒌子、桃仁、胆南星作丸服；偏于脾虚者，当宗"痰饮之病，当以温药和之"之意，用苓桂术甘汤加紫苏子、陈皮、海浮石、紫菀、当归、地龙配丸服。

三　支气管肺炎（效方二则）

支气管肺炎，小儿和老人多见，又称为小叶性肺炎，常在冬季或春寒、气候骤变时发病。一般先有外感，前期似感冒，出现喘憋、烦躁、呼吸困难时，发展成本病。

治疗宜以清宣通下为法，病邪去则症即轻；如病邪深入，高热持续，咳喘，胸憋，躁扰不安而痰声辘辘，属重症肺炎，甚者合并心力衰竭和中毒性脑病，当从热入营血、心包辨治，宜中西两法，不可偏废。

斯疾属"咳嗽""喘息""痰饮"范畴，有时与"肺胀"相似，一旦成"肺心"时，兼属"心悸"。病为本虚标实，本虚当主责肺、脾、肾，标实则以痰饮为主，兼涉寒、热、燥之邪。

病多为外感咳嗽失治误治，迁延日久，致三脏阴阳亏损，而为内伤。肺为贮痰之器，脾为生痰之源，肾为生痰之根，病理过程是肺→脾→肾，或由脾→肺→肾。凡罹患慢性者，必先有脾肺之虚。脾虚不能运化水谷精微，反湿为痰，酿成源源不断之痰饮；肺虚频频感外邪，引动宿饮，导致宣肃功能失常，久累及肾气之蒸腾气化，而气急矣。治宜抓住脾虚、肺虚和痰饮三个基本点，标本兼顾，补泻同施。

可用小青龙汤合玉屏风丸加鹿角为基本方。玉屏风丸为治表虚自汗而设，对方中白术，相对重用，以增补脾。鹿角温补肾阳，为血肉有情之品。慢性病程往往较长，下及肾阳为其必然趋势，若已病肾阳虚者则理当兼补肾阳之不足，而病初即使尚未累及肾阳之时，亦当需注意先安未病之地，对治疗和控制病情具有一定意义。临床根据其兼症不同，配合适当损益。咽痒者加蝉蜕、僵蚕、杏仁，祛风宣肺；痰多者加三子养亲汤化痰降气；凌心射肺之时则用参附龙牡汤回阳固本，以缓标急诸症。"冬病夏治"，可在小暑至大暑间服玉屏风丸、右归丸（肾阳虚为主）或附子理中丸（脾阳虚为主）各6克，每日2次。

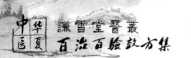

方药一：加味麻杏石甘汤（蒲辅周方）

生麻黄（先煎去沫）3～7克	杏仁 6～10克	僵蚕 6～20克
生石膏（先煎）15～40克	甘草 3～10克	葱白 2根
桔梗 3～12克	前胡 4.5～12克	莱菔子 4.5～20克

[服法] 水煎服，每日3次，病情急重，可日夜不断，小量频服。

[按语] 现代医学认为慢性支气管炎是由呼吸道局部防御功能及免疫功能下降，机体抗病能力减弱等多种因素引起的，并可在细菌、病毒以及物理化学因子、气候、过敏原等刺激因素作用下导致急性发作，发作频率与病变严重程度呈正相关。中医学认为本病以咳、痰、喘为主要症状，属于咳嗽、喘证、痰饮的范畴。外邪从口鼻而入，内合于肺，则气上逆为咳；或脾失健运，肾失气化，气血失于流通，津液输布失常，以致积水成饮，饮凝成喘。其病机为肺气虚弱，痰浊壅肺，寒热夹杂的本虚标实证。

中医和西医对慢性支气管炎发病机制的阐述是极其相似的。现代医学认为本病的治疗应以抗生素为主，辅以解痉平喘及增强免疫功能等。但反复应用极易产生耐药性及依赖性，并有一定的不良反应。而中医学历来认为治疗应以急则治其标，治标以祛邪化饮为要，固本之治有恋邪之嫌。蒲老认为，本病之治，首重宣透，其症多见喘，肺气郁闭，治应重表，辛凉宣透，并开肺闭，如果病情严重，应当中医和西医并举，密切观察，采用抗生素输液，并日夜不断频服此汤，疗效可靠，蒲老生前验案颇多，足资借鉴。

方药二：肺炎汤（张刚方）

大黄 1.5～6克	槟榔 6～20克	紫苏子 4.5～15克
生石膏 9～30克	连翘 6～15克	黄芩 6～15克

麻黄 3～10 克	杏仁 4.5～10 克	桑白皮 4.5～12 克
竹叶 3～6 克	灯心草 1～6 克	白前 4.5～10 克
陈皮 4.5～10 克	甘草 3～10 克	

[服法] 水煎服，每日 3 次或多次频服。

[按语] 本方系山西名医张刚先生所创。张刚先生早年从事药材工作，自幼勤学，中年研习内科，年至五十余，方专从事儿科。30 余年中，于儿科诸疾心得颇多。曾制肺炎一、二、三号汤，广施患儿，活儿无数。张先生善治小儿外感，内伤饮食，其制方不离大黄、槟榔。其晚年嗜于烟酒，笔者常就教于张氏，张氏引余为忘年交，尝叹其一生经验无人整理成文，戏言曰："如得祥之助我三月，平生心得可以传世。"先生后患胃癌，几经救治不起，一代名医，千万患儿家长仰敬的老人，竟于 1987 年悄然逝世，可惜可叹。笔者之子紫晔，出生 14 天，正值京都暑热炎炎，热浪燔人，又逢其母临盆无力，患新生儿吸入性肺炎、支气管肺炎，经用多种抢救措施，输液、输氧，加之北京东城妇产医院石磊医师及雷秀珍护士长精心照料，症状虽能控制，但频频作喘，屡请中国中医研究院儿科专家往治，疏方不应。余之内人系曾从学于张刚先生，视小儿症状，焦急万分，力主服本方，遂进 2 剂，服后诸症大瘥，又服 3 剂而愈，此后，笔者荐此方于北京医界熟人，遂相互转抄，广而流传。

四 大叶性肺炎（效方三则）

大叶性肺炎由肺炎双球菌感染而引起，青壮年多见，男多于女。主症为寒战、咳嗽、高热、呼吸困难、胸痛和咳铁锈色痰等。

初起邪犯肺卫，入里则热邪壅肺，络受灼伤则痰中带血，故痰如铁锈色。一般的邪正相争，正胜邪退，但阴分易伤；年老病人或体质弱者，邪势鸱张，亦有直犯营血者。

初期之治，总宗清热解毒；中期之治，不外益气养阴，润肺化痰。如阳气欲脱或直犯营血，已属变证，则应另图。

方药一：寒解汤（张锡纯方）

生石膏 30 克　　蝉蜕 6 克　　知母 24 克　　连翘 10 克

[服法] 水煎服，每日 3 次。

[按语] 斯方套用的是仲景白虎汤，为温病初起，发热口渴，六脉洪滑设。大叶性肺炎，初起为风温，稍深则卫分之邪未罢，气分之热已起，用连翘、蝉蜕达表，颇与蒲辅周先生葱白、淡豆豉达表相近，异曲同工，透热清气，法出一宗。临证投方，还应加强止咳化痰的力量，可加海浮石 12 克，瓜蒌、杏仁各 10 克。病至中期，宜清养肺气，可酌加沙参、桑白皮、陈皮及黄芩之属。

古今业医而善用石膏者，莫过于盐山张锡纯，先生誉石膏"为药品中第一良药，真有起死回生之功""治外感实热者，直如金丹"。自张仲景首用石膏制方白虎汤以来，白虎汤被历代医家奉为圭臬，并广泛应用于临床。但石膏的使用也再没有超越经典白虎汤的窠臼。到清代，温病大家吴鞠通在其所著《温病条辨》一书中，竟然给白虎汤立下四禁。吴氏云："白虎本为达热出表，若其人脉浮弦而细者，不可与也；脉沉者，不可与也；不渴者，不可与也；汗不出者，不可与也。常需识此，勿令误也。"吴氏此论，把白虎汤的应用局限在了一个狭小的范围内。

张锡纯对吴氏显然于经旨相背的白虎汤四禁，深感痛心疾首。云："近世用石膏者，恒恪守吴氏四禁……遂视石膏为畏途。即有放胆用者亦不过七八钱而止……"使"此救颓扶危挽回人命之良方，几将置之无用之地也。"他指出："夫吴氏为清季名医，而对白虎汤竟误设禁忌若此，彼盖未知石膏之性也。"而吴氏所设四禁中，"至其第三条，谓不渴者不可与也。夫白虎汤之定例，渴者加人参，其不渴者即服白虎汤原方，无事加参知矣。吴氏以为不渴者不可与，显与经旨相背矣"。又"至其第四条，谓汗不出者，不可与也。夫白虎汤三见于《伤寒论》。唯阳明篇中所主之三阳合病有汗，其太阳篇所主之病及厥阴篇所主之病，皆未见有汗也。仲圣当日未见有汗即用白虎汤，而吴氏则未见有汗者禁用白虎汤，此不又显与经旨相背乎？"可见，无汗禁用白虎汤《伤寒论》未见，而只是吴氏自是其说。

张锡纯在治疗外感实热证大剂量单用，或与他药同用时，"必煎汤三四茶杯，分四五次徐徐温服下"。这样煎药之目的，可使其药力留在上焦、中焦，使寒凉不至下侵而致滑泻，同时也可"免病家之疑惧"。在治疗厥阴病白虎汤证时，张锡纯亦"恒用鲜白茅根半斤切碎，煮四五沸，取汤一大碗，温服下，厥回身热，然后投以白虎汤，可免病家之疑，病人亦敢放胆服药"。石膏，为硫酸盐类矿物，《神农本草经》言其"味辛，微寒。主中风寒热，心下逆气，惊喘，口干，舌焦，不能息，腹中坚痛，产乳，金疮"。张氏认为："石膏凉而能散，透表解肌，外感实热用之，直胜金丹。"先生不但用生石膏治疗外感实热之证，对内伤实热之证亦多用生石膏，经验可贵，宜于临床择用。

方药二：前胡汤（郑侨方）

前胡 12 克	桑叶 12 克	知母 12 克	麦冬 9 克
黄芩 10 克	金银花 12 克	杏仁 9 克	甘草 6 克

[服法] 水煎服，每日3次，饭后服。

[按语] 大叶性肺炎，症见痰黄，难以咳出，舌苔黄而胸膺痛，外邪已入，肺失清宣，内热渐成，本方轻热疏解，如偏于伤血，痰呈铁锈色，脉滑略实，可加藕节20克，紫花地丁30克。

方药三：润燥养阴方（陈朴庵方）

南沙参、北沙参各15克　天冬12克　知母12克　玄参12克
生地黄15克　枸杞子10克　百部24克　甘草6克

[服法] 水煎服，每日2次，早、晚各1次。

[按语] 大叶性肺炎中期，肺阴已虚，热邪入里，此时非清润不可。笔者业师山西名医顾兆农老先生，江苏泰州人氏，今已九十有四，自19岁学医，足迹遍及大江南北。于内伤杂病，心得颇多。尤对肝胆病、脱疽等症，妙手回春，屡屡有验。顾氏于新中国成立后一直在医学院工作，参加西医的会诊机会颇多，多遇本病，经验丰富，认为本病初期重在散邪，中期偏实者直用清解，偏阴亏者，率用本方，取其清凉滋润，润肺化痰之功，确有疗效，不容轻视。

五　腺病毒性肺炎（效方五则）

　　腺病毒性肺炎多见于小儿。主要症状是咳嗽、呼吸困难，逐渐加重，口唇青紫，心率增快，面色灰白。婴幼儿病死率10％左右，2岁以上者极少死亡。西药抗生素基本无效，但其他如强心、输血、激素等对症支持疗法很重要，不能忽视。

　　本病属外感热病，肺为娇脏，喜热恶寒，六淫侵袭，影响至肺，导致本病。本病不但有风闭、寒闭、热闭之不同，而且同一病人在病程中不同阶段，也有表里、虚实、寒热之分。临床上还有表里分病、并病、虚实互见的情况，均须细心辨治。

　　总的治法，是要察其病机，表从表解，里从里解；风邪宜疏散，温邪宜凉解；热邪入里，宜清之透之；寒邪不去，须温之散之。如果症见痰饮为主，当泻其实；如果病已入里，阳气欲脱，急须扶阳；如果邪热燔营，须速投紫雪。

　　本病初期（1～7天），症多属实。"实"是指邪实、气实，一般正气尚旺，治疗宜以攻逐去邪为主，酌情而用辛散温开或者辛凉透邪之品。寒凉药不能过多，前人说的"冰伏其邪"，就是说这个阶段容易出差误。重点在开闭，不在苦寒清解。

　　病逾周许，正气渐虚，患儿的虚实互见者多。施治大法，要虚实兼顾，扶正逐邪。

　　病已延后，有的阴血已伤，可用凉血药；阴津受灼，可重用沙参、百合、麦冬、玉竹一类，以润肺养阴。

　　本病系儿科凶险急症，临床病情缓和者，病机单纯者，正治较易；病情凶险，病机复杂者，变治实难。其救逆法，非临床老手者而不能，初涉临床者，宜多多用心，举措切须谨慎，方不至延误病情。

方药一：桑菊饮合葱豉汤（蒲辅周方）

桑叶6克　　菊花6克　　杏仁4.5克　　桔梗3克　　薄荷3克

甘草3克　　连翘5克　　芦苇根15克　　僵蚕7克　　牛蒡子4.5克

葱白2寸　　豆豉6克

[服法] 水煎服，每日3～6次。

[按语] 腺病毒性肺炎初起发热、口渴、面红、咳嗽、苔白、脉浮数，无汗或少汗，此为风热上受，治须疏风清热，通阳宣肺，就是前面说过的表从表解，所以用一派清宣，如果偏于内热，苔已见黄，加黄芩3克；偏于邪气入营，加玄参、麦冬各6克，郁金、竹叶各4克。如果患儿出现抽搐、表闭，再于前方加钩藤10克，蝉蜕3克；病症偏于肺闭，出现喘憋，痰多，加前胡4克，莱菔子6克；偏于风热扬燔，可合银翘散原方。

丁卯冬月，笔者在山西国医堂治过3例本病，基本都是遵从本方。记得治一崔姓小儿，因在省儿童医院诊治4天效果不显，前来请中医治疗，笔者接诊，遂翻开笔记本找蒲老此方，患儿之父嘻笑曰："翻书大夫"。孰料"翻书"之方，3剂而病减，隆冬大雪中，其父来舍间致谢云云。又治山西省中医研究所某医师之子，患本病，出现抽搐，患儿母亲见其状大哭，求治，诊后疏进本方加钩藤、蝉蜕，亦奏捷功，渐确信斯方之效矣。

又有病见发热无汗，舌淡红，痰涎盛而喘，由风寒袭肺而致者，治宜温散风寒，可以葱豉汤合杏苏散，酌加山楂、麦芽之属，于病有益。

方药二：化裁麻杏石甘汤（蒲辅周方）

麻黄3克　　杏仁6克　　生石膏12克　　甘草3克　　炒紫苏子4.5克

[服法] 水煎服，每日3～6次。

[按语] 腺病毒肺炎，邪已入里，发热喘咳，口渴，烦躁，舌红，苔微黄，

脉浮数，症为表寒里热，治须辛凉宣泄，清肺平喘，表里两解。如果病症偏于痰实，可加葶苈子3～4.5克；偏于阴伤，口渴甚，加玉竹、天花粉各6克。如果正气已虚，迷迷糊糊，神志不甚清楚，可加西洋参6克，石菖蒲6克。出现抽搐，同上方述，加钩藤、僵蚕、蝉蜕等。

本病一般由表入里，表里合病者最多，治就要表里两解，如再延误或失治，就更深一层了，而且找中医治疗的，也以这个阶段的患儿多。兼见自汗、舌淡者，可加桂枝、姜、大枣；兼见项背痛或后头痛的，可加葛根。

这个阶段还有的出现喘气，面色泛青，喉间痰作水鸡声音，需要化饮解表，上方加法半夏、紫菀各6克，款冬花、五味子各3克，射干3克。如果遇上因早期误用苦寒，冰伏其邪，愈不得透，可疏桂枝加厚朴杏子汤缓服，对于救治苦寒太过，表虚而喘，里又无甚热者合适。

方药三：病毒肺炎合剂（杜惠芳方）

金银花15克	连翘15克	大青叶15克	车前子15克
重楼6克	桔梗6克	生地黄6克	玄参9克
胆南星2克			

[服法] 水煎服，每日3次，2岁以下者，减一半服。

[按语] 是方集抗病毒诸药为一体。清热解毒而又活血滋阴，对治疗一般的病毒性肺炎患儿有效。如果遇上发热或无热而喘，痰多，脉沉滑而无苔或苔白，偏于气逆作喘者，可佐降气豁痰，加紫苏子、半夏各3克，前胡6克；偏于气逆过甚，头上汗多，可加龙骨9克。

方药四：竹叶石膏加味汤（蒲辅周方）

竹叶6克	生石膏9克	麦冬3克	沙参6克
清半夏3克	粳米9克	炙甘草3克	

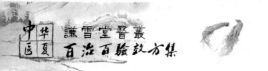

[**服法**] 水煎服，每日 2 次，早晚服。

[**按语**] 药后邪去，喘憋不甚，但少气，汗后身热不退，这都是余热未清的表现。应当清热养阴，益气生津。偏于内热者，口渴，加天花粉、知母各 6 克；偏于正虚者，加西洋参 6 克，另煎兑服；偏于阴亏者，舌红无苔，加石斛、玉竹各 9 克；偏于肝风欲动，加龙骨、牡蛎、珍珠母各 12 克，龟甲 15 克；症见正虚热闭，神识昏迷，面泛青白，唇焦齿燥者，用西洋参 10 克煎汤，送服牛黄散 3 克，待症状平缓后，再用本方以调理之。

方药五：熊麝散（董廷瑶方）

熊胆 0.3 克　　　麝香 0.5 克

[**服法**] 开水冲服。

[**按语**] 是方取熊胆之苦寒，邹澎谓其药："为木中之水，其为水木相连，上可以泻火气之昌炽，下可以定水气之凭凌，系水火相济之源。"熊胆可开郁结，泻风热，具有凉血、清心、平肝、泻火之功，专治小儿热盛神昏，急惊痰火之重症。麝香味苦而辛，气温而香，开结通窍，解毒定惊，对腺病毒性肺炎之高热不退，神识昏迷之危证，有起死回生之效。二药相合，清热解毒力宏，大泻膻中之火，逐心包之痰，平肝风之惊厥，切合病机，出奇制胜。最适于重症肺炎者，然亦需慎重，用不可过三服，须中病即止矣。

笔者临床体会，本病无论在发病方面，还是在诊治方面，都确有其内在的规律性，宜在处方择药上有所偏重，要有一定的灵活性。小儿为稚阳稚阴之体，容易寒，也容易热；容易虚，也容易实。病随体异，而且变化快。感受寒邪，容易热化；感受热邪，容易寒化。

另外，本病还有挟暑、挟湿者。有的小儿脾胃脆弱，多有食滞，临床需根据不同病因和见症，相应治疗。必要时采用中西医结合进行救治，往往是取效的关键，余临床有年，见斯症甚多，绝不可轻视中西医结合佳途。

六　支气管扩张（效方三则）

　　本病中医归纳在喘证、肺痈类中，主要症状虽有呼吸困难，哮喘，同时还有剧烈咳嗽，而且常常是慢性的、长期的，咳出黄脓痰。急性发作还有发热、咯血。现代医学研究，认为是气管及周围组织慢性炎性损坏，致使气管变形、扩张。一般成柱状、梭状改变者，症状较轻；成囊状改变者，病情较重。

　　笔者临床上诊治过 5 例，认为亦可归属到肺痈类讨论，其表现，多为风热、痰热，蒸淫肺窍，治疗总宜清化。

方药一：五白定金片（冉雪峰方）

苦百合180克	天冬30克	桔梗60克	白及120克
南沙参30克	黄连30克	鱼腥草120克	硇砂3克

　　[制法] 百合研末，天冬、桔梗、白及、南沙参、黄连、鱼腥草切碎，水沸煎 1 小时，过滤，浓缩成膏，拌入百合粉，入干燥箱干燥。硇砂溶于 75% 乙醇内，拌入上述干燥粉，再干燥，压模成片。每片 0.3 克。

　　[服法] 每日 3 次，每次 2 片。

　　[按语] 本方系雪峰先生大同方之一，其谓以黄连、鱼腥草控制感染，减少血行扩散造成更加严重的感染；以百合、天冬、沙参养阴润肺，祛痰止咳；所用硇砂（氯化铵），配合百部、桔梗，止咳能力很强，能促进气管分泌，但不可多用，亦不宜久服。本病绝非一日之功，其治亦非很快可愈，故制方宜长期服用，以逐渐改善纤维变性，恢复血液循环。

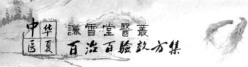

方药二：苇茎汤加味方（张晋峰方）

鲜苇茎30克	瓜瓣15克	桃仁9克	薏苡仁24克
冬虫夏草30克	丹参12克	地龙15克	连翘12克

[服法] 水煎服，每天2次，早晚服，连服10天为1个疗程。

[按语] 苇茎，味甘寒无毒，清上焦烦热最效，然用新鲜者最好。取土泥中直上之茎秆，去软皮、节，多多益善。瓜瓣，就是甜瓜子，用颜色发黄味甘者最好，能破积去脓。桃仁要去皮尖，配薏苡仁，为治内痈要药。张晋峰主任医师曾治乔某，患本病4年，症状很典型，西药用过多种抗生素，间服止咳、化痰、祛痰药，症状虽能控制，但不能巩固，诊时见其烦满、胸闷、咳吐黏痰呈黄色，早晨及夜卧时量大，前些时候痰中有血，脉滑，重按不足。先后予服中药20余剂，逐渐摸索出千金苇茎汤效果最明显，结合痰热内盛，痈瘀为患，遂加上地龙、丹参、连翘，后一阶段结合久病体虚，加冬虫夏草以益肾，嘱病人每隔1天1剂，连服2个月，病情得到控制。以后又用此方化裁治过2例，疗效良好。

方药三：加味桔梗汤（程国彭方）

桔梗20克	甘草10克	贝母12克	橘红6克
金银花24克	薏苡仁30克	葶苈子9克	白及10克

[服法] 水煎服，每日2次，早晚服。

[按语] 本方功在清肺化痰，排脓去壅。桔梗为排脓要药，用量宜重，配薏苡仁、金银花，解毒散结；川贝母、橘红，化痰宁嗽；白及补肺止血。症见偏热者，可加鱼腥草、生石膏、野荞麦根各20克，黄芩12克；咯血甚，偏于动血者，可加藕节30克，栀子10克；津伤明显，偏于阴虚者，可

22

加天花粉 15 克，知母 9 克，沙参、麦冬各 24 克。

笔者于 1993 年治过 1 例，采用业师门纯德公"联合方组法"（几张方剂，第 1 日服第一方，次日服第二方，再次日又服第一方，又后 1 日再服第二方，一般是二方，也有三方、四方，或 3 天一循环，或 1 天一循环，连服十数轮）。先是用本方加鱼腥草、生石膏，次日服加减直指神汤（清代王九峰方），两方 2 日一轮，往复共服 27 轮，约 2 个月余，其症大瘥，可供参考。

七 支气管哮喘（效方九则）

哮以呼吸急促、喉间痰鸣为主症；喘以呼吸困难、张口抬肩、鼻翼扇动为主症，但临床不容易截然分开。旧说"哮以声响名，喘以气息言"，实际表现常兼而有之。本症是一种经常发作的疾病，急性期一般都有外邪侵袭和痰浊内盛，间有情志所伤和饮食不和，劳作过甚和接触敏感物品者。慢性期一般是脏腑不和，肺肾不和，脾肾两弱。

支气管哮喘，病在小儿者，大致可归纳为内外二因。外因和诱因以受凉、气候转变或疲劳为主，内因主要是体质因素。张景岳说："喘有夙根，遇寒即发或遇劳即发者亦名哮喘。"所谓"夙根"，与现代医学认为本病与遗传特异性体质有关的说法近似。"伏痰"与本病发病亦有关。如秦景明《症因脉治》提出哮喘的成因为"痰饮内伏，结成窠臼"。李用粹《证治汇补》也提出所谓哮嗽"呀呷有声，名曰伏痰"。

导致本病"伏痰"为患主要有四个方面：①寒冷伤肺，《黄帝内经》有云："形寒饮冷则伤肺"，肺主皮毛，衣着过少，寒邪由皮毛而入侵于肺。也有人因感受风寒，汗液未能很好散布，水液内聚而为痰，或过多饮冷，水湿内停犯肺为患。②饮食偏嗜，过食甘肥或偏嗜酸咸，可酿痰助热。③气候转换是哮喘发病的最大诱发因素。由于气候转换，诱发伏痰为患。④肺、脾、肾三脏虚弱而以脾、肾阳虚为主。脾虚运化转输失常，痰浊壅聚；肾虚气化不利，水泛为痰为饮。脾肾之中，尤以肾亏更为重要。

小儿哮喘与成人不同，且较难治，其原因在于：小儿稚阴稚阳之体；脏腑娇嫩，五脏未充，易虚易实；伏痰深处，不易拔除；先天禀赋不足者，多肾气不足。寒喘者，风寒之邪外束和体内伏痰互阻肺络。发病时喘促气急，喉有水鸡声，痰色白而清稀，胸膈胀闷，面色晦滞。口不渴，舌苔薄白或白腻，舌面滑润，水分多，脉弦滑或浮紧。常用温肺化痰，止咳平喘法治疗。方用小青龙汤合三子养亲汤。紫苏子、白芥子、莱菔子三药功能降气豁痰，可增强小青龙汤平喘化痰的作用。其中莱菔子稍有异味，能消导破气，对气虚明显者不用。寒喘兼阳虚，此类病例，大抵是素禀阳气偏虚，再或病情演变，由肺及肾，肾阳虚亏，影响肾气摄纳。常见于反复发作的顽固病例。临床多见畏寒肢冷，精神疲惫，张口抬肩，端坐呼吸，小便清长，面色苍白或青灰，口唇发绀，头汗涔涔，舌质淡胖，脉濡细无力。在上述寒喘方中加入局方黑锡丹（包煎）9克，以摄纳肾气，并用熟附子（先煎）9克，以壮火益元，加强其温肾纳气之功。

热喘者，系痰热蕴肺为患。但不少病例由寒喘演变而来，寒邪郁久化热或部分化热，因而表现寒热夹杂。热喘可伴有阴虚内热，也可兼有阳虚症候。热喘临床见症有胸闷息粗，咳呛阵作，痰黄稠厚，难以排出，口干口苦，喜饮水或欲饮冷水，身热多汗，舌质较红，苔黄腻，一般有苔，也碰到舌光的，脉象滑数。常用麻杏石甘汤，可再加清化痰热药物，如胆南星、瓜蒌、黄芩、鱼腥草等。其中生石膏剂量应不少于30克，布包先煎，否则汤药腻口难吃。如热象较轻者，也可用定喘汤。有人认为麻黄性味辛温，虑其伤阴而不用。笔者认为麻黄乃是平喘要药，只要配伍得宜，用之无妨。再如前述热喘见症兼有面色苍白，神疲肢软，手足欠温，脉濡细者，辨证为上见痰热蕴肺，下见肾阳亏损，肾气不纳。在这种情况下，不必拘泥于成法套方，以采用清上（肺）温下（肾）法为宜，如用麻杏石甘汤以宣肺清热，再加附子、局方黑锡丹以温肾纳气，上下兼顾，温凉并用。

汤药要讲服法，哮喘有发作于夜间、白天、昼夜或清晨者，故服药时间亦应根据发作的具体情况而定。全日发作不休者，可将2剂药同煎后，于一日夜内分4～5次服；发于午夜者，一半白天服，另一半于临睡前服；发于白天者，可用1剂药煎头、二汁分2次服；发于清晨者，隔夜煎好，次晨3至4时服头汁，二汁于白天服。

25

方药一：鹅梨汤（费伯雄方）

鹅管石(研粉) 9 克　麻黄(蜜炙) 9 克　瓜蒌子 12 克　杏仁 10 克

川贝母 9 克　　茯苓 12 克　　橘红 10 克　　竹沥半夏 12 克

紫苏子 10 克　　射干 9 克　　姜汁 10 滴　　梨汁两小碗

[服法] 水煎，药煎好后入姜、梨汁，每日服 2 次。

[按语] 本方用鹅管石镇逆上之气，合诸肃肺止咳，化痰疏气之品，温凉互用，补泻兼备，宣肺豁痰，降气平喘。民国初年名医何廉臣氏，亦推重此方，临床运用，少有改动。笔者 1972 年在云南西双版纳允景洪府，诊治一傣族中年妇女，患支气管哮喘 10 余年，因其丈夫在艺术团工作，经常可以一起外出求医，屡经中西医多方治疗，疗效不显。诊见其喘息大作，苔黄腻，纳呆，后背高枕，日夜不能平卧，疏以本方，令连服 2 周，获效大捷。体会到哮喘发作时，肺气失宣，久郁化热，苔见黄腻，症偏阴伤者，本方有效。脉见滑数，痰黏稠厚，症偏于痰热内盛，可加黄芩、鱼腥草各 12 克，生石膏 24 克，桑白皮 9 克；喘不能卧，痰涌便干者，这是偏于大肠与肺，表里两闭，内热甚而痰热胶结，可以加用大黄 9 克，葶苈子 12 克，芒硝 6 克以通下，往往一通遂平。

方药二：泻肺汤（陈良夫方）

葶苈子 9 克　　川贝母 9 克　　杏仁 9 克　　腹皮绒 9 克

牛膝 12 克　　藿香梗 12 克　　槟榔 9 克　　赤茯苓 12 克

车前子 9 克　　礞石（煅）12 克　生赭石 12 克　青铅 3 克

[服法] 水煎，每日服 3 次。

[按语] 是方以葶苈子泻肺平喘；以杏仁、川贝母宣肺止咳；以槟榔、腹

皮绒消食降气；以茯苓、车前子渗湿利水；以青铅、礞石、赭石镇逆，以牛膝引药下行。全方重在镇降，其用青铅，以不用为妥，余药，很适合治疗肺心病、下肢水肿、哮喘发作而症偏实者。张锡纯说："心有病可以累肺作喘，此说诚信而有证……由是言之，心累肺作喘之证，亦即肾虚不纳之证也。"临床如遇心源性哮喘、水肿，或就是肺心病，从肾不纳气，肺虚入里辨证论治，往往有效。

方药三：哮喘平方（黄文东方）

炙麻黄 4.5 克	生甘草 4.5 克	黄芩 4.5 克	陈皮 4.5 克
杏仁 10 克	前胡 10 克	桑叶 10 克	桑白皮 10 克
蒸百部 10 克	炙紫菀 15 克	海蛤粉（包）15 克	

[服法] 水煎服，每日 2 次，早、晚各服 1 次。

[按语] 本方稳妥，寓清降镇逆于和平之中，对于哮喘兼有表邪，肺失宣降而偏于表实，少有燥邪者，颇适。

方药四：降气止喘汤（上海中医学院协定方）

麻黄（先煎去沫）6 克	炙款冬花 4.5 克	杏仁 4.5 克
白果（打）3 粒	制川厚朴 9 克	炒紫苏子 9 克
姜半夏（炙）9 克	甘草 6 克	

[服法] 水煎，每日 3 次，饭后服。

[按语] 方以麻黄、白果治喘，半夏化痰，厚朴除满，紫苏子、杏仁降气，款冬花止咳，八药伍用，对于哮喘症作，寒热不明显，喘息而尚可为卧，不似实亦不偏虚者，可放胆投之，平稳妥贴。

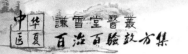

方药五：加减直指神汤（王九峰方）

陈皮9克　　半夏9克　　茯苓9克　　炙甘草6克　　紫苏梗9克
桔梗10克　　煨姜6克　　西洋参（另煎兑入）4.5克

[服法] 水煎服，每日3次，饭后服。

[按语] 斯方为二陈汤加味，二陈汤燥湿化痰，理气和中；紫苏梗、桔梗宣肺宽胸，理气祛痰；煨姜温中散寒，和胃止逆。全方适合于支气管哮喘而偏于气阴不足者，饮多，痰稀，食少。喘息，无力，笔者用此方配合其他药，临床曾治愈过数例支气管扩张的病人，并广为介绍，师友同仁亦多推重，可供参考。

方药六：加减射干麻黄汤（张梦侬方）

海蛤粉15克　　细辛2.5克　　五味子2.5克　　炒枳壳10克
炙麻黄10克　　桔梗10克　　炙甘草10克　　杏仁泥10克
前胡12克　　款冬花15克　　紫菀12克　　法半夏12克
鲜姜5片　　大枣10枚

[服法] 水煎服，每日2次，早晚服。

[按语] 仲景谓射干、麻黄治"喘而上气，喉中水鸡声"。张氏此方，去苦平有毒之射干，易以咸平清热，定喘降逆之海蛤为主药；以桔梗助麻黄、细辛、生姜之辛散，升提开发；以杏仁、前胡、枳壳、法半夏、款冬花、紫菀、五味子降逆、敛肺、化痰、下气。方中有升有降，有散有收，有温有清，有泻有补，确具良效。

张氏用此方治愈多人，凡不偏寒、不偏热者，皆可服之，历历有验，足资借鉴运用。

方药七：加味紫金丹（俞根初方）

信砒石 1.5 克　　淡豆豉 60 克　　麻黄 20 克　　麝香 1.2 克

[制法] 砒石研细，水飞，豆豉晒干取末，麻黄去节，4 味合研，以绿豆粉 100 克混匀，做小丸。

[服法] 温开水送服，每日 2 次，每次 10 丸。

[按语] 砒石有毒，但确可除哮喘；麝香辛窜，能达诸窍而开利；豆豉下气调中；麻黄平喘。绿豆为砒石设，砒石虽有小毒而有豆制，料无大害，但应如法炮制，不宜随便更改。近贤何廉臣公谓："予治哮证，审其内外皆寒者，每多用麻黄二陈汤，速散外邪以豁痰，送下加味紫金丹，速通内闭以除哮，用以救人，屡奏殊功。"可资参考。

方药八：纳肾通督丸（俞根初方）

熟地黄 120 克	当归 45 克	鹿角胶 45 克	泽泻 45 克
茯苓 90 克	炙甘草 30 克	熟附子 60 克	姜半夏 45 克
杏仁 45 克	生牡蛎 75 克	北细辛 9 克	生薏苡仁 75 克
牛膝 120 克	羊脊髓 60 克	蛤蚧 2 对	橘红 60 克
白术 200 克			

[制法] 上药共研细末，水泛为丸，每丸重 6 克。

[服法] 温开水送服，每日 3 次，每次 12 克。

[按语] 久病由肺及肾，气失摄纳，症见喘促日久，动则作喘，呼多吸少，气不得续。宜取法补肾纳气，故方以鹿角温而入下焦，补督脉之空虚；以熟地黄、牛膝、附子、蛤蚧入肾，摄纳肾中元气；他如和血散寒，化痰降气诸味，总之以温通督脉，疏肺利气，开豁浊痰，纳气归肾为主。辛散者，治在肺实；

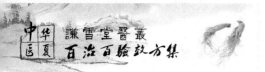

温补者，治在肾虚。如偏于阳虚甚，可久服金匮肾气丸；偏于心肾阳衰，喘息欲脱，宜速饮参附汤冲服黑锡丹、蛤蚧粉；偏于气阴不足，口干颧红，宜用生脉散。

方药九：开窍排痰汤（傅再希方）

麻黄 6 克	小牙皂（炙，去皮）6 克	川厚朴 6 克
陈皮 6 克	白芥子（炒研）9 克	姜半夏 9 克
茯苓 9 克	细辛 3 克	甘草 3 克
生姜 3 片	大枣 10 枚	

[服法] 水煎，每日服 2 次。

[按语] 哮喘虽有寒热之分，但以属寒、属痰者多。朱丹溪谓为"专主于痰"，确是经验之谈。肺窍中潜伏顽痰，遇外邪则动，发则哮喘大作，痰涎胶固。此时用一些平淡之方，难免如隔靴搔痒，傅氏针对这些情况制本方，临床上收到十分满意的效果。

临床遇到偏于热邪内犯，兼见口干、面红者，加石膏 24 克，黄芩 9 克。虽见热象，或虽见汗出，麻黄、细辛、白芥子、猪牙皂仍用，切不可妄投一派寒凉，经验如此，初涉医坛者，不可不慎之。

笔者治此病，很少用参、芪。尝见有些处方或是虑患者气脱，辄用参、芪、枸杞，症状则愈有加重，宜引以为戒。另外，一般哮喘与肾不纳气型不同，不可轻投黑锡之属，一味重坠，并非良策。现在有些年轻医师，见发热、咳嗽便投以清热解毒，西药滥用抗生素，见有哮不平，就投以重镇平喘，企求功于倾刻，殊不知有悖于辨证施治的法则，事实上，也易偾事，不可不知。中医治支气管哮喘，虽然也难于断根，但如施治得法，选方准确，近期疗效是肯定的。

有一种过敏性哮喘病，触及或嗅及花粉或鱼虾便发病，可用中医科学院郭士魁先生的经验方：冬虫夏草 20 克，蝉蜕 10 克，防风 10 克，连翘 15 克，金银花 12 克，广地龙 12 克，水煎服，连服 10 余日，疗效可靠。

凡年老体弱，数十年哮喘不除，遇冷则发者，这些人往往服药几尽，遍请医师诊治，顽疾缠身，这种情况，不宜再用中药煎剂。笔者 1980 年以后，治过 4 例，都不嘱服中药煎剂，只嘱患者自购人参 30 克，蛤蚧 2 对，上好白酒 1 斤，浸泡月余，缓缓服用，配合体育锻炼和艾灸肺俞等穴、气功疗法，疗效比服诸多中药煎剂为好。

如果遇上屡治不愈，顽固至极的本病，经用多方多法而效果甚微，可以放胆使用大剂清热解毒和活血化瘀之品，有资料表明，疗效有时出人意料。

哮喘之治疗必须抓住虚实两纲。大凡在肺为实，在肾为虚；新病多实，久病多虚；发时多实，不发时多虚；有邪者多实，无邪者多虚；外感诱发者多实，内伤诱发者多虚。原则上治实发祛邪为主，如疏散风寒、清热豁痰、消食下气诸法。虚发治疗以扶正为主，如健脾益气、补肾纳气等法。哮喘患者往往本虚而标实。本虚是指脾肾两虚，标实为内蕴痰饮或痰热。外感风寒或风热，能使肺气失宣，诱发哮喘，或使哮喘发作加重。故在哮喘发作时，应以治标为主，用表法或攻法。在发作间歇时，则以治本为主，用培补脾肾法。正如《丹溪心法》所说："未发以扶正气为主，既发以攻邪气为急。"哮喘平定之后要注意治本，培补体质，以防止复发，这往往比治标定喘更为重要。在补肾的同时，还要处处照顾到脾胃。健脾和胃与补肾往往有着同样重要的意义，因脾胃为后天之本，气血生化之源，脾胃得健，则正气旺盛，而邪不可犯；同时培土又有资助肾脏元气的作用，所以在补肾的同时，必须兼顾到脾胃。在调理脾肾的同时，亦可用地龙片（用单味地龙研粉制成）3 克，早、晚各服 1 次。取络脉通调、肺气自宣之意。如哮喘发作而见便秘者，方内兼用通腑之药，或用少量玄明粉冲服，确能使哮喘大发作获得暂时缓解。

八　肺脓肿 (效方五则)

　　肺脓肿类于肺痈,"痈者壅也,如土之壅而不通,为热聚而肺也"(《金匮要略心典》)。《诸病源候论·肺痈候》说:"肺痈者……寒乘虚伤肺,寒搏于血,蕴结成痈,热又加之,积热不散,血败为脓。"风寒化热亦可为痈,正虚亦是发病的重要原因。《备急千金要方》创用苇茎汤以清肺排脓,活血消痈,明《医学纲目》有"肺痈者,由食啖辛热炙煿,或醑饮热酒,燥热伤肺"之说,认为饮食不节为本病的病因之一。《医门法律·肺痿肺痈门》认为病由"五脏蕴祟之火,与胃中停蓄之热,上乘于肺",治宜以"清肺热,救肺气"为要点。《张氏医通》云:"乘初时极力攻之","慎不可用温补保肺药,尤忌发汗伤其肺气"。斯疾还见于化脓性肺炎、肺坏疽以及支气管扩张、肺结核空洞等伴化脓性感染者。总属实热,热毒瘀结在肺,邪盛正实。咳嗽、咳痰,多脓性,偶有血性痰,胸痛。初期主以祛邪,清热解毒,化瘀排脓;中期清肺消痈;恢复期宜以养阴益气;久病邪恋正气虚者,当以扶正祛邪为主。

　　方药一:肺痈汤(北京儿童医院协定方)

当归3～15克　赤芍3～15克　大青叶3～24克　儿茶3～15克
川贝母3～2克　桔梗3～15克　焦栀子3～15克　黄连3～9克

　　[服法]水煎服,每日2次服之。

　　[按语]本方清热解毒,活血散滞,药入三焦肺胃,对肺部化脓性感染早期,症状见发热、胸痛、咳嗽、呼吸困难者,甚效。

　　北京儿童医院曾系统观察过15例肺脓肿患儿,都有高热,一律服用本方,1周后体温都退,脓痰排出量增加,病情严重的患儿,都在1个月内肺部病灶消失，可见本方疗效是很可靠的。

方药二：肺痈验方（沈仲圭方）

| 金银花 12 克 | 薏苡仁 18 克 | 白及 9 克 | 桔梗 9 克 |
| 葶苈子 9 克 | 甘草 6 克 | 生黄芪 12 克 | 生姜 3 片 |

[服法] 水煎服，每日 1 剂，分 3 次服。

[按语] 此方金银花清热、散结、解毒；薏苡仁、黄芪功专排脓；桔梗、葶苈子开痰。肺脓疡时时唾浊腥臭之物，胸痛不止，可径投本方，昔沈先生在重庆行医时，屡用本方，后被学界引为"经验良方"，亦收进仲圭先生的《临证经验方》一书中。

方药三：薏苡款冬汤（凌奂方）

薏苡仁 18 克	款冬花 6 克	金银花 9 克	川贝母 9 克
杏仁 9 克	紫菀 9 克	桑叶 6 克	芦根 15 克
冬瓜子 18 克	连翘 9 克	陈芥菜卤 1 杯	

[服法] 水煎服，每日 1 剂，每剂分 3 次服。

[按语] 凌奂，即凌晓五，号折肱老人，清道光年间著名医家。此方清热解毒，止咳化痰。方中芥菜卤下痰宁嗽，排脓祛毒，对肺脓肿偏于咳嗽、脓痰或脓血相加，阴津营血灼伤者，可用。芥卤一般不易寻得，亦可不用。

方药四：清金祛痰汤（丁甘仁方）

| 杏仁 9 克 | 桃仁 9 克 | 竹茹 9 克 | 川贝母 9 克 |

| 薏苡仁24克 | 姜皮9克 | 芦根30克 | 冬瓜子15克 |
| 冬桑叶6克 | 丝瓜络9克 | 荷叶15克 | 海蛤壳（先煎）9克 |

[**服法**] 水煎服，每日1剂，分3次服。

[**按语**] 本方以杏仁，桑叶泄风宣肺，桃仁化瘀排脓；竹茹、川贝母化痰止嗽；姜皮、冬瓜子宽胸顺气；蛤壳消瘀化痈，润肺止咳；荷叶清热和胃，宁嗽下痰；芦根清肺治痈，全方配伍严谨，丝丝入扣，治肺脓肿、支气管扩张，洵为经验之良方。

丁甘仁先生为近代江南名医，是孟河医派大家之一，名噪沪上40余年。丁氏学识渊博，临床经验极为丰富，尤其擅治伤寒温病，辨证制方，独具匠心。笔者早年，曾细心揣摩过丁氏医案，其用辛散的经验，立言清彻，别具一格，不仅用其解表，还取其透邪、泄毒，温邪郁表，藉辛温以开闭；里热内郁，用辛散以透邪；温毒内犯，以辛散甘凉以畅汗泄毒，诸法合一，堪为后学之师。

方药五：桔梗葶苈子汤（曹颖甫方）

| 桔梗15克 | 葶苈子15克 | 大黑枣20克 | 大蓟、小蓟各15克 |
| 海藻24克 | 甘草10克 | 赤小豆30克 | |

[**服法**] 水煎服，每日2次。

[**按语**] 曹颖甫曾治一陈姓患者，初发时，咳嗽，胸中隐隐作痛，痛连缺盆。其所吐者，浊痰腥臭，与悬饮内痛之吐涎沫，固自不同，觉为肺痈之始萌，遂以桔梗汤，乘其未集而先排之。进5剂，痛稍止，诸症依然，脉滑实。因思是证确为肺痈之正病，必其肺藏壅阻不通而腐，腐久乃吐脓，所谓久久吐脓如米粥者，治以桔梗汤。今当壅塞之时，不去其壅，反排其腐，何怪其不效也。《淮南子》云："葶苈愈胀，胀者，壅极不通之谓。"今有此证，必用此方，

乃以五进，痛渐止，咳亦爽。其腥臭挟有米粥状之痰，即腐脓也。后乃以《备急千金要方》苇茎汤，并出入加减成方。至八月朔日，先后凡十五日有奇，用药凡十余剂，始告全瘥。九月底其人偶受寒凉，宿恙又发，乃嘱兼服犀黄醒消丸，以一两五钱分作五服。服后，腥臭全去。但尚有绿色之痰，复制一料服之，乃愈，而不复来诊矣。

《实验录》云："夫肺痈重病也。仲圣云：脓成则死。今本案病者脓成而腥臭，吾师乃能愈之。岂吾师之术迈于仲圣乎？非也。所谓则死者，极言其危，而教人药量之不可轻也！夫桔梗今人仅用数分至一钱，葶苈子今人少用之，用之亦不出数分，苇茎今人通常用一尺，今吾师用此三者乃至五钱，五钱，五两，不其骇人乎？虽然，此皆仲圣之教也。《金匮要略》曰：风伤皮毛，热伤血脉，风舍于肺，其人则咳，口干喘满，咽燥不渴，多唾浊沫，时时振寒，热之所过，血为之凝滞，蓄结痈脓，吐如米粥，始萌可救，脓成则死。由此可知肺痈之病源为热，其病状为先唾浊沫，后吐脓血。浊沫者，肺津为热熏灼所成也。脓血者，津尽甚至肺体腐化也。又曰：咳而胸满，振寒，脉数，咽干，不渴，时出浊唾腥臭，久久吐脓如米粥者，为肺痈，桔梗汤主之。由此可知桔梗汤之所主者，为肺痈之初成，时出浊唾腥臭，必久而久之，方吐脓如米粥，非初时吐脓如米粥也。又曰：肺痈喘不得卧，葶苈大枣泻肺汤主之。又曰：肺痈，胸满胀，一身面目浮肿，鼻塞，清涕出，不闻香臭酸辛，咳逆上气，喘鸣迫塞者，葶苈大枣泻肺汤主之。后人见此二条无脓血字状，竟以本方专为逐水之剂，非有脓血也，乃失仲圣原旨矣。夫曰胸满胀，试问其所胀者何物，非肺津肺体化为脓血而何？曰喘鸣迫塞，日不得卧，试问其故安在，非肺体腐化不能营其呼吸之工作而何？况仲圣之笔法多有详于彼，而略于此者。故桔梗汤条既曰久久吐脓如米粥者为肺痈，葶苈大枣汤二条即但言肺痈，而隐含吐脓血于其中矣。又曰：《备急千金要方》苇茎汤治咳内微热，烦满，胸中甲错，是为肺痈。按烦满，读如烦懑。烦懑者，肺中微热之初生，似尚未灼烁肺津为腥臭之浊唾也。故苇茎汤所主之候，还在桔梗汤之前。由是观之，以上三汤，殊有轻重层次之分。苇茎汤最先而轻，桔梗汤为中，葶苈大枣汤最后而重。姑以方譬方，则苇茎汤犹如白虎汤，桔梗汤犹如调胃承气汤，葶苈大枣汤犹如大承气汤。今有阳明肠胃病者于此，大便不行，医试以调胃承气，小瘥而未愈，于是予以大承气，遂大下而病瘥，顾胃热未楚，乃以白虎奏全功，此事实所许可者也。故吾师本案先用桔梗，次用葶苈、大枣，末用苇茎，其义殆亦犹是。"

盖治本疾，曹氏治之极有经验，其还云："凡治此证，痈脓结聚肺部，当开泄肺气，清其郁热，为第一步。及肺藏气疏，咳痰不畅，则以决去痈脓为第二步。及腥臭之痰出尽，而胶痰之未成脓者，尚吐之不已，则以破除痰结为第三步。及胶痰渐少，肺之破碎处当用补救，则以扶养肺阴为第四步。惟补救之方推千金黄昏汤为最。黄昏为合欢皮，张璐玉称其两干相着，即黏合不解，取其黏性实足以补肺藏之罅漏，而收其全功，较世传白及尤为稳当。敢布腹心，以告同仁。按合欢为马缨花，花红如马缨，五六月始开，校干多连理，予亲见之。盖肺主皮毛，此树之皮彼此易为黏合，故能补肺之绽裂也，又前按谓肺痈病原实出阳明，此说甚精确。盖肠胃燥实，郁热上熏于肺，则肺燥而胶痰生，一日之燥气不除，则一日之胶痰不去。久久热伤肺藏，因变痈脓。故治之之法，第一当开壅清热，其次则当破顽痰，皆所以抉其壅也。"斯论精辟，甚有临床价值。

九 胸膜炎（效方四则）

胸膜炎一般有干性、浆液性、化脓性三种，大多系由结核菌感染所致。主症为胸痛、咳嗽、呼吸困难。中医将本病划入胸痛、咳嗽、悬饮、肺痿、肺痈等篇中讨论。

治疗要点是辨证与辨病相结合，酌分缓急、标本虚实，以八纲辨证，方为合拍。

方药一：椒目瓜蒌汤（费伯雄方）

椒目 6 克	瓜蒌 15 克	桑白皮 6 克	葶苈子 15 克
化橘红 10 克	半夏 12 克	茯苓 15 克	紫苏子 30 克
白蒺藜 24 克	生姜 5 片		

[服法] 水煎服，每日 2 次，早晚服。

[按语] 椒目是花椒之种，其功在行水、平喘；花椒（川椒）辛热，其功在温胃、燥湿、杀虫；胡椒纯阳，其功入肾除寒。现在临床上有互用现象，似为不妥。水饮之留于胁肋，上不在胸中，下不及腹中，胸胁痞满，症为悬饮，费伯雄说"水流胁下，咳吐引痛"，治法基本上是"温药以和之"。胸膜炎系渗出性者，很适用本方，能泻肺利湿，开胸止嗽，甘温化痰，时贤焦树德先生曾用此方治本病，临床疗效确实。

方药二：加减小陷胸汤（龙华医院协定方）

| 全瓜蒌 12 克 | 薤白头 9 克 | 姜半夏 9 克 | 川黄连 4 克 |

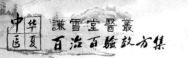

炒枳壳 6 克

［服法］水煎服，每日 1 剂，分 3 次服。

［按语］此方以瓜蒌薤白白酒汤合小陷胸汤化裁，主治胸膜炎痰热蕴结胸膈者，症见身热起伏，干咳少痰，胸膺作痛，口干喜冷饮，气急，胸阳不展，气机不利，以黄连、瓜蒌清化痰热，枳壳行气，薤白通阳，如偏于实象，可视体质状况，酌加控涎丹 3 克，服 2 次，每日 1 次；胸痛甚，加郁金 10 克。痰滞藉其气化，扫之荡之，何病不愈？

方药三：治胸膜炎方（施今墨方）

冬瓜子 30 克	车前子 10 克	赤茯苓 10 克	冬瓜皮 30 克
车前草 10 克	赤芍 10 克	紫丹参 15 克	全瓜蒌 24 克
牡丹皮 10 克	旋覆花 10 克	赭石（用布包）12 克	
薤白 10 克	杏仁 6 克	橘叶 10 克	鸡内金 10 克
苦桔梗 5 克	炒枳壳 6 克	青皮、陈皮各 5 克	

［服法］水煎服，分 3 次服，每日 1 剂。

［按语］本方用冬瓜子、茯苓、杏仁、桔梗以祛痰逐饮；以牡丹皮、旋覆花、赭石、橘叶、枳壳、桔梗、青皮、陈皮活血调气止痛，全方开胸顺气涤痰逐饮，宣布三焦，药虽不少，多而不驳，兼而有顾，重点归一，正是施氏制方特点。

方药四：桔梗黄芪汤（《圣济总录》方）

桔梗（炒）18 克	黄芪（细锉）24 克	沉香（锉）6 克

当归（切焙）30克	川芎12克	人参15克
甘草（炙）10克	紫苏叶9克	

　　[服法] 上8味。粗捣筛。每服9克。水一盏。煎至七分。去渣温服。不计时。

　　[按语]《圣济总录》曰："胸痛者胸痹痛之类也。此由体虚挟风。又遇寒气加之。则胸膺两乳间刺痛。甚则引背胛。或彻背膂。咳唾引痛是也。"《医学心悟》说："胸者，肺之分野。然少阳胆经受病，亦令胸痛，此邪气初传入里，而未深入于里，故胸痛也，古方用柴胡汤加枳壳治之。如未应，本方兑小陷胸汤一服，其效如神。又，风寒在肺，胸满痛，气喘，宜用甘桔汤，加理气散风之剂。又饮食填塞者，宜用吐法。"斯疾憋闷，有压榨感，多为气滞、痰阻；胸痛如刺，夜间为甚，多为血瘀阻滞。如痛连脘腹，手不可触者，寒热结胸；胸痛连胁，病在肝胆；胸痛痛连左手尺侧者，为胸痹心痛；胸痛痛引肩背，发热呕恶者，为肝胆湿热；胸痛痛连肩背，脉沉紧者，为寒凝心胸。胸痛伴发热咳嗽，咳则痛甚，为肺热络伤；胸痛伴咳吐脓血痰，为肺痈；胸部隐痛，咳嗽无力，多为肺气虚弱，余邪未尽的肺热病后期，也可见于肺结核；胸痛伴心悸，病在心；心胸卒然大痛，持续不解，面青肢冷，脉微细者，为心脉闭阻不通，示危证，当慎之。

十 肺结核（效方四则）

　　肺结核古谓肺痨、痨瘵、传尸痨、飞尸痨等，病因就是结核杆菌感染。本病起病缓慢，病程长，有低热、乏力、食欲缺乏、咳嗽和少量咯血。有些患者出现咯血才被发现，老年患者或长期的慢性支气管炎的症状掩盖了本病。全身性症状表现为午后低热、乏力、食欲缺乏、体重减轻、盗汗等。当肺部病灶急剧进展播散时，可有高热，妇女可有月经失调或闭经。一般有干咳或只有少量黏液痰。伴继发感染时，痰呈黏液性或脓性。约1/3患者有不同程度咯血。痰中带血可因炎性病灶的毛细血管扩张引起，中等量以上咯血可因小血管损伤或来自空洞的血管瘤破裂。胸壁有刺痛，一般不剧烈，随呼吸和咳嗽而加重。慢性重症肺结核时，呼吸功能减退，可出现渐进性呼吸困难，甚至发绀。临床上一些未被发现的重症肺结核，因继发感染而有高热始就诊。说明斯疾临床表现多样，故须注意其不典型症状。

　　《止园医话》谓："此症包括痨瘵、虚劳、咳嗽、肺痿、肺痈、失音、吐血等，殊嫌含混，兹揭肺痨病名，似较扼要。"本病之过程，约分三期。热，本病第一关键，全在此热，病加则热高，病退则热减，故医者可以热之消长，而视病之进退。但初起之肺痨患者，气血尚未大损，阴阳尚能含合，故其热脱出于气血之外者尚少，热度不甚高，38℃左右，病者只微觉酸懒无力。若此等微热，常年累月，浮游虚冒，无所归着，一如将失躯壳之灵魂，不能煦育含和温润气血，反致焦灼枯燥干耗津液，则热之功用既失养人之物，反成害人之物矣。中医诊察，此时绝难知其有热，以用检温器为宜以此时两手脉，尚多不能现虚数象。病者恒自觉手足心发热，每有劳动，热即上升。故常觉疲倦、喘促、头晕、眼花，此时期，即中医所谓虚弱，或肾虚、阴虚等症。虚弱病势前进，正当之体温与气血之吸着力更薄弱，则此热更无所附丽，脱出愈多，故热度亦渐高，以手扪之可以察知表皮之热度愈高，气血内之温愈少，每日午后，由 38℃度渐渐高升至 39℃以上，有时但觉胸内有灼热之感且其热绵绵不断，西医谓之消耗热。咳嗽、咳痰，为本病之要征，然亦有时咳嗽甚少，或全无，抑或有剧烈咳嗽，概以喉头及气管被侵害时为甚。痰量视病状而异，初起率多干咳，日愈久，痰愈多，至肺浸润期，多为稀痰或白沫，至肺生空洞时，痰则更多为脓性，或黏液脓性，咳于充满清水之唾壶中，多沉降水底状。然病至极重时，往往反不发热，不咳嗽，不咳痰咯血，此时则甚危矣。

咯血，本症初起，痰中常混有血液，血点或血丝，在轻微之咯血，虽不足虑，然有时多为大出血之先驱，不可不防。咯血分二种，初期咯血，空洞咯血。初期咯血，则发于肺痨之初期，空洞咯血，则因存在空洞内之肺动脉支上之细小脉破裂而发。故肺痨初期，不过痰中混有血丝或血点，亦有始终不咯血而死者遒后或至狂吐鲜红之大量血液。常见有若干年潜伏之肺痨，初起吐血，往往每晨略于痰中夹杂血丝、血点，或日常如此，或至大咯血，立时致命。凡吐血复发，恒觉口内有腥臭之味。然亦有肺痨极重，始终并不咯血者，故咯血并非肺痨之主要征象也。

汗，肺痨病因热而致自汗、盗汗，此种虚汗，以夜间为甚，西医亦名盗汗。但虚汗甚者，不分昼夜，往往自出，自汗、盗汗且有因此失眠者，衰弱原因，多在于此。初期气阴不足，晚期阴津灼熬，阴阳失调，阴虚火旺。"其邪展转，乘于五脏"，治总一宜灭菌，以绝根本；二补其虚，以复其元。

方药一：加减月华丸（印会河方）

天冬9克	麦冬9克	生地黄9克	熟地黄9克
阿胶（化冲）9克	贝母9克	百部9克	甜杏仁9克

［服法］水煎服，每日2次，每剂分2次服之。

［按语］本方以二地、二冬补肺以生津；贝母、杏仁润肺以止咳；阿胶养血止血；百部治咽痒，杀灭痨虫。如咳嗽无力，加百合、沙参、玉竹各20克；咯血甚，加白茅根10克，藕节12克，白及粉15克。肺结核出现空洞者，宜肺脾

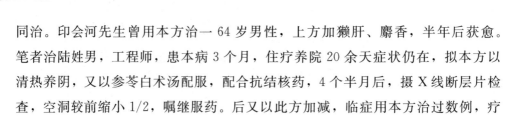

同治。印会河先生曾用本方治一64岁男性，上方加獭肝、麝香，半年后获愈。笔者治陆姓男，工程师，患本病3个月，住疗养院20余天症状仍在，拟本方以清热养阴，又以参苓白术汤配服，配合抗结核药，4个半月后，摄X线断层片检查，空洞较前缩小1/2，嘱继服药。后又以此方加减，临症用本方治过数例，疗效很好。

方药二：秦艽鳖甲散（罗天益方）

炙鳖甲30克	地骨皮30克	柴胡30克	秦艽15克
当归15克			

[服法] 共研粗粉，每天2次，每次9克，以藕节30克煎汤，冲服。

[按语] 此方滋阴养血，清热除蒸，近代多改用汤剂，虽也有效，但散剂缓服，配合抗结核药，以藕节之甘平，涩阴血而不留滞，当属合拍。笔者曾用其散，其送服之水多系药液，取引经、配佐之用，验之临床有效，亦为孔见，仅供参考。

方药三：保真汤（葛可久方）

当归9克	生地黄9克	白术9克	黄芪9克
人参9克	赤茯苓4.5克	陈皮4.5克	赤芍4.5克
甘草5克	白茯苓5克	厚朴6克	天冬6克
麦冬6克	白芍10克	知母6克	黄柏5克
五味子3克	柴胡9克	地骨皮10克	熟地黄10克
生姜3片	大枣5枚		

[服法] 水煎服，每日1剂，每剂服2次。

[按语] 本方补血益气，疏肝降火，肺脾并治，气血两图，用于肺结核体质

42

虚弱者，临床报道数例有佳效。

方药四：二麻四仁汤（陈苏生方）

净麻黄(带节蜜炙) 4.5克　麻黄根4.5克　苦杏仁(去皮) 9克
白果仁（打碎）9克　　　桃仁9克　　　郁李仁9克

随症加减药物：有外感发热者加土茯苓、连翘、忍冬藤；呛咳不休者加百部、款冬花、车前草；食欲缺乏、食后作胀者加苍术、厚朴；夜寐不宁者加首乌藤、合欢皮；胸膈痞满者加柴胡、牡蛎、石菖蒲；气阴两亏，舌光口干者加明党参、沙参、麦冬；心气不振、足跗浮肿者加制附子、干地黄、酸枣仁；阳浮于上、烦躁失眠，下肢不温者加制附子、灵磁石、补骨脂。

[服法] 每日1剂，水煎2次分服。

[按语] 陈苏生老先生是上海著名老中医之一，有丰富的临床经验，对重症肺结核病患者，重视整体治疗，辨证祛邪扶正，选麻黄开肺定喘，麻黄根止汗固表，杏仁降气宁嗽，桃仁活血润燥，白果仁敛肺平喘，郁李仁泄浊解凝。用麻黄伴杏仁开肺定喘以促进积痰之上越，用麻黄根伴白果仁敛肺抗炎控制感染，无肺气过泄之弊，加用桃仁活血润燥以止咳，郁李仁泄浊解凝以利痰；二麻四仁同用达邪而不发汗，涤痰而不伤肺，无升高血压助长兴奋之弊，有顺气宁嗽宽胸定喘之功。曾治秦某，女，52岁。肺结核病史23年，右上肺结核空洞伴支气管内膜结核，曾服异烟肼15年，对氨柳酸钠10年，利福平2年，症状无明显好转。陈氏诊治：呛咳窘迫，潮热盗汗，纳食不香，夜不成眠，舌质黯紫，舌边瘀斑，舌苔中腻，脉细而数。陈痰宿饮，潴留肺宇，上逆于气，肺气无法自宁，予"二麻四仁汤"加味以开肺达痰，泄热解毒为治。处方：净麻黄（去节蜜炙）4.5克，麻黄根4.5克，桃仁9克，杏仁9克，白果仁9克，苍术9克，厚朴6克，知母9克，川贝母9克，百部9克，款冬花9克，首乌藤15克，合欢皮24克，车前草24克，木蝴蝶9g。每日1剂，水煎2次分服。首服7剂剧咳减，咳痰利，潮热渐退，继服7剂咳嗽轻，痰量少，黏痰减，胃

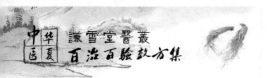

纳逐增，睡眠安，继以前法加减调理。住院 6 个月期间，抗结核药物治疗，3个月后胸部 X 线片复查时，病灶部分吸收，体温正常，剧咳消失，咳痰爽，无胸闷心急，无盗汗，食欲好。病灶较前次部分吸收，空洞消失。

肺结核常合并感染，肺为娇脏，纤芥不容，由于反复受邪，纠结不解，多为虚中夹邪、夹实，而且正虚邪实，邪盛正衰，非单纯扶正所能奏效。这类病人其实"在体是虚，在病属实"，大凡虚而夹邪夹实者，当先治其实，后理其虚。在扶正不能达邪时，祛邪方能扶正，不可执一不化，重要的是辨证两者兼顾。重症肺结核常咳呛气逆，痰液稠浊，胸满痞闷，这是由于痰浊潴留，肺络瘀阻而使肺气壅塞。通常所用养阴肃肺及培土生金等治疗方法，常扶正有余而祛邪不足，邪不去而正不能安，久之则正气愈耗，措手愈难。如运用开肺达邪，使正稍安，然后循因调摄，才能竟其全功。

治疗慢性病应知其常而通其变，不可墨守拘泥。"二麻四仁汤"，用麻黄开肺定喘，发散肺经之邪郁，用麻黄根以制约，不使肺气开泄太过，二麻同用一开一合，既可增强肺气以利其功能，又可达邪而不伤其肺络。杏仁降气化痰而宁嗽，桃仁活血润燥以止咳，郁李仁泄浊解凝以利痰，白果仁敛肺抗炎以制菌，以四仁为佐一气一血，一滑一涩，互补短长，相得益彰，确为重症肺结核夹邪之有益的方剂。

一一　呕吐（效方四则）

　　呕吐是胃肠病中常见的一个症状。频频发作，妨碍进食或脘痛而呕，胃气上逆者为病。有些呕吐，因饮食不节，或贪食过量，胃中胀饱，作呕作吐，是保护性反应，不是病。具有以呕吐为主的症状，一般可分外邪、饮食不节、内伤七情及诸多的胃肠或肝胆病，应察其病因，分别而治。

　　张景岳说："呕吐一证，最当详辨虚实，实者有邪，去其邪则愈；虚者无邪，则全由胃气之虚也。所谓邪者，或暴伤寒凉，或暴伤饮食，或因胃火上冲，或因肝气内逆，或以痰饮水气聚于胸中，或以表邪传里，聚于少阳阳明之间，皆有呕证，此皆呕之实邪也。所谓虚者，或其本无内伤，又无外感，而常为呕吐者，此既无邪，必胃虚也。或遇微寒，或遇微劳，或遇饮食少有不调，或肝气微逆即为呕吐者，总胃虚也。凡呕家虚实，皆以胃气为言，如果胃强脾健，则凡遇食饮必皆运化，保至呕吐，故虽以寒热饥饱大有所伤，亦不能动，而兹略有所触，便不能胜，使非胃气虚弱，何以若此？此虚实之原所当先察，庶不致误治之害。凡胃气本虚而或停滞不行者，是又虚中有实，不得不暂从清理，然后可以培补。又或虽有停滞，而中气虚困不支者，是又所急在虚，不得不先顾元气，而略兼清理。此中本末先后，自有确然之理，所以贵知权也。凡病呕吐者，多以寒气犯胃，故胃寒者十居八九，内热者十之一二，而外感之呕，则尤多寒邪，不宜妄用寒凉等药，使非真有火证而误用之，胃强者犹或可支，胃弱者必遭其疟。观刘河间曰：胃膈甚则为呕，火气炎上之象也。此言过矣，若执而用之，其害不小。又孙真人曰：呕家圣药是生姜。此的确之见也，胜于河间远矣。"

　　《素问·举痛论篇》曰："寒气客于肠胃，厥逆上出，故痛而呕也。"《素问·六元正纪大论篇》曰："火郁之发……疡痱呕逆。"《素问·至真要大论篇》曰："燥淫所胜……民病喜呕，呕有苦"，"厥阴司天，风淫所胜……食则呕"，

"久病而吐者，胃气虚不纳谷也"。另，饮食所伤，脾胃运化失常，水谷不能化生精微，反成痰饮，停积胃中，当饮邪随胃气上逆之时，也常发生斯疾。如《症因脉治·呕吐》所说："痰饮呕吐之因，脾气不足，不能运化水谷，停痰留饮，积于中脘，得热则上炎而呕吐，遇寒则凝，塞而呕吐矣。"

呕吐的病因多样，且常相互影响，兼杂致病。但无论邪气犯胃，或脾胃虚弱，发生呕吐的基本病机都在于胃失和降，胃气上逆。其治则主要为和胃降逆止呕。但宜分虚实辨证论治，实者重在祛邪，分别施以解表、消食、化痰、理气之法，辅以和胃降逆之品，以求邪去胃安呕止之效。呕吐常伴吐酸。吐酸是胃中酸水上泛，又叫泛酸，若随即咽下称为吞酸，若随即吐出称为吐酸。《素问·至真要大论篇》曰："诸呕吐酸，暴注下迫，皆属于热。"病在多热。《证治汇补·吞酸》曰："大凡积滞中焦，久郁成热，则本从火化，因而作酸者，酸之热也；若寒客犯胃，顷刻成酸，本无郁热，因寒所化者，酸之寒也。"与胃相关。又，《寿世保元·吞酸》曰："夫酸者肝木之味也，由火盛制金，不能平木，则肝木自甚，故为酸也。"又说明吐酸与肝木有关。其兼嘈杂者，胃中空虚，似饥非饥，似辣非辣，似痛非痛，莫可名状。《丹溪心法·嘈杂》曰："嘈杂，是痰因火动，治痰为先。"又说："食郁有热。"《景岳全书·嘈杂》谓："嘈杂一证，或作或止，其为病也，则腹中空空，若无一物，似饥非饥，似辣非辣，似痛非痛，而胸膈懊侬，莫可名状，或得食而暂止，或食已而复嘈，或兼恶心，而渐见胃脘作痛。"其因常胃热、胃虚、血虚，临证之治，不可淆也。

方药一：安胃降逆汤（《评琴书屋略方》）

石斛 12 克	半夏 9 克	甘草 3 克	化橘红 10 克
竹茹 15 克	茯苓 12 克	生姜 5 片	

[服法] 水煎服，每日 1 剂，分 2 次服。

[按语] 见吐不可徒用止吐。胃气上逆，呕吐频作，口干，舌红，胃热不清，宜用本方之二陈和胃顺气，生姜、半夏，专主"谷不得下"，仲景之谓，细

品之，是呕后，胃气不降，影响进食，小半夏是专方。两者俱是温性，能"温开"，就是将胃的痉挛状态缓解，疏解开；以竹茹、石斛凉胃、平胃，如果症兼脉细数，知饥不欲食，可加芦根。芦根性寒而甘，大清肺胃，往往治热呕，单味足量即可收功；如果症偏湿热舌苔黄腻，呕吐液是酸是苦，可加紫苏叶、黄连各6克，清热燥湿止呕，效果良好。

❧ 方药二：温胃平肝止吐汤（林佩琴方）

人参6克　干姜3克　丁香3克　半夏9克　青皮9克　白芍12克

[服法] 水煎，每日1剂，每剂分2次服。

[按语] 饮食失慎或胃脾阳虚，时作呕恶，乏倦，宜以温中补虚，和胃降逆治之。本方甘温平补，治呕吐物为不消化之食物者，有效。斯方可加伏龙肝30克，伏龙肝虽系灶中泥土，但治胃虚，水药不受之呕吐，功在立竿见影。症见脘腹发冷不适，吐出清涎者，可加吴茱萸6克，干姜3克；泛酸者，加槟榔10克；食入即吐者，可加服《集验良方》之赭石散（旋覆花、赭石）。

❧ 方药三：和胃通阳方（王香岩方）

赭石12克　橘红3克　　薤白9克　半夏9克　旋覆花(包)9克
茯苓12克　川楝子9克　石斛10克　瓜蒌12克　生姜5片
竹茹10克　左金丸6克

[服法] 水煎服，以药汁送服左金丸。每日1剂，每剂分2次服。

[按语] 此方系近贤王香岩先生验方，昔年丁甘仁先生学宗此方，后来沈仲圭先生又谓为有"复杯而已之效"。主治肝气犯胃，脘痞冷酸，呕吐嗳气之症。方以赭石、旋覆花镇肝下气；左金、川楝子抑肝泻火；竹茹、生姜调中止呕，佐以开胸顺气，滋阴清烦之瓜蒌、石斛苦降辛通。

方药四：养胃降逆止呕汤（王正公方）

明党参 12 克	石斛 12 克	麦冬 9 克	白芍 9 克
佛手 4 克	旋覆花 6 克	赭石 15 克	淮小麦 30 克
竹茹 9 克	料豆衣 9 克	火麻仁 9 克	枇杷叶 6 克
淮山药 12 克			

[服法] 每日 1 剂，水煎 2 次分服。

[按语] 王正公先生以此方治周某，女，26 岁。患者于 1979 年上半年赴海丰农场巡回医疗，由于水土不服，发生纳食呕吐，渐至食后即吐，体力不能支持而返院，收入中西医结合病房。经对症和支持疗法，病情好转出院。出院时诊断："轻度萎缩性胃炎""功能性呕吐"及"十二指肠降部憩室"。出院后不久，呕吐又作，每日仅能进食 50～100 克，以致形体消瘦，面色苍白，精神委顿。于 1980 年 3 月 15 日邀治。症见反复呕吐，纳谷量少，口苦而干；大便干燥、二三日一行；舌尖红津少，脉细小无力。此乃肝气上逆，胃失和降，渐至胃阴耗伤，肠液枯燥。治宜滋养胃阴，和肝降逆。服此方 7 剂。药后泛吐较减，纳谷略增，精神亦见好转，大便 3 日一行。苔薄黄，边尖红，脉仍细软。肝气亢逆较平，胃阴耗损未复，肠液枯燥，通降失司，仍拟原意化裁。原方火麻仁加至 15 克，再加生首乌 15 克，7 剂。三诊上方药连服 3 周，情况大有好转，但昨晚过食油腻后，呕吐又发，苔薄质红。再拟益气养阴，和胃降逆。处方：明党参 10 克，旋覆花 9 克，赭石 15 克，川石斛 10 克，佛手 4.5 克，谷芽、麦芽各 10 克，竹茹 10 克，麦冬 9 克，半夏 9 克，鸡内金 6 克，梅花 3 克。7 剂。四诊呕吐止，纳谷较增，大便亦润，精神渐佳。舌净质红，脉细小而弦。肝木亢逆得平，脾胃阴液渐复，守方调摄。脾胃中气素亏，营血不足，下乡之后水土不和，加之情绪不宁，肝郁不达，郁则化火，上逆犯胃，胃气失于通降，则纳食即泛；水谷之气不能滋生津液，必然导致胃阴耗伤，津不上承，则舌光津少，口苦而干；肠液枯燥，则大便燥结成栗状；脾胃之通降健运失

常，水谷无以滋养脏腑，气血日衰，元气益耗，故脉象细小无力，重按乃得。王氏在初诊中即谓此例属典型的胃阴虚。肝气上逆的反胃呕吐症，必须滋养胃阴以资生化，柔肝重镇以平冲逆。养胃阴之药避用滋腻，降冲逆须兼润肠液，腑浊下行，胃之通降得行。

程国彭说："呕者，声与物俱出。吐者，有物无声。哕者，有声无物，世俗谓之干呕。东垣以此三者皆因脾胃虚弱，或寒气所客，或饮食所伤，以致气逆而食不得下也。香砂二陈汤主之。然呕吐多有属火者，经云：食不得入。是有火也；食入反出，是有寒也。若拒格饮食，点滴不入者，必用姜水炒黄连以开之，累用累效。至于食入反出，固为有寒，若大便闭结。须加血药以润之。润之不去，宜蜜煎导而通之。盖下窍开，上窍即入也。其有因脾胃虚弱而吐者补中为主，理中汤。其有因痞积滞碍而吐者，消积为主，和中丸。若命门火衰不能生土者补火为主，八味丸。复有呃逆之症，气自脐下直冲上，多因痰饮所致，或气郁所发，扁鹊丁香散主之。若火气上冲，橘皮竹茹汤主之。至于大病中见呃逆者，是谓土败木贼，为胃绝，多难治也。"确为斯说。

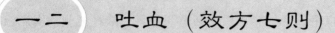

一二　吐血（效方七则）

本症系上消化道出血，其病因病机，常与饮食、情志、劳倦、内外伤等因素有关，总属营分郁热，络脉损伤，大量吐血、呕血，血色发紫或深红，气粗口渴，喜冷饮，脉数实，舌苔黄而火盛气逆，多为血热妄行。

一般临床上以胃溃疡者出现本症居多。十二指肠溃疡者以虚寒为多；胃溃疡者以实热为多。前者每责之脾，后者多咎之于胃。十二指肠壶腹溃疡出血者，其量较多，大便色黑，如胶似漆，粪质溏薄，常伴见脘部隐痛，喜按，一般饥时痛作，得食稍缓，面色少华，脉偏细；舌淡胖，大便隐血试验强阳性，此系胃病及脾，脾失统摄。

胃溃疡之出血，呕出物多夹胃内容物，便血色常黯红，病前多有脘痛嘈杂症状，大便不实，苔多黄浊或腻，舌红，脉弦细或数，此为肝胃并病，气逆血动，阳络伤则血不守。

有时出血量多而又一时难止，则病情往往急转直下，可见神疲力怯，肢冷面痿，气短音低，自汗便频，口干唇淡，脉细而散，血压下降，血红蛋白降低，此时急当温中摄血，益气护阴，扶阳固脱，以备不测。

当出血趋向停止时，即应根据不同病因及病证，按辨证原则，配合其他合适方药，标本兼顾。出血完全停止后，宜改为随证施治，以治本为主。

方药一：清营止血和络方（曹鸣高方）

生地黄 15 克	白及 15 克	地榆炭 12 克	白芍 30 克
炙甘草 30 克	黄芩炭 10 克	阿胶珠 9 克	煅海螵蛸 15 克
槐花炭 10 克	大黄（醋制）9 克		

[**服法**]　水煎服，每日 1～2 剂。饭后服。

[**按语**]　营分郁热，络脉损伤，总宜清营养阴，止血为要。

考大黄之用于止上消化道出血，前人朱丹溪、唐容川等均早已用之，认为"大黄之性，亦无不达，盖其药气最盛，故能克而制之。使气之逆者，不敢不顺，既速下降之势，又无遗留之邪。今人多不敢用，惜哉！"近年来用单味大黄止血之报道日多，但还宜配合白及以提高疗效。因白及中含有白及胶，其性极黏，有收敛止血及生肌作用，并能促使红细胞及血小板凝集，形成血栓而达止血目的。据观察，其局部作用胜于明胶海绵。

方药二：大黄白及三七粉（陈泽霖方）

大黄粉 20 克　　　白及粉 40 克　　　参三七粉 40 克

[**服法**]　每次服上 3 味混合粉剂 4.5 克，每日 2～5 次。

[**按语**]　上消化道出血目前以中医药为主治疗者主要为消化性溃疡、胃癌及胃炎引起之出血，疗效较好，而对食管静脉曲张破裂和胆道出血之经验尚少。临床辨证分型目前报道颇不统一，总的来说，根据上海陈泽霖先生的经验，辨证分型的止血疗效尚不及应用单方、验方者。曾用本方，有效率为 96％左右，为病人所乐于接受。

另，江苏南京的徐景藩先生经验，本病由饮食不当与劳倦所伤而致者各半，曾观察近 4 年来收治的 200 例上消化道出血患者中，由于饮食不当引起者 45％，劳倦所伤而致出血者 44％。治疗必先静卧，用白及粉 1.5～3 克，参三七粉 1.5～2 克，每日 3 次或 6 小时 1 次，温开水调成糊状内服（按 1 克粉剂加水 8 毫升的比例），服后半小时内勿饮水。血止后续服 3 日，酌减其量后再服 3 日，如无三七，单味白及适当加量，效亦相仿，疗效确切。白及性涩而收，属于"阻遏"止血之品，其止血用途广，故不限于肺。凡吐血胃热证，常用清热凉血法，药如黄芩、黄连、大黄、生甘草、赤芍、牡丹皮等。便血气虚证当以益气摄血为要，药如党参、焦白术、炒山药、炙甘草、白芍等，如气虚显著加炙黄芪、当归。山药甘而不温，补而不滞，与黄芪相伍，补气止血而兼护膜，有利于胃及十二指肠溃疡的愈合。上述两证均可配用地榆、侧柏叶，以加强止血作用。挟湿者常加陈皮、法半夏；气滞者酌加煨木香、炒枳壳。汤剂应浓煎，每次服量以 100～150 毫升为宜。吐血胃热证，如出血量多，常随之而见气血两虚，故血热证常为早期证候，多数病人仅见便血。在一定意义上说，脾虚是本，胃热是标。如不谙此要领，对脾虚之证过用苦寒，使正气更伤，血更难止。反之，泥于脾虚当补之见，动辄参芪甘温升阳，则尤增血热，亦可导致出血不止，如上见解，具有很大的参考价值。

临证时，还必须注意到胃肠道本身的生理功能，即宜通不宜滞，以通为用，故滋腻、涩敛药物当慎用。正如《临证指南医案》徐灵胎评语所告诫的"不宜轻补"，这一点必须提请初涉临床者注意。

笔者早年研究唐宗海的《血证论》，唐氏论血证，首篇即吐血。唐氏认为吐血实者十之六七，虚寒者十之一二。吐血者责在阳明。阳明之气下行为顺，若失之下行之令，则发为上逆。上逆的原因，主要是指邪气实，血不得安脏。即是出血，止血为第一要务，古今论止血，多云治标之法，唐氏则认为止血非只止溢胃中之血，"独动于经脉之中，而尚未溢出者"，若不急止，继续外溢则不复回也。此外，消瘀、宁血、补虚三个步骤，缺一不可。而补法一途，"实证断不可用虚补之方，而虚证则不废，实证诸方，恐其留邪为患也。或虚中实证，则攻补兼用，或十补一攻，在医者之善治也"。

方药三：降逆止血汤（陈莲舫方）

磨郁金 12 克	侧柏炭 24 克	牡丹皮炭 18 克	磨三七 10 克
茜草炭 24 克	瓜蒌炭 18 克	黑栀子 18 克	赭石 30 克
生赤芍 24 克	醋炒当归 12 克	鲜藕 60 克	煎汤代水

[服法] 水煎服。每日早、晚各服一次。

[按语]《张聿青医案》卷六载治"某，吐血时止时来，胸脘作痛，时易火

升。此由努力任重，伤损肺胃之络。缪仲醇谓宜降气不宜降火，宜行血不宜止血，旨哉言乎"。此方实出于陈莲舫手，治肺胃伤损吐血。

《医学心悟》云："暴吐血，以祛瘀为主，而兼之降火；久吐血，以养阴为主，而兼之理脾。古方四生丸、十灰散、花蕊散，祛瘀降火之法也；古方六味汤、四物汤、四君子汤，养阴补脾之法也。散之。务农赤日，行旅长途，口渴自汗而吐血者，此伤暑也，益元散清之。夏令火炎，更乘秋燥，发为干咳，脉数大而吐血者，此燥火焚金也，三黄解毒汤降之。此外感之治法也。又如阴虚吐血者，初用四生丸、十灰散以化之，兼用生地黄汤以清之。吐止，则用地黄丸补之。阳虚大吐，血成升斗者，初用花蕊石散以化之，随用独参汤以补之，继则用四君、八珍等以调之。脏寒吐血，如天寒地冻，水凝成冰也，用理中汤以温之。其或七情气结，怒动肝火者，则用加味逍遥散以疏达之。伤力吐血者，则用泽兰汤行之。此内伤之治法也。病势既久，气血衰微，饮食渐减，大便不实，法当养阴血兼补脾气。大凡吐血、咯血，须用四君子之类以收功，盖阴血生于阳气，脾气旺则能生血耳。"

方药四：平胃寒降汤（张锡纯方）

生赭石30克　　瓜蒌子15克　　生杭芍15克　　嫩竹茹12克
牛蒡子10克　　甘草5克

[服法]水煎服。

[按语]此治吐衄证脉象洪滑重按甚实者，此因热而胃气不降者。近似于寒降汤，张注说，服后血仍不止者，可加生地黄一两，三七细末三钱（分两次，用头煎二煎之汤送服）。吐衄之证，忌重用凉药及药炭强止其血。因吐衄之时，血不归经，遽止以凉药及药炭，则经络瘀塞，血止之后，转成血痹虚劳之证。是以方中加生地黄一两，即加三七之善止血兼善化瘀血者以辅之。如内有伏热，口舌苔白，恶热，小便短赤，大便浊垢，心中躁烦，脉见滑数，可宜升降散加桃仁、牡丹皮、天花粉、生地黄、瓜蒌子、石膏、杏仁、甘草。或犀

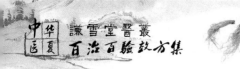

角地黄汤。

方药五：健胃温降汤（张锡纯方）

| 生赭石 24 克 | 生怀山药 18 克 | 白术 12 克 | 干姜 10 克 |
| 清半夏（淘净矾味）12 克 | | 生杭芍 12 克 | 浓厚朴 6 克 |

［服法］水煎服。

［按语］张注说，此方原名温降汤，兹则于其分量略有加减也。治吐衄证脉象虚濡迟弱，饮食停滞胃口，不能下行，此因凉而胃气不降也。方中犹用芍药者，防肝中所寄之相火不受干姜之温热也。吐衄之证因凉者极少，锡纯临证40 余年，仅遇两童子，一因凉致胃气不降吐血，一因凉致胃气不降衄血，皆用温降汤治愈。如因于劳倦困苦饥饱不匀，以及忧思抑郁，心神怔忡，食少气短，吐血虚烦者，宜用归脾汤。中土虚寒者加煨姜，虚热者加柴胡、栀子。因于跌打损伤，以及用力努挣，而得失血，法宜补气消瘀，四物汤加黄芪、人参、续断、桃仁、红花、陈酒、童便。

方药六：泻肝降胃汤（张锡纯方）

| 生赭石 24 克 | 生杭芍 30 克 | 生石决明（捣细）18 克 |
| 瓜蒌子 18 克 | 甘草 12 克 | 净青黛 6 克 |

［服法］水煎服。

［按语］张注说，此方治吐衄证左脉弦长有力，或肋下胀满作疼，或频作呃逆，此肝胆之气火上冲胃腑，致胃气不降而吐衄也。因病之原因在胆火肝气上冲，故重用芍药、石决明及龙胆、青黛诸药，以凉之、镇之。至甘草多用至四钱者，取其能缓肝之急，兼以防诸寒凉之药伤脾胃也。

《王旭高临证医案》有治血三案，颇值一阅：叶，血止咳不已，脉沉带数，其根犹未去也。盖气犹风也，血犹水也，咳则气逆不顺，血亦逆而不顺矣。经络不和，血不宁静，必降其气而后血不复升，亦必充其阴而后火乃退耳。大生地黄、紫菀、牡丹皮、川贝母、赤茯苓、元精石、甜杏仁、沙参、赤芍、枇杷叶。

尤，血止干咳，阴虚也。急以生津救肺。沙参、牡丹皮、麦冬、茯苓、五味子、桑白皮、蛤壳、川贝母、鲜藕、甜杏仁。

侯，脉数血涌，胃气大虚。胸中痞塞，大便带溏，是痞为虚痞，数为虚数。咳血三月，今忽冲溢，唇白面青，断非实火。大凡实火吐血，宜清宜降；虚火吐血，宜补宜和。古人谓见痰休治痰，见血休治血，血久不止，宜胃药收功。今援引此例。人参（1钱）、白扁豆（1两）、川贝母（3钱）、茯苓（3钱）、藕汁（1杯，冲）、好墨汁（3匙，冲），脉数退，血少止，而反恶寒汗出。盖血脱则气无所根据，气属阳，主外，卫虚则不固也。最怕喘呃暴脱。犹幸胸痞已宽，稍能容纳。仿血脱益气例。经曰阳生阴长，是之谓耳。又，血脱益气，前贤成法。今血虽大止，而神气益惫，唇白面青，怕其虚脱。欲牢根底，更进一层。人参、炮姜、陈皮、大熟地黄（砂仁拌炒）、麦冬、白术、炒白扁豆、五味子、附子（秋石汤制）、伏龙肝，煎汤代水。

方药七：镇冲降胃汤（张锡纯方）

| 生赭石30克 | 生怀山药30克 | 生龙骨24克 | 生牡蛎24克 |
| 生杭芍24克 | 甘草10克 | 广三七15克 | |

[服法] 水煎服。

[按语] 张注说，治吐衄证右脉弦长有力，时觉有气起在下焦，上冲胃腑，饮食停滞不下，或频作呃逆，此冲气上冲，以致胃不降而吐衄也。方中龙骨、牡蛎，不但取其能敛冲，且又能镇肝，因冲气上冲之由，恒与肝气有关系也。

一三　呃逆（效方四则）

呃逆旧称"哕"，总由胃气上逆而成，治以和胃平逆为主。偏于寒者，多在胃，治宜温中祛寒；偏于热者，多在肝，治宜疏肝和胃。《医学传心录》说："呃逆者，俗谓之发呃也。声短者，出于中焦，水谷之病也；声长者，出于下焦，虚邪相搏也。脉浮缓者吉，弦急者凶。伤寒失下，便闭而呃者用承气汤。吐泄后胃寒而呃者用丁香柿蒂汤。吐利后胃热而呃者用橘皮竹茹汤。气逆而呃者用木香调气散。病后发呃者难治。"李东垣云："呃是阴火上冲，古方悉以胃弱言之，而不及火，未尽病情。人之阴气根据胃为养，胃土伤损，则木气乘之，阴为火所乘，不得内守，木挟相火，直冲清道而上。言胃弱者，阴气弱也。然亦有实者，不可不知。脾与胃，一阴一阳也，二者不谐则逆。右肾，阴中有阳也，在下相凌亦逆；左肾主水，性不上逆，必右肾相火炎上，挟其冲任，如以火吸水，则水上腾，热天龙现，而水从地起，不可尽谓之寒也。肝木之风，从少阳之火冲克，亦必从火为治。"

又，刘宗浓曰："呃逆一症，有寒有火，有实有虚，有热痰、有水饮，不可专作寒。若平人饮食太速，或饮水喜笑，或膏粱积热，或痰火水饮，或动五志厥阳之火，皆能致呃，皆是实症。夫火性炎上，今其症乃自下冲上者，非火而何？《证治准绳》云：治此症须分寒热，如因汗吐下后，误服寒凉过多，此虚中之寒也，当温补之，理中汤、丁香柿蒂汤；如脾胃阴虚，火逆上冲，此虚中之热也，当以清补之，参术汤下大补丸；若夫伤寒失下，痰饮停蓄，暴怒气逆，膏粱积热，皆实症也，皆当随其邪之所在，涌泄清利可也；若胃中虚而有热，橘皮竹茹汤、人参竹茹汤。"

另外，"病深者，其声哕"（《黄帝内经》）。病入膏肓，或胃、食管癌肿，呃逆不止，已为噎膈，徐灵胎云："果系膈症，百无一生，不必言治"，此症不属于此节讨论范围。

方药一：都气饮（凌晓五方）

人参 6 克	山药 12 克	茯苓 15 克	紫石英 9 克
沉香 3 克	熟地黄 24 克	砂仁 6 克	牡丹皮 12 克
北五味子 6 克	刀豆子 6 克	核桃仁 15 克	山茱萸 9 克
泽泻 9 克	肉桂 3 克	旋覆花（包）9 克	

[服法] 水煎服，每日 1 剂，每剂分 2 次服。

[按语] 重病之后，或吐、下之误，耗伤中气，有的损及胃阴，胃失和降，症偏于正气亏虚，老人、虚弱的人、产后，本方适宜。方中山药、牡丹皮、茯苓、山茱萸、泽泻、熟地黄、五味子，是都气丸。佐以旋覆花、刀豆子、沉香降逆，肉桂、核桃仁、紫石英摄纳肾气，人参扶正，标本兼顾，可谓良方。

方药二：吴茱萸丸（《御药院方》方）

陈皮 30 克	吴茱萸（醋炒）30 克	附子（炮）30 克

[服法] 白面粗为丸，梧子大，每服 50 粒，饭前用姜汤送服。

[按语] 本方治气自腹中冲起，逆气连连，呃声不畅，欲出不得声，兼见食少，苔白，偏于寒伤胃脘者，以附子温肾回阳，蒸煦胃脘，若加柿蒂，止呃更良。

方药三：止嗳汤（戴丽三方）

旋覆花 6 克	竹茹 6 克	赭石 15 克	党参 15 克
半夏 9 克	炒黄连 5 克	炒吴茱萸 3 克	

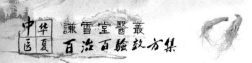

［**服法**］水煎服，每日 1 剂，每剂 2 次服。

［**按语**］呃逆连连，气机不畅，口臭，烦躁，偏于肝胃不和，肝胆郁热者，宜用本方。

☁ 方药四：降气止呃汤（秦伯未方）

丁香 6 克	柿蒂 6 克	刀豆子 6 克	生姜 3 片
陈皮 9 克	厚朴 9 克		

［**服法**］水煎服，每日 1 剂，分 2 次服。

［**按语**］呃声不止，胃寒居多。用丁香温胃，柿蒂苦涩降气。止呃之法，尤重敛降、辛散合用。一收一散，一降一发，似是矛盾，实乃相辅相成，古今验方，多是此意。本病易损中气，年老和久病者，须防胃气衰败。老年人，本方可加人参 6 克，生姜 3 片；偏于寒者，加吴茱萸 10 克，干姜 6 克；痰湿者，可宗王肯堂枇杷叶散法，以枇杷叶 3 克，茯苓 24 克，半夏 9 克，生姜 7 片，白茅根 6 克，人参 3 克，化裁服之。

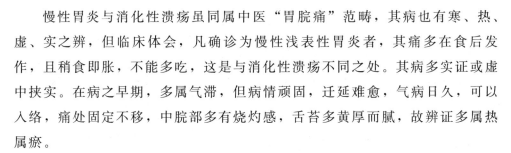

一四 慢性胃炎（效方三则）

慢性胃炎与消化性溃疡虽同属中医"胃脘痛"范畴，其病也有寒、热、虚、实之辨，但临床体会，凡确诊为慢性浅表性胃炎者，其痛多在食后发作，且稍食即胀，不能多吃，这是与消化性溃疡不同之处。其病多实证或虚中挟实。在病之早期，多属气滞，但病情顽固，迁延难愈，气病日久，可以入络，痛处固定不移，中脘部多有烧灼感，舌苔多黄厚而腻，故辨证多属热属瘀。

对慢性萎缩性胃炎之辨证则以虚证或虚中挟实证为多。对于胃窦炎病人，由于胆汁反流而致破坏的胃黏膜屏障，常使胃窦炎迁延难愈，如能使胃之通降功能恢复正常，即胃窦炎亦不难恢复。

其病日久由表及里，由寒化热，由热化火，火郁热蕴，可见胃有灼痛，口有秽气，牙龈肿痛，胸脘痞闷，烦躁不宁，嘈杂善饥，寐多惊梦嚼齿，便干溲黄，舌苔黄腻，脉象浮大。主要表现为胃阴不足证，一般在临床上常见两种证型，一是肝胃同病，一是肺胃同病。肝胃同病者，表现为肝胃阴虚，重者进食难如吞药，或有如吞食锯末之感，烦躁易怒，治宜柔肝滋胃。其肺胃同病者，为肺胃阴虚，在临床上，除见胃阴不足之脘闷、纳呆、便燥等症外，伴有干咳无痰或少痰，咽干、喉痒、鼻干等肺燥之症，治宜润肺滋胃。本病食养十分重要，饮食宜柔软而富于营养，少吃多餐，勿暴饮暴食，勿时饥时饱，戒烟酒及辛辣刺激食物，且必须持之以恒，终身坚持，则慢性胃炎不难治愈。

此外，对于胃黏膜活检病理检查发现有"肠腺上皮化增生"的病人，可加白花蛇舌草、土茯苓一类。对胃镜检查见有十二指肠内容物反流者，表示胃降失和，宜在方中加生大黄或制大黄，以助胃之通降，往往能取得较好疗效。

方药一：化肝左金汤（秦伯未方）

白芍 15 克　　牡丹皮 9 克　　栀子 9 克　　贝母 10 克　　青皮 15 克

陈皮 9 克　　泽泻 10 克　　川黄连 6 克　　吴茱萸 6 克

[服法] 水煎服，每日 1 剂，分 2 次服。

[按语] 热郁气滞型多因气机久郁，或素体湿热，症见胃脘灼痛，渴喜凉饮，泛酸吐水，嗳气秽臭，口苦咽干，唇赤苔黄，脉象弦数，宜用辛泄苦降法，以本方颇宜。

另，据秦氏的经验，兼有因素体阴津不足，或因过用辛燥耗伤阴津，以致津亏内热者，症见脘痛嘈杂，口干不饮，大便秘结，舌质干绛，脉象细弦而数，可用叶氏养胃汤（沙参、玉竹、麦冬、桑叶、白扁豆、天花粉、甘草），酌加梅花、玫瑰花等，忌用辛燥理气及苦寒燥阴之品。偏于肝血不足，肝火旺盛，烦躁不眠，可选用魏氏一贯煎加减（生地黄、当归、枸杞子、沙参、麦冬、川楝子）。

肝胃气郁型则多发生于气怒以后，症见两胁及胸脘胀满作痛，时有太息，脉涩。可选用调气汤（香附、青皮、陈皮、藿香、木香、乌药、砂仁、甘草）加减，可资参考。

方药二：益中活血汤（孙咸茂方）

黄芪 30 克　　　　肉桂 8 克　　　　吴茱萸 10 克　　　丹参 15 克

乳香、没药各 8 克　生蒲黄 15 克　　三棱 10 克　　　莪术 10 克

川芎 12 克　　　　乌药 10 克

[服法] 水煎服，每日 1 剂，分 3 次服。

[按语] 本病经临床验证及实验研究，其病机主要是"虚""寒""瘀"。本

方具有益中散寒、理气活血、消肿生肌之功，已治疗 300 多例，治愈（组织学逆转）率在 75%，总有效率在 95% 左右。

气虚者重用黄芪加党参；胃阴虚者加麦冬、石斛；纳呆者加山楂；呕吐者加川厚朴、姜半夏、柿蒂各 20～60 克，柴胡、白芍各 15～30 克；血瘀明显者加水蛭、干漆粉（冲）各 3 克。

胃痛发作胸中懊忱，难过异常，内热，呕恶泛酸、噫秽，食后则吐血频频，或突然大量吐血，精神困惫，舌有红刺，脉弦而中空无力，可用清胃宁络之法。用小川黄连、黄芩炭、鲜芦根、鲜藕汁、当归头、参三七、蒲黄炭、血见愁、侧柏炭、白芍、炒牡丹皮、鲜生地黄、童便。肝胃郁热，迫血妄行，气不摄血，血频频而出，脉弦而中空无力，可用炮姜炭以引血归经。

方药三：萎胃安冲剂（张镜人方）

| 太子参 18 克 | 柴胡 12 克 | 炒黄芩 10 克 | 丹参 10 克 |
| 制香附 9 克 | 徐长卿 9 克 | | |

随症加减：肝郁，加预知子、木蝴蝶；湿阻，加陈佩兰梗、炒薏苡仁；里热，加连翘、知母；阴亏，加南沙参、川石斛；胃脘胀满，加炒枳实、佛手片；胃脘疼痛，加延胡索、九香虫；纳呆，加焦谷芽；嗳气，加旋覆花、赭石；泛酸，加煅瓦楞子、白螺丝壳；低酸，加乌梅、木瓜。伴肠化或不典型增生加白英、白花蛇舌草等。

[服法] 水煎，每日早、晚服。

[按语] 慢性萎缩性胃炎，是一种常见病，约占胃镜受检者 13.8%，在胃癌高发区可达 28.1%，尤其是伴有肠上皮化生或不典型增生者，癌变可能性更大，至今尚缺乏特效药，一般认为腺体萎缩的病理改变很难逆转。

叶天士《临证指南医案·胃脘痛》载："初病在经，久痛入络，以经主气，络主血，则可知其治气治血之当也……辛香理气，辛柔和血之法，实为对待必然之理。"大多治胃之法责之于气，而久病毋忘从血辨治，方中用丹参、赤芍、血竭活血和营，丹参一味功同四物，配血竭、赤芍更倍活血之功。血竭甘咸性平，具活血化瘀，消肿止痛之能；赤芍凉血活血，和营通络，血流通畅使热无所依，又能改善胃黏膜血流，促使胃黏膜腺体修复。由于慢性萎缩性胃炎病程较长，每多从浅表性胃炎发展而成，气滞热郁日久，导致络脉损伤，加之病情迁延，伤戕中气，气血俱累，煦濡不周，遂引起胃黏膜腺体萎缩，瘀热郁久还可导致肠化及不典型增生的病理改变，临床体会，以白花蛇舌草、白英、菝葜清瘀热，消痈肿，祛热毒，对逆转肠化，不典型增生，确有实效。

镜人先生曾治冯某，女，59岁。初诊1983年11月30日。主诉脘痛反复发作，近日加剧。病史：胃病10余年，胃脘隐痛，缠绵不愈，口苦，嗳气频作，纳谷呆滞。舌脉舌质红，苔薄腻。检查：中上腹轻度压痛，1983年11月17日曾在某医院做胃镜检查发现胃窦大弯侧有一黄豆大小息肉，胃窦黏膜粗糙，呈细颗粒状增生，胃体黏膜较薄，见黏膜下网状血管和静脉显现。诊断：慢性萎缩性胃炎。辨证：肝失条达而气郁，胃失和降而气逆，久病入络而瘀阻，证属肝胃不和，兼挟瘀热。诊断慢性萎缩性胃炎。治法：调肝和胃，清化瘀热。方以上方，加铁树叶15克，朱砂根15克，预知子15克，旋覆花（包）9克，赭石15克，香附9克，佛手片6克，炒枳壳6克，半枝莲30克，炙乌梅5克，白花蛇舌草30克，香谷芽12克。14剂。二诊：1984年8月16日。胃脘胀满隐痛已减，嗳气亦平，纳谷增进，但食后2小时有嘈杂感，脉细弦，舌苔薄，肝胃渐调，脾弱气虚，再予：疏肝和胃，健脾安中。处方：软柴胡6克，炒黄芩9克，生白术9克，淮山药9克，香扁豆9克，制香附9克，佛手片6克，赤芍、白芍各9克，清炙草3克，铁树叶15克，朱砂根15克，预知子15克，炒枳壳6克，白花蛇舌草30克，香谷芽12克。14剂。患者坚持服药已1年，胃脘胀痛大减，唯饮食不慎时仍稍见胀痛，平时食纳已馨，精神亦振，1984年12月6日某医院胃镜复查诊断为浅表性胃窦炎、萎缩性胃体炎。症状缓解，胃镜及黏膜病理变化观察均见好转。

《杂病源流犀烛》曰："胃痛，邪干胃脘病也……惟肝气相乘为尤甚，以木性暴且正克也。"从本例临床表现的脘痛，胀满，口苦，嗳气等症状分析，均属肝胆郁热犯胃，久痛入络之征，故取四逆散合旋覆代赭石汤疏肝和胃，升降并调，再增入黄芩、赤芍、朱砂根、白花蛇舌草清热消肿，活血化瘀。《本草纲目拾遗》载铁树叶有"平肝，统治一切肝气痛"的功能，临床上采用以配芍药、甘草，治肝气相乘而引起的胃脘疼痛，颇获灵验，故笔者认为，赵氏之说，洵不诬也。

一五　胃、十二指肠溃疡（效方六则）

现代医学认为：胃十二指肠溃疡的发病机制主要为神经内分泌功能失调，其次为饮食、烟酒、药物的各种刺激，中医将此病归进胃脘痛、心痛、血症、瘀症范畴。

其病之起，临床所见，多因情志所伤和饮食不和所致。情志不遂，肝木之气横逆，犯胃则痛；饥饱不常，损伤脾胃，胃失和降，则病遂作。其病之治，总宜以调和肝脾，疏气解郁，健脾和胃，佐以活血、养血为主。

方药一：舒肝和胃合剂（杜惠芳方）

延胡索、决明子、淮山药各 120 克　　川楝子、乌药各 30 克
赤芍、白芍、海螵蛸粉各 90 克　　木香 24 克　　甘草 60 克
柴胡 70 克

［制法］上药共研细末，用 15％乙醇 400 毫升浸泡，过滤，其渣再水煎，取 250 毫升，两液混合。

［服法］每日 3 次，饭前服用 15 毫升。

［按语］胃十二指肠溃疡病，症见嗳气、胁胀、满闷，为气机不和。这种类型很多见，常伴情志不遂而加重，法宜疏肝理气。

胃、十二指肠溃疡病是种慢性病，绝非一朝一夕可以根除，所以，每日喝中药水煎剂，若饮用年余、数年，常常令病人难以坚持，本方扬其和胃定痛之所长，免其每日苦汤塞胃之所短，可供使用。症见喜热饮而脘腹凉者，可加吴茱萸、淡干姜各 15 克；若见嘈杂甚，吞酸重者，可加轻量黄连、吴茱萸，取其一苦一辛，苦辛通降，借以泄木疏肝之力。另，痛而兼寒者，可加服良

附丸。

方药二：黄芪建中加味汤（经验方）

黄芪 24 克　桂枝 10 克　白芍 30 克　甘草 30 克　生姜 5 片

大枣 10 枚　饴糖 12 克　香附 15 克　丹参 15 克　乌药 12 克

木香 9 克　沙参 24 克

[服法] 水煎服，每日 3 次，饭后服。

[按语] 症见喜按，遇凉则甚，多属脾胃虚寒，此型亦多见，应以温养中焦。本方主治虚劳里急，温中补虚；甘温、甘苦、辛甘相合，建复中气，又以疏气、活血、养阴药相佐，一免甘温带来的滞腻，二免温辛致使的过燥。

笔者曾治山西电建公司供应处曹君，初用此方，经服 70 余剂，其病告愈，后以此方广为介绍，同道诸君，临证遇对症者则用，实收屡验。

早年秦伯未先生，治本病即以本方（黄芪建中）并由北京中医学院药理教研组做了药理试验，实验证明，本方对促进溃疡病愈合，诚有佳效。笔者体会，是方姜须取炮，取其温中不过辛辣；黄芪宜蜜炙，取其甘养；饴糖、甘草皆可壅气，故胀满饱嗳甚，偏于气机不舒者，可少用，或不用；偏于脾胃寒甚者，可用。偏于血虚者，或有出血史，可加当归、阿胶各 12 克，脾虚生痰，或是湿甚者，加苍术 24 克，中医谓胃痛宜分瘀血、气滞、寒热，所治当分而酌方。如胃、十二指肠溃疡病也应分析清晰，但临床上的情况，往往是同一病人，在疾病过程中，这几天出现呃逆，过几天出现胁胀，假如遇上气恼、劳累，更不知变化、出现什么，这里就有一个辨证、辨病结合的问题。同一个病人不能分成几个病型，抓住基本的病机所在，是十分必要的。前人谓治病须有定见，施治须有恒方，有方有守，方可为功。笔者还治中国人民解放军 63 军某师副师长王某，患本病 17 年，来诊，嘱用本方，反复多次解说、比喻，劝其"横下一条心"，坚持吃药，病人竟服 105 剂，经钡剂检查，告溃疡面消失。患者带兵训练时得的病，诊时面痿形弱，服药约近半年，面转红润，每天早

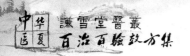

上，可坚持上操，遂神采奕奕矣。

方药三：溃疡方（章次公方）

凤凰衣 30 克　　木蝴蝶 30 克　　轻马勃 20 克　　浙贝母 20 克
血余炭 15 克　　琥珀粉 15 克

[服法] 共研细末，每日 3 次，每次 2 克，饭前服。

[按语] 章氏治病，确多巧思。笔者早年学医时，曾偶得章氏亲笔书写病案、处方数张，揣摩再三，颇感为医者不患病疾多，而患医术少，章氏往往开脱今古，绝少流俗，别辟蹊径，本方即其一也。方用凤凰衣治疡，木蝴蝶疏气，两者结合，宽中、补虚、收敛溃疡。马勃止血疗伤，浙贝母清泄而至降；琥珀者，用以除瘀，血余者用以消散。全方协同，治胃溃疡病有出血、吞酸、胃痛者，尤适。足资参考，可推广使用之。

方药四：钟乳石汤（祝谌予方）

钟乳石 30 克　　黄柏 10 克　　肉桂 5 克　　蒲公英 30 克　　甘草 6 克

[服法] 水煎服，每日 2 次，早晚服。

[按语] 祝氏诠解此方，谓钟乳石甘温入肾，温阳暖脾，安五脏，补虚损；肉桂辛甘，入脾肾经，温肾阳，暖脾土，除冷积，通血脉。药理研究，肉桂皮油可刺激胃液分泌，促进消化功能，缓解胃肠痉挛，止疼痛；黄柏苦寒，入大肠经，清热燥湿，滋肾降火；蒲公英甘寒，入肝胃二经，清热解毒而且健胃；况有单味治胃溃疡的报道，数药合用，苦寒泻热，辛甘散寒，寒热并调，补虚扶正。

祝氏用此方，治寒热挟杂之证，常见有不少久患不愈者，携方归服而欣然告愈，可供选用。

方药五：人参五灵脂汤（林森荣方）

人参（另煎）10克　甘草、青木香、蒲黄（布包）各10克

丹参、五灵脂、延胡索、川楝子各12克　三七粉（兑服）6克

[服法] 水煎服，每日1剂，每剂2次服。

[按语] 症见胃脘刺痛，舌有瘀斑，病久不愈，成瘀成滞，治宜活血散瘀，和胃理气，人参与五灵脂合用，反药不反，气血两治，可供参考。

林氏善用此方，曾治杨姓司机，斯疾8年，西医治疗不效，有出血史，胃痛如刺，其面乏华，症属久病气虚，胃络瘀滞，治以本方，二服而效，继以本方制丸，1个月之后，诸症全消，西医又检查，饮食正常，西医皆叹服"中医神效"。

方药六：和胃安中溃疡汤（张镜人方）

炒白术9克	枳实9克	炒黄芩9克	川黄连5克
黑栀子9克	白及片9克	仙鹤草30克	侧柏叶9克
槐花炭15克	白芍9克	炙甘草3克	煅瓦楞子15克
炙白螺丝壳15克		凤凰衣6克	
炒山楂、神曲各9克		香谷芽12克	

另：三七粉4克（分吞）。

[服法] 水煎服。

[按语] 历来临床治胃病，方剂不少，但最不可忽视的小方，即为枳术汤。枳术汤出自《金匮要略》，文曰："心下坚，大如盘，边如旋盘，水饮所作，枳术汤主之。"枳术汤是张仲景的一张小方，药仅两味，是治疗水饮结于心下的方子。然历代医家用此方治疗胃脘痛、痞满却效果很好。读张璐的《张氏医

通》，龚廷贤的《万病回春》《寿世保元》等书，可以发现治疗胃病多用此方加减。临床实践中此方可用于水饮或食积结于心下而致脾失健运的胃脘痛和痞满证，适合胃十二指肠溃疡、慢性胃炎、胃肠功能紊乱、胃下垂、便秘等。

原方中枳实量为白术的 1 倍，行气散结除饮，白术健脾利水，用于因实而致的脾虚。两药一消一补，攻补兼施，互相为用，而消大于补为其特点。从传统气机上讲，亦是一升一降，符合脾升胃降的生理特性。如患者形体壮实，多胸闷、腹胀、嗳气、疼痛，腹诊心下胀满或疼痛，有压痛或有抵触，有明显的腹肌紧张，舌苔多厚而腻，脉右关滑实有力，或左关呈弦象，寒则合四逆汤；郁则合四逆散。寒热交杂而偏热者合半夏泻心汤，寒热交杂而偏寒者合柴胡桂枝干姜汤加附子。而病程绵长，体形弱者白术量为枳实的 1 倍，可以师法张洁古枳术丸之意。

另，赵绍琴先生曾治韩某，男，39 岁。胃脘疼痛 6 年余，疼痛每于饥饿或劳累时发作，痛处不移，得食稍缓。诊脉沉弦细。按之沉滞不起，舌质黯、舌苔白、根厚。气郁日久，必及血分，病久入络，此之谓也。拟用活血化瘀方法，以定其痛。川楝子 10 克，延胡索 6 克，生蒲黄 10 克，炒五灵脂 10 克，青皮、陈皮各 6 克，炒枳壳 6 克，焦三仙各 10 克，水红花子 10 克。7 剂。药后胃痛未作，脉弦舌红，大便偏干，时有嗳酸，继用疏调木土，合以枳术汤左金丸方法。7 剂。胃痛未作，嗳酸亦止，二便已调，食眠均佳。停药饮食调理，辛辣刺激皆忌，尤当戒烟为要，否则仍易复发也。

十二指肠溃疡一症，"久病入络"，从络病治，活血化瘀，方为用金铃子散合失笑散加减，疏肝理气，化瘀止痛。服之即效。凡瘀血作痛者，用之极效。此临床常用之经验方，胃溃疡、胃炎、十二指肠壶腹溃疡凡有瘀血见症，皆可用此法治疗。若兼见胀满气滞，加青皮、陈皮、香附、木香、枳壳等；若挟食滞胀满，舌苔垢厚，加焦三仙、水红花子、大腹皮、槟榔等；若嗳气吞酸，肝郁化热，即可合用左金丸，即吴茱萸、黄连，再加生牡蛎、海螵蛸之类。溃疡病的治疗，饮食调理极为重要，忌食辛辣刺激性食物，戒酒忌烟。凡烟客，嗜烟如命者，治之必无功，故嘱患者密切配合，戒绝烟酒，甚为要矣。

一六　黄疸（效方三则）

　　黄疸，是中医学中一个独立病证，现代医学视其为疾病的体征之一，但两种医学认识都是指身目发黄、小便短赤一类的疾病。

　　仲景《金匮要略》列有五疸；《诸病源候论》区分为二十八候；《圣济总录》又分为九疸、三十六黄。总之，宋代以前的方书将本病分类过于繁杂，不易掌握，直到元、明以后，分为阴黄、阳黄两大类，比较切合实际，便于临床掌握。

　　著名中医临床家关幼波先生，善治本病，名闻遐迩，其有阳黄、阴黄辨证诸要点，临床参考价值颇大。

　　①阳黄：本证湿多于热，热则生黄，湿得热益深，热得湿愈炽。临床辨此，首先宜分辨湿热之孰轻孰重。

　　首先，湿热概分三型。

　　湿重于热：脾胃症状明显，恶心呕吐，腹胀便溏，其舌苔白而厚腻，脉见滑缓，法宜利湿为主，辅以清热。

　　热重于湿：多见发热、口干，心烦、苔黄腻，脉弦滑或数，法宜清热为主，佐以利湿。

　　湿热并重：常见黄疸重、尿黄赤，纳少倦怠，苔黄腻而脉滑数，法宜兼顾。

　　其次，要辨湿热之部位。上、中、下三焦，孰轻孰重，部位明了以后，方可决定祛除湿热之途径。不过，湿热交结，先犯中州，势必枢机不利，上下不通，故阳黄证，中州受困，常是主要表现。

　　湿热偏于中上焦：症见头晕、头痛、心烦懊憹、呕吐频作。偏于热者头痛较甚，渴而思冷饮，身发热；偏于湿者头目昏眩，身重嗜卧，口干不欲饮。治宜理脾和中，芳香化浊。

　　湿热偏于中下焦：蕴结膀胱者，多见小便黄赤而频急或痛；蕴结大肠者多见黏滞或里急后重，治宜清利湿热，尤多利尿，所谓"治黄不利水，非其治

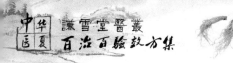

也"，通利二便，为其大法。

湿热弥漫三焦：本型不仅上、中、下三焦证候俱见，且病情严重，甚或湿热蒙闭心包，治宜清热利湿，佐以凉血解毒，清宫开窍。

②阴黄：黄疸一证，阳黄居多，而阴黄居少；阳黄为常，而阴黄为变。两证皆本于湿，若湿从热化，湿热互结则发为阳黄；阴从寒化，寒湿凝滞则发为阴黄。阴黄黯晦无泽，四肢不温，苔多薄白而滑，舌质黯淡，脉沉或缓。

阳黄阴黄，辨则易辨，治宜注意寒热之别，还宜留心化湿、利湿，宜异中求同，总应临证细辨，方不致错。

方药一：阳黄主方（关幼波方）

茵陈 30 克	藿香 10 克	杏仁 10 克	化橘红 9 克
赤芍 30 克	泽兰 15 克	草豆蔻 10 克	重楼 20 克
川黄连 9 克	酒黄芩 9 克	六一散（包煎）10 克	车前草 30 克

[**服法**] 水煎服，每日1剂，每剂分3次服。

[**按语**] 临床所见，阳黄多而阴黄少，阴黄多指黄疸型肝炎、急性胆囊炎、阻塞性黄疸等病，其病不同，其治有同。关幼波先生根据临床体会，湿热相搏，瘀阻血脉则发黄疸，湿热是发生阳黄的病因。所谓"相搏"者，具有内外合邪或邪正交争的双重含义。由于气候、环境、饮食、劳倦、情志等因素的作用，致使脾胃功能失和，或肝郁气滞，横逆犯脾，则脾失健运，湿困中州，不得而散，即所谓湿气不能发泄，则郁蒸而生热，热气不能宣畅则生湿，湿得热而益深，热因湿而愈炽，湿热内蕴，是阳黄的内因根据，而外因也是重要的条件，除了湿热外感外，古代尚有"恶毒""疫毒"之说。所谓外界恶毒之气，关氏的体会是含有传染性质（且由口入）之类的毒邪，外因通过内因而起作用，又由于体质的差异，"体虚者受之"，所以，内外合邪，邪正交争，即可发生阳黄。内蕴湿热与外界湿热、疫毒相搏，亦非全部出现黄疸。若湿热仅停留在气分，甚至弥漫上、中、下焦，虽有恶心、纳呆、脘胀、身重胁痛、乏力，

甚至发热等症，但一般多不会出现黄疸。而湿热瘀阻血脉才会出现黄疸，《诸病源候论·因黄发血候》中说："此由脾胃大热，热伤于心；心生于血热，气盛故发黄而动热，故因名为发血。"陈无择《三因极一病证方论》中也说："五疸唯酒疸变证最多。……有大热毒，渗入百脉为病。"《伤寒论》中也说："瘀热在里，身必发黄。"湿热的特性胶固，而且瘀热在里，入于血脉，瘀热阻滞血络才能出现黄疸。肝胆失于疏泄，胆汁不能循常道而行外，所谓不循常道而行的道理，就是湿热胶固之邪，瘀热入于血分，阻滞百脉，逼迫胆液外溢浸渍于肌肤，才能出现黄疸。

其次，湿热蕴毒，弛张弥漫则黄疸益甚，在正虚不能内守，兼有湿热内蕴之际，若感受外界湿热之邪，或挟恶毒之气，或湿热蕴毒，湿热与毒邪互相影响，湿得热益深，热因湿愈炽，湿热挟毒，则热势弛张，缠绵胶固的湿热之邪，得热则更易凝滞，邪阻百脉，毒热之势不减，则血热沸腾流速，胆液奔流横溢，除黄疸日益加深外，还会出现衄血、呕血或皮肤出血斑点、赤缕、掌红、蜘蛛痣等症，甚至毒热弥漫三焦，侵犯心包，而出现高热、烦躁、神昏、谵语等危候。

另外，湿热凝痰，痰阻血络则黄疸难退；脾湿胃热，肝胆失于疏泄，为黄疸发生的脏腑功能失调的基本状态。脾不运化，水湿停聚，蕴湿郁热，煎熬凝炼则为痰（此处所谓之痰为广义之痰）。湿热凝痰，更加胶固黏滞，痰阻血络，脉道不通，则胆汁更难以循其常道而行，所以黄疸更难消退。若痰阻血络，脉道不通，胆液排泄受阻，不能进入肠腑，浊气不得下流，则黄疸明显加重，小便色黄赤，大便反而灰白如陶土（阻塞性黄疸）。若瘀血凝结成块，日渐增大则可形成痞块癥积（肝脾大）。

总之，湿热交结首先困阻脾胃，中医谓枢机不利，上下不得宣通，中州受病是其基本证型。根据临床病象和病邪的轻重以及机体抗病能力的差异，从病位来分析，大致可以归纳为：①湿热偏于中上二焦；②湿热偏于中下二焦；③湿热弥漫三焦等。因为脾湿胃热，肝胆失于疏泄是发黄之本，所以这三种情况，中焦首当其冲，必然受累，因此，阳黄为病，黄疸、纳差、恶心、厌油、乏力困倦，苔腻是其基本证候。若偏于中上焦者，兼见头晕，头痛，心烦懊恍；呕吐频作，胃脘胀闷；热重者可有发热，头痛较重，口渴思冷饮；湿重者，头目眩晕如裹，身重嗜卧，口渴不欲饮水；若偏于中下焦者，则上中焦湿热症状不明显，多兼见小便赤热，尿浑尿频，尿道灼痛，小腹胀。热盛者大便干结；湿盛者大便溏薄；湿热并重者，大便黏滞不爽；若湿热弥漫三焦，则上述症状交错兼见，而且病情较重，严重时湿热蒙闭心包，可见高热、神昏、谵语、抽搐等危候。

辨识三焦病位的目的在于明确祛湿清热是退黄的主要途径。古代虽有"治黄不利小便非其治也"之说，其实，这仅是退黄的重要途径之一，如果重视了利小便，则黄疸消退的比较快。但是除此之外还应当分辨湿热的主要病位，若偏于中上二焦者，除利湿外，尚应注意宣化畅中散湿，以便邪从中上二焦化散；若偏于中下二焦者，则畅中通利、使之从小便或大便泄利；若弥漫三焦，则宣上畅中，通利三焦，使弥漫之湿热得以迅速退却。

方药二：阴黄主方（关幼波方）

茵陈 30 克	桂枝 10 克	茯苓 30 克	生黄芪 24 克
党参 24 克	干姜 5 克	泽兰 15 克	苍术、白术各 10 克
泽泻 15 克	香附 9 克	当归 15 克	炮附子 10 克
车前子 10 克	赤芍、白芍各 15 克		

[服法]水煎服，每日 1 剂，每剂分 3 次服。

[按语]阴黄的发生，可有以下几种情况：①患者病前体质尚可，感受寒湿之邪，以致寒湿困脾。②患者病前脾阳素虚，感受湿邪后，湿从寒化，困阻中州。③开始为阳黄，在治疗过程中由于邪正消长或过用苦寒，致使脾阳日衰，湿从寒化，以致寒湿凝滞，瘀阻血脉，痰湿阻络，胆汁不能循其常道而行，浸渍于肌肤，发为阴黄。阴黄多表现为面色晦黯无泽，身倦怕冷，食纳不香，口淡不渴，喜热饮，腹胀便溏，舌苔薄白或灰黯，脉沉缓，宜用温化凝滞，利湿退黄，本方颇宜。

另，关老治黄疸，还有四个要点，掌握好这四个要点，临床权衡，当损则损，当益则益，其效定捷。

第一，扶正祛邪贯始终。黄疸证发病的主要机制是内外合邪，正邪交争，致使病症增重，故邪之进退，直接影响黄疸发展及机体的康复。治疸之前，当知邪正，当权轻重，关老于此体会尤深，认为祛邪与扶正，其关系处理的得当与否，常是治疗成功与失败的关键。

正盛邪实阶段应以祛邪为重点，综合诸法，不但可以迅速退黄，而且可以避免正气损伤，此法在阳黄证治中，应用广泛。

正虚邪衰阶段。此时的正虚，一是素体虚弱，一是因病致虚，还有的是因过用通下、破利之剂而致，治宜扶正祛邪，令其阴阳调和，其病易平，往往在阴黄证应用。

邪实正虚阶段，内侵之邪过盛，往往病情较重，如单用补虚，往往闭门留寇，反之纯用祛邪，更必伤正。"勿虚虚，勿实实"古来明训，故正气已虚，邪气虽盛，亦不可攻，盖恐邪未去而正先脱，则措手无及，宜以攻补兼施之法，圆机话法，不可拘泥。

第二，治黄必治血，血行黄易退。黄疸之湿热，必蕴血分。病在百脉，故宜治血。关老体会，若加活血药，不但可以加快黄疸的消退，有利于肝脾肿大的软缩，还可以帮助肝功能的恢复和有效的缓解肝区疼痛。其疸已胶凝入血，若不加活血之品，犹如隔靴搔痒，无济于事。常用赤芍、丹参、红花、益母草、藕节，多用泽兰，或凉血活血，或养血活血，或养经活血，或诸法配合，相得益彰。

第三，治黄须解毒，毒解黄易除。尤其是湿热久羁或兼感疫毒患者，解毒之法，所在必需。运用本法，黄疸确宜消退，常用清热解毒法、化湿解毒法、凉血解毒法、通下解毒法、利湿解毒法、酸敛解毒六法。

第四，治黄要化痰，痰化黄易散。湿热生痰，痰瘀肝胆，使肝之血脉流通受阻，增重黄疸。化痰散结，便可消除凝滞之湿热，瘀滞得通，则瘀热得清，黄疸易消。多与行气、消食、活血、清热、燥湿诸法配合。盖脾为生痰之源，治黄化痰，实为图本之法，不可忽视。

根据笔者的经验，本证的治疗，还要注意恢复期的巩固治疗。一以清湿热复生之根源，一以养正壮机体抵抗能力。夫正气存内，邪不可干，精神内守，病安从来？虽然检验指标基本正常，但中医四诊仍有异常者，不宜过早停药，仍宜坚持治疗，缓病缓除，自登寿域。

方药三：和中茵陈汤（《医醇賸义》）

茵陈 24 克　苍术、白术各 15 克　厚朴 12 克　砂仁 9 克

陈皮 6 克　木香 9 克　栀子 12 克　赤茯苓 20 克　车前子 24 克

草薢 10 克　当归、生谷芽、熟谷芽、生薏苡仁、熟薏苡仁各 15 克

[服法] 水煎服。

[按语] "黄"与"热"相关，如《灵枢·五色》篇云："黄赤为热"，《素问·痿论》云："脾热者色黄"，《金匮·黄疸病》篇云："脾色必黄，瘀热以行"。在临床望诊中见到"黄"色，亦往往归属于"阳证""热证"。然"黄"与"热"虽有一定联系，其临床指导意义无可非议，但是在某些病症中见到"黄"色，必须结合具体情况加以辨别，不能贸然地单凭"黄"就视为"热证"。黄疸病由于胆汁不循常道而侵入血分，外溢体表，患者大便反呈灰白，目、皮肤、舌苔、小便均呈黄色。

一般临床多从"湿热"论治。黄疸病患者虽目、身皆黄，其发黄只是属于标症。多数黄疸病者临床表现为倦怠，乏力，纳呆，泛恶，口不渴，脉濡或沉细，伴发热者亦不多。其发病机制与湿的关系密切，属于寒湿者临床并不少见。对此等病症，用温燥祛湿之剂，收效较快。抓住神倦，体软，口不渴，脉濡或沉细等寒湿之症即可应用温燥祛湿法。若拘泥于一般辨证时认为"黄为热象""黄疸属湿热"说，专事清热，忌用温燥之品，则往往贻误病机，每致迁延不愈。

费伯雄《医醇賸义》和中茵陈汤为主。常选用苍术、白术、厚朴燥湿健脾，砂仁、陈皮、木香、谷芽理气和中，茵陈、赤茯苓、车前子、草薢、薏苡

仁利水渗湿，栀子清热解毒，当归入肝和血。寒湿征象明显者则加附子温散寒湿，效更显著；大便秘结者，可加大黄通便。该方功能燥湿利湿，调畅气机，一般服用 10 剂左右黄疸即可消退。必须指出，应用该方后，患者往往由不喜饮水转为多饮水，这并非坏事，亦不必虑其伤阴，因为患者饮水量增多，尿量亦可随之增加，则有利于黄疸的消退。

一七　肝硬化腹水（效方四则）

肝硬化腹水的主要病机在于肝脾癥积内结，血瘀络瘀，水液不能下注膀胱，而致腹大脐凸，属"血不利而为水"。

肝脾症结，由于肝失疏泄条达而脏腑气机不利，气不仅为血之帅，凡饮食之精微"转化之糟粕均非气不能输布，非气不能排泄"。因此，治疗肝腹水症，化瘀是利水的关键，而行气又是化瘀的关键，但行气必须上、中、下三焦同时着手，因为病理的影响已不局限于肝脾了，补气也是重要的环节，因为鼓动无力，则行气不能，而化水无功，何况正气不支，纵然水去，必有隐患，不可不防。

方药一：治腹水方（关幼波方）

黄芪 20 克	当归 20 克	白术 24 克	茯苓 15 克	白芍 24 克
木瓜 10 克	杏仁 10 克	橘红 10 克	赤芍 15 克	泽兰 10 克
丹参 10 克	藕节 30 克	香附 10 克	大腹皮 10 克	茵陈 20 克
车前子 20 克	生姜 10 片			

[服法] 水煎服，每日 1 剂，分 2 次服。

[按语] 湿热毒邪侵害肝胆，殃及脾胃，病情长期迁延，肝脾相互克侮，顽痰死血胶凝肝脉，血水不循常道，溢出脉外，形成肝硬化腹水，中医称之为"臌胀"，治之非易。

此病本虚标实，岌岌可危。其治在中焦，应从长计议，以扶正调理为主，祛水攻邪为辅，单纯攻伐，有失整体治疗精神，为医家所忌。

方中黄芪、当归为君，补气养血以扶病人虚衰之体；白术、白芍、木瓜、杏仁、橘红、生姜调和肝胃，以运三焦之枢；杏仁、橘红、赤芍、泽兰、丹参、藕节、香附、大腹皮理气化痰，活血祛瘀，以绝腹水之源；茯苓、茵陈、车前子平淡利水，以治腹水之标，立意在于"疏其血气，令其条达，而致和平"。

权变之法，湿热仍炽者，减黄芪之甘温，易茵陈为君，增入消利解毒之品，俟湿热退后再扶其正，经治疗，腹水顺利消退后，如因患病日久，损及下焦肾经者，则取中下焦之法，滋补肝肾、健脾和胃、调理气血，以巩固疗效。对白蛋白与球蛋白比例倒置者，治疗后期选用阿胶、鹿角胶、龟甲胶及河车大造丸等血肉有情之品补益之。

本方收效虽缓而疗效巩固，足资参考。

方药二：下瘀血汤加味（姜春华方）

大黄9克　　桃仁9克　　土鳖虫9克　　丹参15克　　赤芍15克
穿山甲（代）30克　　五灵脂10克　　当归20克

[服法] 水煎服，每日1剂，分2次服。

[按语] 根据姜春华先生的经验，本方经常服用可以改变肝质地，本病在发展过程中可出现以下几种证候。

①湿热内蕴或湿热留滞，症见黄疸、胸闷、纳呆、口干、口苦、小便短赤，化验检查主要表现为转氨酶升高，治疗可以在本方基础上选用下列药物：茵陈、栀子、大黄、黄柏、龙胆、蒲公英、大叶金钱草、大青叶、垂盆草、连翘、朱砂根、小金钱草、全瓜蒌、牡丹皮，诸药均有不同程度的降低转氨酶作用。以垂盆草降酶作用最强，五味子研粉，效果亦好，但均有反跳。虎杖用于湿重，龙胆用于热重，其顽固持续不降者可用下瘀血汤。

②脾虚气滞，症见纳少，腹胀便溏，面黄肢软。治疗药物可用党参、白术、黄芪、砂仁、陈皮、枳壳、藿香、紫苏、茯苓等。

③气虚，症见疲乏无力，四肢倦怠，声音低怯，面目虚浮，舌胖有齿印，动则气促。治疗药物可用黄芪、党参、人参、白术、茯苓、黄精、黑大豆等。

④肝气郁滞，症见胁痛隐隐，似撑似窜，胸闷腹胀治疗药物可选用枳壳、柴胡、延胡索、郁金、梅花、娑罗子、青皮、陈皮、紫苏、广木香等。

⑤肝络血瘀，症见胸胁刺痛、胀痛，药物可用生大黄、土鳖虫、桃仁、延胡索、五灵脂、赤芍、红花、九香虫、乳香等。

⑥肝经郁热，症见胁痛、舌红、目赤、尿黄、口干。治疗药物可用栀子、牡丹皮、连翘、龙胆、柴胡、延胡索、麦冬、白茅根、天花粉等，可供参考。

方药三：腐泔猪胆方（李克绍方）

鲜苦猪胆1个　　　　　豆腐浆一大碗

[服法] 将豆腐浆加热后，搅入猪胆汁饮之。如无鲜猪胆，用干者置温水中泡开亦可用。

[按语] 克绍先生是山东中医学院老一代教授，和笔者有莫逆之交，他认为肝硬化出现腹水，这是本虚而标实。本虚只能缓图，标实则必需急治，所以消水是当务之急。消水之法，淡渗已不起作用，攻劫之品又有虚虚之弊，故李先生治腹水喜用药性和平之上方，效果甚好。豆腐浆即腐泔，系指豆汁用卤水点过成脑之后，在筐中轧榨时所滤下的水。《本草纲目》称其能"通便下痰，通癃闭"。腐泔除卤水点者外，亦有用石膏点者。《药性考》称其俱能清热，但李先生用时，必告病家取用卤水点者，这是因为卤碱《神农本草经》称其能"下蛊毒"，《名医别录》认为能"去五脏留热结气，心下坚"之故。

胆汁本生于肝，对肝当有亲和之力，加之腐泔兼有卤性者，有行宿水之功，而无攻劫之弊。但腹水消退后还必须治本善后，治本必须养肝，兼以活血化瘀。李先生还习惯用药养肝不用峻补，而用酸温之品，如乌梅、木瓜等；疏肝不用柴胡而用生麦芽，因为生麦芽具有生发之气，且有消积化坚的作用；化瘀不用丹参、红花而用生山楂，因为山楂味酸养肝，化瘀而不峻。上述养肝、疏肝、化瘀之中，还必须佐以和胃，盖因肝病累及土故也。以白扁豆、玉竹和胃而不用苍术、白术理脾者，以肝喜柔而畏劫故也，经验可贵。

方药四：达郁宽中汤（何廉臣方）

| 沉香10克 | 当归15克 | 白芍30克 | 柴胡15克 | 香橼皮10克 |
| 晚蚕沙9克 | 鸡内金9克 | 白茅根6克 | 鲜葱6克 | 厚朴6克 |

[**服法**] 水煎服，每日1剂，分2次服。

[**按语**] 时贤章真如先生运用此方时，还每加大腹皮、白术，曾用本方治一农民患血吸虫病肝硬化腹水，发病1个月，3剂药后腹水消尽；又治一中学教师，患肝炎后肝硬化腹水，在某处治疗3个月无效，用此方加减，约治疗2个月余，腹水消退，未见再发。章氏体会：发病时间越短，正气未衰，治疗效果越好。反之，拖延时间越长，正气已衰，疗效则较差。

臌胀患者，最感痛苦的是腹中胀满，小便难下，有的腹部绷急，青筋怒张，主要矛盾无非是水和气的关系，气行则水行，气滞则水停，肝气郁滞，三焦气化失司，必然化为水，水液泛滥，若使肝气舒调，气机枢转，必然水化为气，气行则水行，这个原则，可以指导本病的处方立法。

肝硬化患者，因病情缠绵，在整个病程中，可以有肝炎活动及重复感染，患者体质亦因病久而有改变，在治疗中除用活血化瘀以治病外，亦当结合临床体征症状，针对具体情况加以处理，因为这可以改善患者体质和症状。如果不予处理，在一定条件下也可转而加剧疾病本质的恶化。其中较为关键的是要照顾脾胃运化。

肝硬化的形成，由于迁延日久，渐积而来，与脾胃怯弱有很大关系。丹溪云："脾胃怯弱，气血两虚，四时有感，皆能成积。"脾胃为后天之本，职司运化，脾胃怯弱则健运受碍，清阳不升则水谷之精微不能转输布奉养气血脏腑，瘀邪易于郁结，浊阴不降则水湿不能转输以排泄于体外，积聚腹中。清浊相混，隧道壅塞，加上肝有郁血，于是水浊血瘀遏阻泛溢，由积而成臌胀，因此肝硬化的预后，要看脾胃之气的恢复程度，如脾运健则化生气血津液，正气得充，有利于抗病，如脾胃衰败，则土崩水决而不可收拾。若能注意益气健脾，俾后天资生有源，中气斡旋得复，顽疾总有转机。

一八 腹痛（效方三则）

腹痛不是一种病，但临床多见。事实上许多腹痛（大多是慢性和短时间发作的），很难详细分清是什么病。根据笔者的经验，本病的轻浅、短时发作，偶然发作或是一般型的，皆可依寒、热、虚、实及在脏、在血、在气、在腑之辨，不必要像其他病一样，必须查出是现代医学中的什么病。急腹症，要极其慎重，主要以病因、部位、疼痛性质为根据。还有一些疾病，如急性胃肠炎、慢性胃肠炎、小肠炎、结肠炎，虽也有腹痛，但主要表现是腹泻，应列入泄泻篇中叙述。

腹痛之治，虽伏因所主确异，但总宗通法。《医学真传》谓："夫通则不痛，理也。但通之之法，各有不同，调气以和血，调血以和气，通也；下逆者使之上行，中结者使之旁达，亦通也；虚者助之使通，寒者温之使通，无外通之之法也，若必以下泄为通，则妄矣。"上说言明，可启思路。

方药一：温运中宫汤（沈仲圭方）

台党参 12 克	干姜 4.5 克	炙甘草 4.5 克	广木香 6 克
炒砂仁 6 克	法半夏 9 克	陈皮 9 克	茯苓 9 克
台乌药 15 克			

[**服法**] 水煎服，每日 2 次，早晚服。

[**按语**]《诸病源候论》说："久腹痛者，脏腑虚而有寒，客于腹内，连滞不歇，发作有时。"脾阳不振，寒湿留滞，不能温养，发为脐以下痛，这是说虚寒性腹痛。这种腹痛，或正气不足，或遇寒、饥则甚，治宜温中缓急为主。沈氏此方，以党参、干姜、甘草温中散寒，以砂仁、半夏、陈皮、乌药理气疏

散，辛温、甘温以止痛。还套有二陈之意，和中止呕，也寓有理中之意，意在温中。凡正气不足，腹痛绵绵，有的可能是溃疡病，有的可能是结肠病，以腹痛为主而偏于虚寒者，本方可服。如果偏于太阴，大便溏薄，可加附子、白术各 10 克以温补脾肾；偏于食滞，有嗳腐者，加槟榔 10 克，鸡内金 20 克，山楂 9 克。本方配伍平稳，只要辨明属虚属寒，便可投之，不会有碍。1988 年春节前后，同事眭某，其母在太原东山煤矿居住，述患腹痛，同道云："就爱用手揉着"，遂疏本方，嘱服 3 剂，服后来告其母病消，本方温中而兼疏散，不过辛温，可谓平稳妥帖也。

方药二：温通理气汤（丁甘仁方）

姜半夏 9 克	陈皮 4.5 克	茯苓 9 克	紫苏梗 9 克
佩兰 9 克	香橼皮 4.5 克	砂仁 4.5 克	肉桂 4.5 克
乌药 6 克	川楝子 9 克（焙）	白芍 15 克	瓦楞子 12 克（煅）
橘叶 6 克			

[服法] 水煎服，每日 2 次，早晚服。

[按语] 丁氏制方，多具面面兼顾而又绝无虚泛的特点，山西医学院第二附属医院，著名百岁中医顾兆农先生，非常推崇本方。顾氏在临床中，有时门诊治虚寒，有时会诊治杂病，如再生障碍性贫血、慢性骨髓炎、结肠癌术后等病，凡腹痛绵绵，情志不舒，木失条达，气血不和者，无论何病，皆制本方，遍施多效。

方以二陈合紫苏、佩兰、川楝子、橘叶、香橼之属疏散气机，尤其是香橼皮，宽中利膈，和中止痛，疗效颇著。并能醒脾畅肺，兼能去湿化痰；乌药、肉桂、砂仁，辛甘温中，健运缓痛，配上白芍，并可酌加其量，共奏温运中宫，理气散滞，疏调止痛之效。如遇到寒邪内阻，腹痛急暴，得温则减者，可加高良姜 9 克，香附 9 克，即良附丸，此方亦不可轻视。笔者早年在云南时，见一江西游医，其以高良姜、香附比例或彼量大此量少，或此量大彼量少，来

81

回变换以治寒凝腹痛、胃痛，多获奇验，后曾问教于山东中医学院李克绍老师，李氏亦有此方的运用经验，灵活进退，凡遇斯疾，斯方可用。

方药三：加味五磨饮（谢海洲方）

炒枳实 12 克	台乌药 15 克	槟榔 12 克	木香 9 克
沉香 4.5 克	百合 30 克	丹参 20 克	白芍 20 克
甘草 15 克	薤白 9 克	党参 20 克	

[服法] 水煎服，每日分 3 次服。

[按语]《医便》有五磨饮子，槟榔破滞。沉香降气，乌药调肝，人参扶正，寓补于攻。百合能补中温元，适于中焦，百合配芍母汤，三味药能止疝气发作后，下腹疼痛，况其柔润，与薤白辛温相配，通阳散结有制，往往有效。腹痛偏于气滞，攻窜不定，得嗳气或矢气后，痛可减轻者，可用本方。方集疏破之伍，量宜掌握，攻补兼施，不为太过。偏于实者，可酌加辛散药量；偏于虚者，可酌加扶正药量。症如痛有定处可从瘀治，加生蒲黄 10 克、没药 12克；如果是术后疼痛，此方可加泽兰 6 克，三七 6 克。笔者幼年读本草，见薤白能"散结气"，以后临床中，凡腹、胸痛闷不舒，多用之，其蒜味浓重，已亦喜好，临床体会，配用百合，能缓其性烈，疏调肝脾，和气缓痛，可泛用之。

另，临床上有一种慢性腹痛，消化功能低下者，或服辛香燥烈太多，或服柴胡疏肝不应，多嗳气呃逆，症不见偏寒偏热，曾用《医学入门》之匀气丸（草豆蔻、陈皮、沉香、益智、党参、檀香、大腹子）取效，其方平稳，亦是调气理气之良剂，所用大腹子，就是槟榔，煎水冲送余药，可供参考。

一九　腹泻（效方五则）

腹泻，亦即泄泻，中西医相近、相似认识颇多。主要病变在脾胃、大小肠，病因虽多，但关键在脾胃功能障碍。故《沈氏尊生书》谓："泄泻，脾病也。"

方药一：醉乡玉屑方（《徐氏医统》方）

苍术15克　川厚朴10克　陈皮15克　甘草6克　鸡内金20克
泽泻10克　车前子24克　砂仁12克　丁香6克

[服法] 水煎服，每日1剂，每剂服2次。

[按语] "湿气胜，五泻成（濡泄、泻泄、溏泄、鹜泄、滑泄）。胃苓散，厥功宏"。这是《医学三字经》中的二句，很有意义。本方用平胃散之苍术、陈皮、厚朴、甘草以燥湿壮脾（平胃散加五苓散即为胃苓散）；以泽泻、车前子利水渗湿；砂仁温胃调气，全方利水消食，适于治偏于湿泻者。胃中积湿不化，挟糟粕并趋大肠间，症见少腹隐痛，或作水声，泻下稀薄，或如鸭溏，尿短少不黄。兼见泻下多水，本方加干姜6克，如果泻下稀而有痰沫，是湿痰为患，加茯苓20克，半夏10克。泻下水多，虽是湿症，但津液已失，不能再多淡渗，绝非率以"治湿不利小便，非其治也"皆可图之，尤在老年或有素疾者，腹泻的结果，必然是水电解质失去平衡，很容易造成衰竭，此点，尤应注意。

方药二：疏邪化浊法（丁甘仁方）

大豆黄卷15克　生薏苡仁15克　白扁豆衣6克　栀子6克

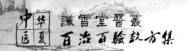

| 神曲 15 克 | 茯苓 15 克 | 佩兰叶 9 克 | 枳壳 6 克 |
| 桔梗 6 克 | 车前子（研炒另服）10 克 | | 荷叶 1 张 |

[服法] 水煎服，每日 1 剂，每剂 2 次服。

[按语] 本方系治邪湿交阻之方，方以佩兰、荷叶芳香化浊；以白扁豆、神曲健脾化积；以茯苓、生薏苡仁、车前子利水行湿；大豆黄卷疏邪，栀子除积热，腹泻由于邪直入肠胃而作，症见泻下清冷，苔薄腻，可用本方。如苔白，腹痛，加服藿香正气丸 10 克，有人谓暴泻属实，久泄属虚，笔者以为，此语不确，不过是个居于多数、少数而已，改为"暴泻多实，久泻多虚"为妥。《苏沈良方》载，宋代文人欧阳修，患泻不止，遍请国手，多方医治无效。后其夫人听说，市集上有人卖腹泻药，三文钱 1 剂，服过此药的人，都说效果很好，心想何不买剂试试。欧阳修说，咱们这些人，体质和劳作者不同，他们敢服的药，咱们可不敢轻试。可其夫人看其泻下甚而药俱无效，悄悄购回 1 剂，扰在其他医师开的药中，给欧阳修服下，只服了这一剂药，腹泻痊愈，治好之后，夫人向欧阳修说明，欧阳修亦很佩服，遂把卖药人叫来，答应用重金购方，卖药人最初不肯，经百般说服，才说明此方只是车前子一味，碾成细末，每服 6 克，用法是扰在粥中，服下。车前子确有利水、止泻之功，明代赵学敏之分水丹，即将车前子、白术相配。明末罗国纲，又在方中加萆薢一味，俱为治水泻之效方。欧阳修之病，还说明久泄者，不能轻断为虚，骤率漫补，无益病也。

方药三：加减理中汤（岳美中方）

| 党参 15 克 | 白术 12 克 | 生姜 9 克 | 炮干姜 6 克 |
| 吴茱萸 6 克 | 细辛 1.5 克 | | |

[服法] 水煎服，每日 1 剂，每剂分 2 次服。

[按语] 本方治肾泻、久泻，症见腹痛绵绵，喜温喜按，泻下稀薄，脉濡，苔腻者，偏于虚象，如肠中挟有湿热，肛门灼热者宜。笔者用此方合煎香连丸12克，治愈过数例男性青年患者，可供参考。如果泻下是软稀便，不成形，或食后即欲大便，本方加补中益气丸12克同煎；如果兼见伤食，宜加神曲、山楂各10克。

方药四：益火扶土方（丁甘仁方）

白术12克	木香6克	茯苓12克	甘草6克
陈皮9克	谷芽10克	益智9克	姜炭3克
诃子皮3克	佩兰叶6克	御米壳3克	补骨脂15克

[服法] 大便溏泻，饮食减少，乏倦，没有别的潜伏的严重疾病，或者每天天明以前便按时腹泻，症系肾阳不足，脾土不健，应当脾肾两助。这种病，往往是慢性结肠炎，以白术、姜炭、甘草、谷芽、米壳理中焦以扶土；以益智、补骨脂以益肾中火，二者相配，确具效验。《世医得效方》记载：凡腹胀忽泻，益智60克，水煎即效。《本草纲目》记载：魏刺史之子，患久泻，遍请名医，治之不效，病情日危一日。李时珍诊之，以骨碎补研成细末，另用猪腰子一个劈开，把药末纳入其中，放火中煨热，令病人吃下，腹泻很快获愈。如果病情严重，可以本方配四神丸10克共煎，作一日量服。

另，临床上有一种病，叫过敏性肠炎，多由于精神因素而腹泻加重，此为肝旺脾弱，治宜抑木扶土，用痛泻要方加味，白芍、防风、陈皮、白术、枳壳、茯苓、香附、沉香曲、佛手之属。肝主筋，腹之病，在变动为握。"握"，即痉挛，故凡腹泻而腹痛，多宜平肝，若见肝郁，更应运用此法了。笔者曾治丁姓女教员，患过敏性结肠炎，7年有余，在云南昆明、贵州贵阳等地遍治，时少效，时不效，经常腹阵痛，痛则作泻，不断地服用西药、中药，唯觉气功有效，诊前因贪食螃蟹过多，后因子女学习不佳而气恼，腹泻增重。即以本方，配合人参败毒散（柴胡、甘草、桔梗、人参、川芎、茯苓、枳壳、延胡索、羌活、独活）化裁20剂而获大效。症见脉弦或痉挛性腹痛，无论新病久

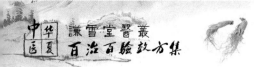

病，也无论泻在白天或在五更，皆可用痛泻要方。

有人治久泻，惯从肝肺入手，如时贤任继学先生，多从和安散治之，药如前胡、桔梗、川芎、木香、青皮、柴胡、当归、甘草、茯苓之属，还有时增莲肉一味以加强渗湿止泻之力，如不效，再加用乳汁浸过 3 日的荜茇，收效显著，亦供参考。

方药五：四煨汤（陈苏生方）

| 煨葛根 12 克 | 煨防风 15 克 | 煨肉果 10 克 | 煨木香 9 克 |

［服法］水煎服。

［按语］慢性腹泻之发病原因众多。在《黄帝内经》中至少有五说："湿胜则濡泻"指湿；"春伤于风，夏生飧食"指风；"因而饱食，筋脉横解肠澼"指伤食；"暴注下迫，皆属于热"指热；"澄澈清冷，皆属于寒"指寒。后世朱丹溪又有痰因说，"脾主运化"而重在脾，即所谓"泄泻之本，无不由脾胃"。然慢性泄泻还与肝肾有关，即所谓"肝郁乘脾"及"命门火衰"。肝郁乘脾的病人时常有胸胁痞闷、嗳气少食等症状，并与情志变化关系比较密切。命门火衰是由太阴伤及少阴，泄泻常在清晨之前，阴气极盛，阳气未复之时，有时还可伴有腹痛，俗称五更泻。临床所见慢性腹泻，往往兼而有之。

本方的创制人陈苏生先生，积数十年治疗慢性泄泻经验，其四煨汤，经济实用，有良好疗效。四煨汤葛根入阳明升发脾胃清阳之气，即升清降浊；防风辛以散肝、香以舒脾、风以胜湿；木香行气导滞，平肝和脾，乃"郁者伸之"之意；肉果温中行气，暖胃固肠，即"寒者温之"之谓也。临床应用时，若见偏于脾虚者，可合参苓白术散加减；偏于肾阳虚衰者，可合四神丸加减；偏于肝郁乘脾者加郁金、石菖蒲、白芍、甘草，柔肝解郁；寒重者加附子、吴茱萸；热重者加黄连；湿重者加苍术、厚朴；腹痛加左金丸；泄泻严重还可适当加石榴皮、诃子等固涩药。总之，还当根据每个病人的寒热虚实等具体情况辨证论治之，方能取得满意的疗效。

二十 便秘（效方八则）

便秘之"秘"，有"闭"的意思，就是大便秘结不通，或排便时间长而艰涩不畅。古谓便秘分五型：风秘、湿秘、气秘、寒秘、热秘。一般的病人，都由燥热内结，津液不足，情志失和，气机郁滞，以及劳倦，产后气血不足，年老血虚等因素造成。

本病属肠道病变，治由病机不同而异，有些其他疾病兼见便秘者，不在此节讨论之列。

方药一：养阴清热润燥汤（顾靖远方）

生地黄、熟地黄各 12 克　　天冬 9 克　　麦冬 9 克　　肉苁蓉 15 克
黑芝麻 20 克　　　　　　　　牛乳 1 杯　梨汁 1 杯

[服法] 诸药水煎，牛乳、梨汁兑入药液，每日分 3 次，饭前服。

[按语] 方以二冬、芝麻滋肝肾之阴，以润大肠之燥；牛乳补血润肠，肉苁蓉温肾润肠，梨汁清火润肠。全方系滋养阴血，清散虚火，利上通下，润肠通便之法，凡便秘有由虚热者，或温病愈后余热尚存，或产后虚热内生，或中风后便秘不通，或肺结核并发便秘，皆可用本方。症见偏于阳而化燥，津伤而胃有积热，口干、口苦、苔黄，可予本方同煎麻子仁丸 10 克，取其大黄、麻仁泻热，杏仁降气，枳实、厚朴行气之效。

方药二：导腑通幽汤（丁甘仁方）

当归 15 克　　麻仁 9 克　　　郁李仁 9 克　　瓜蒌子 12 克

| 制大黄6克 | 黑芝麻9克 | 松子仁10克 | 冬瓜子9克 |
| 炒枳壳9克 | 桃仁、杏仁各9克 | 焦谷芽10克 | |

[服法] 水煎服，每日1剂，分2次服。

[按语] 方尊五仁汤意，润肠导秘；又以当归养血，大黄化滞，枳壳行气，谷芽安胃，方虽润而又滋血，虽通而又行气，虽下而又和中；对于津液枯涸，传导失职，阴虚血燥而水亏火盛，年老便秘者尤适。

方药三：木香槟榔丸（张子和方）

本方为中成药。

[服法] 每日3次，每次6克。

[按语] 本方能行气导滞，泄热通便，适合于升降不正常的"气秘"。

气秘的特点是病人常嗳气，升降失司，治以降气为主，但宜适可而止，不要过服，误伤正气。笔者主张，宁以缓剂，或酌加通利的药缓缓取效，不宜通利破峻，以图一时之快。

方药四：润肠煎（《揣摩有得集》方）

| 生黄芪30克 | 当归15克 | 火麻仁15克 | 肉苁蓉10克 |
| 郁李仁9克 | 胡桃（带皮打碎）3枚 | | |

[服法] 水煎服，每日1剂，分2次服。

[按语] 本方亦取养血润燥，大便干，津液不能相润，老年性便秘，可服。

方药五：加味温下汤（赵海仙方）

新会陈皮 9 克　　甘草 6 克　　附子 6 克　　蜂蜜 30 克　　半硫丸 9 克

[服法] 水煎服，每日 1 剂，晚饭后 1 次服完。

[按语] 大便难，四肢欠温，腹冷痛，症偏于阳气虚衰者，或寒由内生，或肠道传送无力，但见阴寒内盛者，可用此方。笔者用本方治过 3 例便秘患者，一例是山西介休县某局干部，肺癌术后；第二例是 67 岁老妪，长年便秘；第三例系经贸部门一职工，自国外归来，2 年余，大便不畅，气虚与阳虚、血虚并见，本方化裁加味，三案皆有其效，尤以肺癌术后者，病情缓解，更为理想。

昔贤谢映庐先生有云："治大便不通，仅用大黄、巴霜之药，奚难之有？但攻法颇多，古人有通气之法，有逐血之法，有疏风润燥之法，有流行肺气之法，气虚多汗，则有补中益气之法，阴气凝结，则有开冰开冻之法，且有导法、熨法，无往而非通也，岂仅大黄、巴霜哉。"很有参考意义。

方药六：五仁汤（《世医得效》方）

桃仁 10 克　　　　杏仁（炒去皮尖）9 克　　　柏子仁 9 克
松子仁 6 克　　　　郁李仁 6 克　　　　　　　陈皮 9 克

[服法] 水煎服，每日 1 剂。

[按语] 便秘虽属大肠传导功能失常，但与脾胃及肾脏的关系至为密切，其发病原因，有燥热内结、津液不足；精神影响、气机郁滞及劳倦内伤，身体衰弱、气血不足等。但就老年便秘而言，以阴虚血少肠燥最为多见，其大便努挣难下，尚见面色唇爪淡白无华、腰膝软弱、时觉头眩心悸等阴血亏损之象，舌淡白而嫩、脉多细涩。治当滋阴养血以润肠。

本汤即五仁丸，还有一方是去陈皮之香燥，松子仁之滋腻，桃仁之通下，而易以瓜蒌子、麻仁，并改丸为汤。瓜蒌子、麻仁皆为润汤滋通便之专药，用之则润下力增大，取效亦较捷。两方意又类同，不过汤丸药量轻重，各有所宜而已。

本方纯用仁类作为丸剂，润肠以通大便，常用于津枯肠燥的便秘。五仁皆有油质，取其润肠燥、通大便而不伤津液，佐以陈皮理气，炼蜜为丸，取蜜之滑，更能助其润下之功。

津枯肠燥，老年便秘，或产后血虚的便秘，一般不用峻药攻逐，恐重伤津液；如用攻下，即使暂通，亦每每复秘，甚至变生诸证。本方对于由津液不足所致的便秘，颇为适合。惟方中桃仁能祛瘀通经，郁李仁通便作用较强，孕妇便秘宜慎用。

老人便秘，一般可用本方。阴液不足者，或用增液汤补血润肠，但年老之人，毕竟肝肾不足，精血已亏，笔者于此证，每加生何首乌、肉苁蓉二味，疗效亦好。

兼患血压高者，上盛下虚之证，治宜清肝通便，于降压药中加川牛膝、决明子，或用雪羹汤与本方共煎，效果也佳。

方药七：增水行舟法（刘惠民方）

肉苁蓉 15 克	熟地黄 12 克	当归 9 克	郁李仁 9 克
黑芝麻(炒) 9 克	胡桃仁(炒，去脂皮) 6 克		炒枳壳 4.5 克
玉竹 9 克	知母 6 克	砂仁（捣）3 克	

[服法] 诸药加水约 200 毫升，浸泡半小时，以文火煎取 100 毫升。药渣再加水约 150 毫升，煎取 100 毫升，两煎混合，分 2 次于午、晚饭前温服。忌辛辣食物。

[按语] 患者一般服用 10 余剂后，如大便通畅，可按原方数倍量，制成 9 克重蜜丸，每服 1 丸，日二三次，温开水送服，以巩固疗效。服五六剂后，大

便仍干结不通，或虚挣不下，可于原方加大黄 4.5～6 克，玄明粉 3～6 克（烊化），以增通下之力，但应以知为度，不可久服。若患者形体羸弱或年高气虚，排便无力，可加炙黄芪 18～24 克，生何首乌 12～18 克，当归加至 15 克。枳壳宽中下气，若病人气虚甚者不可用。如兼寐少心烦，可加炒枣仁（捣）24 克，炒柏子仁 12～18 克，焦栀子 9 克，芦荟 1～1.5 克（后入），以养神除烦，润燥通便。由于本方具有滋肾温阳、益气养血、润肠通便之功，故老年便秘者用之颇宜。

时贤张大宁先生的经验，经常以当归、肉苁蓉二药各 20 克沏煎代茶饮，虽然疗效不及煎服，但使用方便，适于久服。当归辛甘苦而温，辛散苦降，甘润温通，有血中气药之称，补血而润肠，《圣济总录》曾以当归为主，配药为末而治血虚大便不通，若以生归尾入药，则润肠之力更佳。肉苁蓉甘咸而温，本草学常划入补阳之品，不知该药于补肾助阳之外，尚有养血润燥之功，《汤液本草》称之为"肾经血分药也"；《本草经疏》专以"治老人便燥闭结"。尤应指出的是，本品补阳气而不燥，养阴血而不腻，古人名以苁蓉，即取其"从容不迫"之意，故老人用之尤为相宜，可资参考。

另，刘渡舟先生治老年便秘之"寒秘"者，一般分为虚实两类。寒实之便秘，为大家所熟悉，症以脉弦紧有力，腹痛胀满，喜爱热饮，畏恶风寒为特点。取方可用干姜、附子、肉桂、厚朴、甘草、大黄。虚寒的便秘，其脉多沉弦无力，神气不足，畏寒喜热，一般不见腹中疼痛。治用内服半硫丸；外用握药法：以巴豆仁、干姜、高良姜、韭菜子、硫黄、甘遂、白槟榔各 1.5 克，研极细末和匀，用米汤调分成二丸，先以花椒汤洗双手，然后用麻油涂手心握药，俟大便下，则以冷水洗手去药，也历历有验，足堪重视之。

方药八：决明子汤（邹孟城方）

决明子 30 克

[服法] 水煎服。加水一大碗，煮成浓汁约大半饭碗，吹冷与饮。

[按语] 便秘不通原因甚多，治法也因之而异。如热秘用麻子仁丸，气秘宜六磨汤，气虚须黄芪汤，血虚则润肠丸，阳虚投济川煎等。其中肝火内郁而致大便不通者，古方有更衣丸，以芦荟、朱砂为剂，药性较峻，易伤脾胃，且朱砂内藏汞质，久服非宜。而决明子味甘性微寒，炒焦后甘香悦脾，具清肝明目、解暑通便之效，可久服无虞，允为便秘不通之良剂。还能清肝热、降血压、化脂质、消肥胖，则开通地道仅为其诸般功效之一端而已。且决明子于通便诸药中，性味平和，无明显不良反应，虚者、老人及稚童皆可服用，亦不仅限于肝热便秘。决明子治便秘乃今人之发明，集中药大成之《本草纲目》亦不载决明子具有通便功能。决明子善通便秘之报道余首先于《本草推陈》："慢性便秘及卒中后顽固便秘：用决明子一斤炒香研细末，水泛为丸，每日三回，每回一钱，连服三五天，大便自然通顺，且排出成形粪便而不泄泻。此后继续每日服少量，维持经常便通，并能促进食欲，恢复健康。"用上述方法治疗便秘效果确切，服法亦甚科学，以丸剂缓治更能润肠而不伤正气，但制用不易。故恒常服用可以适量决明子泡茶饮服，每次 10 克左右，可视大便通畅程度而增损其用量，以适应本身之情况为宜。

邹孟城先生曾治一晚期腹腔癌患者，大便不通数日，忽觉腹中急迫难忍，但登圊又不能排便，不得已于居室内转展踯躅，直至夜深仍不得通。急电告邹，患者自知肠道多为肿瘤侵蚀损坏，恐用力不当致成意外，故不敢过分努责，要求授予速通大便之方。邹踌躇再三，回电嘱其家属急购炒决明子 60 克。此时已近子夜，其妻幸得药店值班人之帮助将药购回。嘱先以 30 克加水一大碗，煮成浓汁约大半饭碗，吹冷与饮，服后腹中微微躁动鸣响，便仍不下，腹胀如故。1 小时后再次来电求助，邹嘱将剩余之 30 克和入首次药渣中，加水再煎再服，服后半小时许，竟得畅解坚硬栗子类数十枚。腹笥宽转，痛苦尽失。患者于半年后病故，但自服用决明子以后未再便秘。由此可知决明子之通便也，小病可医，大病亦可治；壮盛者可施，虚衰者亦可投。其性缓而不伤正气，其效速而不致泻痢，诚为医门之上品，通便之良剂也。

二一 便血（效方三则）

便血，旧说分远近，其实不大可靠。有些疾病，如肠伤寒、血小板减少症、门静脉栓塞等，也出现大便下血，因其不属胃肠疾病，不在讨论之列，但临床应有所警惕。还有一些便血，如各种痢疾或痔，也另外讨论。便血有肠风、脏毒之分，血色清新，血量不多，或大便以前，鲜血先下者，为肠风。肠风不是风邪入于大肠，乃是脾气下陷，失统于血的一种症状；脏毒是大肠湿热蓄积，肠壁血管破裂，并有溃蚀，血液渗聚，便时用力，肠蠕动而推出，一般在大便以后，骤然而下。

证宜分辨，权其脾弱、湿热及虚寒之属，治以补益养血、清利湿热、温运中焦诸法。

方药一：治肠风方（《广笔记》方）

党参 12 克	生黄芪 12 克	当归 10 克	白芍 15 克
生地黄 10 克	麦冬 15 克	地榆 9 克	山茱萸 10 克
五味子 3 克	荆芥炭 3 克	柴胡 10 克	白芷 6 克
炙甘草 3 克			

[服法] 水煎服，每日 2 次。

[按语] 顾靖远说："此方补气养血，滋阴清热，酸敛并举，诸法俱备。"肠风即为脾气下降，治宜升散、温运、补益，本方配伍平稳，寒热无偏，对于大便下血，腹部隐痛，神乏舌淡者，颇宜。如兼见脉细、喜热饮，这是偏于脾胃虚寒了，可加白术 9 克，干姜 3 克；出血较多，加三七粉 6 克冲服，花蕊石 10 克入煎。

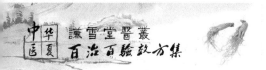

方药二：凉血止血汤（《评琴书屋医略》方）

金银花 10 克	槐花 10 克	地榆（炒黑）12 克	乌梅 3 枚
黄柏 6 克	生地黄 18 克	赤小豆 18 克	木贼草 3 克

[服法] 水煎服，每日 1 剂，每剂分 2 次服。

[按语] 便血，大便不畅，口苦，苔黄腻，为湿热伏于肠道，本方以金银花、槐花、地榆、川柏、生地黄，凉血分之热，配乌梅酸收涩肠，木贼草散风，若症偏于肠毒血热，可加黄芩、黄连各 6 克，牡丹皮 9 克；如症见贫血，体质不足，去木贼草，加生何首乌 30 克。

另，如症见饮食不和，噫气吞酸，大便有血，服止血药不效，可用川续断 12 克，与平胃散 15 克水煎顿服，《本草通元》谓："必效。"

《折肱漫录》载："乙酉岁六月，余避乱于小船，奔走冒暑，处暑后患痢，余年老，不敢服攻下药，用一般平稳方调治，凡七天，病愈。但痢虽愈而血未止，兼大便燥结为苦，又治半月，无效。后读《玉机微义》有'柿干，烧，米饮调服'一方，觅此服之，服不过数两，病即全愈，可称神方。柿干治血，其效如上，并治痢及肛门下坠、脱垂，上海名医张赞臣云：某年秋，余患赤白痢甚剧，诸方不效，病延四十余日，每登厕，肛门突出，直肠下坠 1～2 寸（3～7 厘米），乃用民间验方，柿干 1 个，去蒂，锅内烘热，加白蜡 1 块，约 3 克，烊化，煎至荷包蛋样，热食，每日 2 个，连服 10 天，痢止，肠脱亦收。"

如症见血色紫黯，少腹隐痛，喜热饮，为脾胃虚寒，中气不足，以黄土汤配白及、花蕊石、鹿角霜为好。

方药三：清魂散（《医学心悟》方）

荆芥 15 克　当归 18 克

[**服法**] 水煎服。

[**按语**] 盖便血症是下消化道出血的特殊症状，指大便带血，或全血便。如出血时间较长（超过 8 小时），也可呈黑便。一般来说，肛门及直肠、结肠、小肠的急性感染性疾病，血液与血管疾病，代谢与营养紊乱以及中毒性疾病，均能导致便血的发生。中医的"肠风""脏毒""结阴"三者均指便血。或先血后便，或先便后血，或单纯下血。《金匮要略》有远血、近血之分。《景岳全书》进一步阐明远血者，或在小肠，或在胃；近血者，或在大肠，或在肛门。《证治要诀》以血色清而鲜者为肠风，浊而黯者为脏毒。《圣济总录》谓阴气内结者为结阴，痔疾亦包括在内。

大凡便血，致病原因有二，一是脾虚不能统血，二是湿热下注伤损大肠阴络。脾气虚弱症见下血质稀色淡，淋沥不断，或便血紫黯，伴见面色不华、神疲懒言、眩晕耳鸣、腹痛隐隐、喜热畏寒，苔薄白质淡或有齿痕。属脾虚气弱，统摄失职，宜温中健脾法。方选黄土汤、归脾汤、补中益气汤等，药如太子参、白术、陈皮、黄芪、茯苓、伏龙肝、当归、甘草、山药、生薏苡仁等。忌用苦寒伤中之品，防雪上加霜。

湿热下注大便下血如溅，如质清色鲜、手足心热、咽干口燥者，属热迫大肠，伤及血络，宜凉血止血法。用槐花散、地榆散、知柏地黄汤等加减。药用生地榆、牡丹皮、生地黄、槐花、天冬、麦冬、玄参、北沙参、竹叶、金银花、山茱萸肉、生白芍、仙鹤草等；若血下污浊、质稠量多、大便不畅、小便热涩，多为大肠湿热。用清热利湿解毒法，常选地榆散加苍术、黄柏，兼用脏连丸，或用泽泻汤加蒲公英、贯众、土茯苓、连翘、大黄等。如便血日久，湿热未清，营阴已亏者，治当虚实兼顾，和营清热。

便血一证常见于多种疾病之中，临床上首先要辨证与辨病相结合，警惕恶性肿瘤所致，应去医院做检查治疗，以免贻误时机。

二二　　痢疾（效方三则）

痢疾，《景岳全书》说："痢疾一证，即《黄帝内经》之肠澼也，古今方书，因其闭滞不利，故又谓之滞下。其证则里急后重，或垢或血，或见五色，或多红紫，或痛或不痛，或呕或不呕，或为发热，或为恶寒。此证之阴阳虚实，最宜博审详察，庶不致于差失，若见有不确，则大致误人。方书之泄泻门诸法，本与此通，必互相参酌用之为善。痢疾之病，多病于夏秋之交，古法相传，皆谓炎暑大行，相火司令，酷热之毒蓄积为痢，今人所宗，皆此一说。夫痢因于暑而言其为热，岂不宜然，然炎热者，天之常令也，当热不热，必反为灾；因热贪凉者，人之常事也，过食生冷，所以致痢。多见人之慎疾者，虽经盛暑，不犯寒凉，则终无泻痢之患，岂其独不受热乎？此其病在寒邪，不在暑热，病在人事，不在天时，从可知矣。但胃强气实者，虽曰用水果之类，而阳气能胜，故不致疾。其次之者，虽未即病，而曰用日积，迫夫大火流西，新凉得气，则伏阴内动，乘机而起，故寒湿得以犯脾者，多在七八月之间，此阳消阴长之征，最易见也。"

又，痢疾古谓肠澼，因其滞塞不利，又称滞下，以腹痛、里急后重、下痢脓血是主证，夏秋多见。

治痢宜看其新、久，年龄老幼及体弱体强，辨分寒热、虚实，并应结合季节。夏以暑为主，挟湿者多；秋以燥为主，亦有挟湿。痢多食滞，勿忘消导。

方药一：秘传香连丸（《直指方附遗》方）

　　黄连150克　　木香45克　　白豆蔻45克　　乳香24克　　没药24克

[服法] 为末，面糊作丸，每丸重 6 克，以甘草煎汤送下，每日 2 次，每次 1 丸，或减量改汤剂服。

[按语] 黄连苦以胜湿，寒以胜热，木香行气醒脾，香连丸使湿化热清，气得以行，滞得以去；乳香、没药去滞荡积，恐寒凉有过，以豆蔻和中，作用奇巧。治痢疾，有人擅用温热，有人多用凉泻，或冒名为高古，或冠之以稳健，两者都各有其偏。痢疾不能治法过偏，太凉不得，太热不得，总以协中为宜。若在暑季患病，暑重者加香薷、藿香、佩兰各 10 克；湿重者合六一散 6 克；消化不好，配藿香正气丸 10 克合煎。如在秋季，或遇秋雨绵绵，加党参 10 克，半夏 6 克，厚朴 10 克；食欲不佳者，一律加莱菔子 9 克，山楂 12 克。

方药二：王太史治痢奇方（《顾氏医镜》载方）

黄连 9 克	白芍 24 克	桃仁 9 克	枳壳 9 克	木香 9 克
地榆 10 克	黄芩 6 克	当归 15 克	红花 3 克	青皮 6 克
山楂 10 克	槟榔 12 克	厚朴 10 克	甘草 6 克	

[服法] 水煎服，每日 1 剂，每剂分 2 次服完。

[按语] 刘河间说："调气则后重自除，行血则便脓自愈。"热痢清之，寒痢温之。初痢实则宜通之，久痢盛则宜补之。寒热交错，清温并用；虚实挟杂，通涩兼施。临床观察，就以寒热、虚实交错、挟杂者最多。本方清热和解，调气行血，破结消积，若久痢症甚加参、术各 10 克，发热者加柴胡 15 克，配方更周全，洵为治痢奇方，足堪使用。

另，程国彭曾谓："古人治痢，多用坠下之品，加槟榔、枳实、厚朴、大黄之属，所谓通因通用，法非不善矣，然而效者半，不效者半，其不效者，每至缠绵难愈。予因制治痢散，以治痢证初起之时，方用葛根为君，鼓舞胃气上行也；陈茶、苦参为臣，清湿热也；麦芽、山楂为佐，消宿食也；赤芍、陈皮为使，所谓行血则便脓自愈，调气则后重自除，制药普送，效者极多。惟于腹中胀痛不可按手者，此有宿食，更佐以朴黄丸下之。"亦可参考。

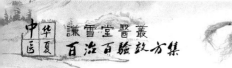
方药三：玄白散（《万病回春》方）

大黄 10 克　　生地黄 12 克　　　当归 24 克　　　槟榔 15 克

枳壳（麸炒）15 克　牵牛子（赤痢用黑，白痢用白，赤白相杂
黑白兼用，半生半炒，须捣碎）9 克　莪术 24 克　黄连 9 克

[服法] 水煎服。

[按语] 治痢初起，里急后重，腹痛血窘迫，壮盛者 1 剂愈。暑月加香薷炒 3 克。水煎，空腹温服，以痢二三次为度。《景岳全书》说："凡泻痢腹痛，有实热者，有虚寒者。实热者，或因食积，或因火邪。但食积之痛，必多胀满坚硬，或痛而拒按，此必有所停滞，微者宜行其滞，甚者宜泻而逐之。火邪之痛，必有内热等证，方宜清之利之。然邪实于中者，必多气逆，故凡治痛之法，无论是火是食，皆当以行气为先，但宜察药性之寒热，择而用之可也。虚寒之痛，尤所当辨，盖凡泻痢之痛，多由寒气之在脏也。经曰：痛者，寒气多也，有寒故痛也。又曰：病痛者，阴也。故凡人有过食生冷，或外受寒气，即能腹痛，此可知也。寒在中者，治宜温脾，寒在下者，治宜温肾。再若虚寒刮痛之义，则人多不知，盖元气不足于内，则虽无外受寒邪，而中气不暖，即寒证也。所以泻痢不能止，饮食不能化，而病有不能愈，正以阳虚多寒也。且泻痢不止，胃气既伤，膏血切肤，安能不痛？此其为痛，乃因剥及肠脏而然。是以痢因于痛，痛因于痢，故凡以寒侵腑脏及脉络受伤，血动气滞者，皆能为痛。但察其不实不坚，或喜揉按，或喜暖熨，或胸腹如饥而不欲食，或胃脘作呕而多吞酸，但无实热等证，则总属虚寒，安得谓痛必因积，积皆实证耶？凡治虚寒之痛者，速宜温养脏气，不得再加消伐，致令动者愈动，滑者愈滑，必至危矣。"当为斯语。

二三 高血压病（效方七则）

高血压病的发病机制，凡出现震颤、眩晕、手足麻木等症，当认为是"诸风掉眩，皆属于肝"；而症见厥逆、头痛、眩仆者，当属"血苑于上，使人薄厥"；至于猝然昏倒，不省人事者，则是"大厥"。总之，本病与肝肾的关系大，与肝之阴阳失调尤为密切。《金匮要略》所载"四种"之说，亦是在上述意义基础上从脉证说明病情有浅、深、轻、重，症状各不相同而已。与肝肾有关者，其内在原因在于水不涵木、肝阴衰耗，故属肝肾阴虚。有的又加上饮食、劳乏、情绪及风邪诱发，金、元医家有风、火、痰之说，亦离不开先自伤阴这一主因。合而观之，高血压病是由于肝肾阴阳失调，肝肾阴虚和肝阳上亢，化生出多种病变，出现的多种见症。

方药一：降压片（刘惠民方）

栀子 18 克	大黄 12 克	青木香 12 克	怀牛膝(炒) 36 克
白芷 24 克	白芍 18 克	当归 18 克	赭石 30 克
茯神 12 克	草决明(炒) 12 克	清半夏 18 克	生菟丝子 18 克
龙胆草 3 克	川芎 12 克	山药 24 克	何首乌 18 克
连翘 3 克	菊花 15 克	陈皮 21 克	朱砂 2.4 克
琥珀 1.5 克			

上药共为细粉。

海藻 30 克	枸杞子 18 克	龙齿 21 克	珍珠母 18 克
槐角 12 克	生地黄 21 克	黄芩 18 克	杜仲 18 克
夏枯草 24 克	玄参 21 克	炒酸枣仁 30 克	豨莶草 21 克

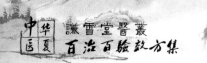

柏子仁 18 克

水煎 2 遍，过滤取汁，缓火熬浓，拌入上药粉中，干燥，研细，加薄荷冰 1.2 克，冰片 1.2 克，制成 0.5 克片剂。

[服法] 每次服 4～6 片，每日 3 次。

[按语] 斯方集清热降火、平肝抑肝，补肾活血、滋养真阴、疏经活络诸品，功为滋补肝肾，平肝清热，养心镇静，降低血压。

凡高血压病，面红脑热，头目眩晕，耳鸣，心悸，失眠，多梦等症，服用本方疗效确实。

方药二：治高血压方（陆芷青方）

生石决明 30 克	夏枯草 16 克	菊花 15 克	黄芩 9 克
钩藤 12 克	桑寄生 15 克	炒白芍 9 克	牛膝 9 克
杜仲 12 克	地龙 9 克	川芎 5 克	

[服法] 水煎服，每日 1 剂，分 2 次服。

[按语] 治高血压病以菊花、钩藤、石决明三味为必用之品。

如见口燥咽干，加生地黄 18 克，玄参 12 克。本方连服 15 剂，舒张压与收缩压往往可下降 15～30 毫米汞柱。若见肾阳不足、肾阴亏虚、肝阳上亢者，眩晕，腰酸，下肢无力，舌淡红，脉沉关弦尺弱，可予杞菊地黄丸汤剂，加牛膝 9 克，川芎 5 克，淡附片 3～5 克，临床经验证实，不用附片则无降压效能。如见痰火内壅，亢阳上逆，症见头晕目胀，食欲缺乏，四肢麻木，伴有咳痰色白而稠，口苦、腻，舌质红，苔白厚腻，舌中心黄苔或黑燥苔，脉弦滑或数者，可用茯苓 12 克，竹沥半夏 9 克，橘红 9 克，竹茹 12 克，黄芩 9 克，胆南星 9 克，石菖蒲 3 克，牛膝 9 克，桑寄生 15 克，龙胆草 12 克，服半月余，可望血压下降。

另，笔者认为，高血压病要三分吃药，七分调理。就是不能紧张、急躁忧虑，要有充分的睡眠和适当的锻炼，饮食方面忌食肥甘咸盐，多进蔬菜清淡之品，肥胖者须控制饭量，减轻体重。本病至甚者，可发展成中风，如病已久患，不易坚持长久服药者，可用陈耀堂先生经验，用葛根粉调糊当点心，另用杭菊花泡茶常饮，可长服首乌片以防血管硬化。如已有肢体麻木，唇舌发麻，更应预防中风，并可长服人参再造丸，每天 1 丸，分 2 次用黄酒冲服，另买羚羊角，暇时用锉刀磨一些粉末，少量、多次吞服，对预防中风均有一定作用。

另，《医学从众录》云："盖风者非外来之风，指厥阴风木而言，与少阳相火同居，厥阴气逆，则是风升火动，故河间以风火立论也。风生必挟木势而克土，土病则聚液而成痰，故仲景从痰饮立论，丹溪以痰火立论也。究之肾为肝母，肾主藏精，精虚则脑海空虚而头重，故《黄帝内经》以肾虚及髓海不足立论也。其言虚者，言其病根；其言实者，言其病象，理本一贯。"症见身形肥胖，血压高而头蒙不清者，临床实为多见，主治温胆汤（半夏、陈皮、甘草、枳实、竹茹、生姜、茯苓）加黄芩、黄连，或合半夏白术天麻汤，往往可以获效。

方药三：车前子汤（颜德馨方）

车前子 30 克

[服法] 水煎服。3 个月为 1 个疗程。

[按语] 高血压病为常见病，而较理想的降压药尚为缺少。颜氏早年受"双氢克尿塞"利尿降压作用的启发，遂选择茯苓、泽泻、车前子做实验研究，动物实验和 250 例高血压患者临床验证结果表明，茯苓，泽泻基本无效，而发现车前子疗效确切，作用温和，有效率达 82.5%，尤其是在改善浮肿、眩晕、头痛、目糊、失眠等症状方面疗效显著。而且，车前子不降低正常血压，对于血压偏低者还能起到升压的调节作用。这些特点是其他降压药物所不能比拟

的。服法为每日 9 克，经治 1 个月不效，则加至 30 克水煎服。3 个月为 1 个疗程。其中对舒张压降低特别具有临床意义。车前子降压原理经实验研究认为：第一，车前子利尿作用能减少细胞外液体及心排血量，从而降低血压，这一作用与"双克"相似。第二，临床发现其止咳化痰平喘作用颇佳，引起对其降压作用与组胺有关的认识，车前子酸、琥珀酸、车前苷、胆碱这些成分，能引起某些组织释放组胺或直接作用于组胺受体，使血管扩张，血压下降，在用抗组胺药苯海拉明后，降压作用明显减弱，说明其降压作用是通过组胺受体来实现。第三，车前草素能兴奋副交感神经，阻抑交感神经，由此使末梢血管扩张导致血压下降。另外，减慢心率，改善心功能，降低血液黏稠度，降血脂，对血小板的解聚，镇静等作用，亦是车前子降压作用的部分原因。中药疗效奇妙之不可思议者甚多，正有待发掘。单味车前子水煎服治疗高血压的报道尚未见之，颇堪作进一步探讨。

方药四：天麻钩藤平肝汤（谢海洲方）

天麻 20 克	钩藤（后下）15 克	生石决明（先煎）20 克
沙苑子 12 克	白蒺藜 12 克	黄芩 12 克	首乌藤 20 克
远志 10 克	杜仲 15 克	牛膝 15 克	桑寄生 15 克

羚羊角粉 0.6 克（分吞）

肝火明显，可与丹栀逍遥散合用。

[服法] 水煎服。

[按语] 适用于肝阳上亢证患者，症见眩晕、耳鸣，头痛头胀，心烦易怒，失眠多梦，舌苔黄，脉弦滑，方为天麻钩藤饮加减。如舌质红者为阴虚阳亢，用杞菊地黄丸加平肝潜阳药，如天麻、钩藤、生石决明；如舌苔浊腻，伴眩晕头沉，胸闷呕恶，为痰浊内蕴，夹肝阳上扰，治疗以半夏白术天麻加平肝药，如菊花、珍珠母、钩藤、夏枯草之类；如舌苔黄腻以温胆汤加平肝药，如钩藤、菊花、生石决明等；如舌苔黄糙，头晕胀痛并重，为肝胆气火上扰，以龙

胆泻肝汤加清肝药，如夏枯草、桑叶、白蒺藜、钩藤等；如舌质淡，舌下络脉青紫或紫黑，多为气虚血瘀，治宜补阳还五汤加减。头痛明显加川芎、蔓荆子、藁本、白芷；夜寐艰，加黄连、肉桂；夜寐易醒，加首乌藤、远志、合欢皮、茯苓、灯心草；视物模糊加枸杞子、菊花、密蒙花；大便秘结加火麻仁；大便不通加生大黄（后下）、肉苁蓉；肢体麻木加乌梢蛇、地龙；手足冷加附子、桂枝；腰酸加杜仲、川续断、牛膝；盗汗加瘪桃干、糯稻根；多汗自汗加煅龙骨、煅牡蛎、玉屏风散；心悸严重者加桂枝、炙甘草、紫石英。如老年人患斯病，临床大多是多种疾病同时存在。如高血压伴脑动脉硬化、高脂血症、冠心病、糖尿病、肥胖症、慢性支气管炎、脑血管意外等。而这些病复杂多变，不宜速去。同时由于老年人生理功能低下，气血津液皆趋于不足，从而进一步影响机体内脏的功能活动，使之紊乱或功能降低，形成不良的循环。故老年人患高血压病具有体虚多病的特点，治疗时也要随病加减，若高血压并脑动脉硬化加何首乌、生牡蛎、三棱软化血管；并高脂血症加生山楂、泽泻、决明子以降血脂；并冠心病心绞痛加瓜蒌皮、薤白头、丹参以扩冠止痛；并糖尿病加葛根、天花粉、山药；肥胖症加大黄、炒莱菔子以化痰减肥；并慢性支气管炎加杏仁、贝母、前胡、紫菀以化痰止咳平喘。

方药五：二地育阴潜阳汤（严世芸方）

生地黄、熟地黄各 20 克　麦冬 12 克　　白芍 15 克　　枸杞子 12 克
菊花 12 克　　珍珠母（先煎）40 克　沙苑子 12 克　白蒺藜 12 克
天麻 20 克　　钩藤（后下）15 克　　生石决明（先煎）20 克

[**服法**] 水煎服。

[**按语**] 适用于阴虚阳亢的高血压病患者，症见头痛眩晕，失眠健忘，腰膝酸软，五心烦热，舌质红苔少，脉弦细。高血压病发病的理论，历来有数说，从《黄帝内经》角度认为与"风"有关，从河间学派的观点看与"火"有联系，按丹溪主张则与"痰"不无牵连，根据东垣论点则应想到"虚"等问

题。这是从各个不同角度来阐述其发病原理，都为高血压的论治奠定了基础，但也有不足之处。从我们临床实践观察，其发病原因大体是七情郁结、肾气不足、嗜食肥厚、内伤虚损4个因素综合作用的结果。《黄帝内经·举痛论》说："百病皆生于气也，怒则气上……思则气结"等指出了七情可以伤及五脏之气，使气血升降混乱，阴阳平衡失调而致病。肾为先天之本，受五脏六腑之精而藏之，又为真阴真阳之原，如肾气不足，必延及于肝，肝为刚脏，赖肾水以滋养，肾阴不足则肝失所养而肝阳上亢。肾水亏损则水火失济而心火上炎。肾精不足则影响冲任。肾阴虚损，又能阴损及阳，导致阴阳两虚。饮食不节，嗜食肥厚，肠胃受戕，则湿浊内生，痰阻脉络；亦有湿郁生痰，痰湿化热，即所谓"无痰不作眩"之说。内伤虚损的原因较多，尤其脑力劳动过度，耗伤气阴，气虚血衰，虚阳内动；亦可阳气不足，经脉郁阻。气为血之帅，气病及血，可见瘀血阻滞之象。在病机、病程转归的认识上，有两种看法。第一种：阳亢→阴虚阳亢→阴虚→阴阳两虚。第二种：阴虚→阳亢→阴虚阳亢→阴阳两虚。笔者倾向于第二种看法，因为本病的发生与肝心肾脾四脏功能失常有关，但与肝肾关系尤为密切，从发病原理看，病变在肝，发源在肾，阴虚为本，阳亢为标，阴虚与阳亢往往先后同时出现，或偏于阴虚，或偏于阳亢。阴虚主要是肾阴虚，阳亢主要是肝阳亢。本病虽以阴虚为主，其间也有夹风、夹火、夹痰等证，形成本虚标实之象。

方药六：黄连温胆平肝汤（顾兆农方）

黄连6克　陈皮6克　半夏12克　茯苓15克　甘草6克
枳壳12克　竹茹12克　胆南星12克　天麻20克
钩藤（后下）15克　生石决明（先煎）20克

[服法] 水煎服。

[按语] 本方适用于肝胆郁热患者，症见头晕头痛，口苦耳鸣，失眠多梦，心烦胁胀，脘腹痞闷，或有呕恶，舌质红，苔黄腻，脉弦滑或滑数。大多数高

104

血压病的演变过程中，表现为"阳常有余，阴常不足"的征象，因此，以滋阴平肝降火为主，但平肝降火之药，不宜长期服用，注意苦寒伤胃。如属于阴阳两虚偏阳虚者，亦可用真武汤加减。总之，要从调节人体阴阳，促使恢复自然调节功能为出发点。

在降压过程中，如遇疗效不满意，可以考虑用活血化瘀药物。应用活血化瘀的指征：舌质有瘀点、有紫气；口唇发紫；胸透，左心室扩大；心电图，左心室肥厚、心肌劳损，以上 4 项出现任何一项即可。如大便秘结，应充分应用润肠攻下之药，务必保持大便通畅。如小便短少，亦应加强分利小便之品。血压相对稳定后，用平补肝肾法，巩固其疗效。

方药七：二仙汤滋阴补阳汤（严世芸方）

| 仙茅 12 克 | 淫羊藿 20 克 | 巴戟天肉 12 克 | 知母 12 克 |
| 黄柏 12 克 | 生地黄 20 克 | 熟地黄 20 克 | 当归 12 克 |

[服法] 水煎服。

[按语] 本方适用于阴阳两虚、更年期综合征患者，症见头晕颧红，气短健忘，腰膝酸软，夜尿增多，男子阳痿、遗精，女子月经不调，舌淡，苔薄白，脉沉弱。"急则治其标，缓则治其本"的原则，常常辨证与辨病相结合使用成药，成药具有使用方便，易于保存，携带方便等优点，临床只要能够正确地辨证论治，选用切中病机的成药，临床多能得到满意效果。高血压在缓慢进展中，取"丸者缓也"之意，采用丸药缓慢收功。病属肝火旺盛者用龙胆泻肝丸；肝肾阴虚者用杞菊地黄丸；肾阴虚用左归丸；肾阳虚用右归丸；肝气郁结用逍遥散；中风引起的肢体麻木用人参再造丸；有血瘀征象患者用活血通脉胶囊。另用杭菊花泡茶（杭菊花 15 克，枸杞子 12 克，决明子 15 克）常饮也有降压作用。

二四 冠心病（效方五则）

冠心病类属于中医的心病、胸痹，近年来论述颇多。忆40多年前，此病很少有闻。近些年来，此病很多，如此高发病率，中医讲的膏粱厚味，肥甘损脾，助湿生热，热耗津液，导致心脾失和，成痰成脂，气结血凝而发病，确有道理。现在许多人用活血化瘀药，这种方法固然有效，但不能一味功破。本病属虚不属实，当须明辨。

方药一：两和散（蒲辅周方）

人参10克	丹参15克	鸡血藤20克	血竭3克
琥珀6克	炒没药12克	石菖蒲12克	香附9克
远志肉10克	茯神15克		

[服法] 共研粗粉，布包，水煎，每日分3次服。

[按语] 本方以人参为主药，养心气，这是根据《难经》"损其心者，调其营卫"一说而来的。丹参用治心血管病，很有效果。有人说其偏凉，主张用当归，这是缩手缩足之举。心脏病乃是大病，无须过虑这些药物的凉温。笔者本人，即是心脏病人，坚持取用丹参之属，自以为其效可信。鸡血藤活血养血，无刚无烈，还能滋养下焦，对年高之人，尤适。血竭活血而不伤气，专入血分，散血滞甚效。有人不主张用此味，有人用红花代用，实际如藏红花者，尚可用，其性尚柔；如草红花者，绝不可用，过于行散，利在气分，无益而有害，不可不慎。菖蒲要用石菖蒲，旧谓九节菖蒲者，与石菖蒲不同，药用植物学上科属不同，不可混用。其辛苦而温，功在宣达九窍，《重庆堂随笔》说："石菖蒲舒心气，畅心神，怡心情，益心志，妙药也。清解药用之，赖以祛痰

秽之浊而卫宫城；滋养药用之，借以宣心思之结而通神明。"本方安全、有效，通、补兼施，可以广而用之。

方药二：调心汤（刘绍武方）

柴胡 15 克	白芍 15 克	川椒 9 克	紫苏子 15 克	陈皮 12 克
党参 24 克	黄芩 9 克	甘草 9 克	丹参 15 克	石菖蒲 15 克
瓜蒌 15 克	薤白 10 克	郁金 15 克	乌药 9 克	

[服法] 水煎，每日 3 次，饭前半小时服。

[按语] 笔者业师，山西名医，《三部六病》说创立者刘绍武先生，临床 60 年，制方多取小柴胡意，两调阴阳，其谓"协调疗法，"小柴胡汤为协调疗法的主方。本方即以小柴胡意，加丹参以活散，薤白、瓜蒌通阳宣痹，确有奇验。因其方疗效高，已制成水剂成药，遍旋冠心病人。笔者自 10 年前于北京一次会议中感觉胸痛，不适，后赴鼓楼医院检查，心电图正常，遂没在意。1991 年冬月，又患心前区疼痛，断断续续，不甚剧烈，手稍一揉，即感减轻，又因工作繁忙，未加留心。1992 年 6 月，在重庆开会期间，心脏极度不适，经查，确诊为冠心病，后最本方 75 剂，每日 1 剂，从无间断，自觉症状全消，身体轻捷（因体较胖，3 个月来体重有减），胸部再无闷胀、疼痛。又，有一友人，罗鹏飞先生，系山西医学院儿科系主任，著名西医儿科专家，亦患本病，经服本方，亦效。其病减后嘱药理系学生，"研究研究这个方子，究竟是什么药，这么奇特"。据刘师谓，其用此方，愈过多人，疗效可信。

方药三：十味温胆汤化裁方（蒲辅周方）

| 法半夏 9 克 | 枳实 6 克 | 茯苓 12 克 | 远志 6 克 | 酸枣仁 9 克 |

竹茹 10 克　　橘红 6 克　　柏子仁 9 克　　川芎 10 克　　丹参 10 克
人参 10 克　　大枣 10 枚　　石菖蒲 12 克　　炙甘草 10 克

[**服法**] 水煎 2 次，混合成 160 毫升，分 2 次温服。

[**按语**] 王肯堂制十味温胆汤，本治心胆虚怯，触事易惊，梦寐不佳，气郁心惊，短气悸之，自汗，肢肿，心中虚烦，坐卧不安。斯方确可通心气，兼化痰湿。加丹参、石菖蒲、川芎，皆为血设，和营活血。蒲氏用此方，治年高之人或素食肥甘，以及多年经治无效（有服 700 余剂中药无效者）、脑力劳动者的冠心病或心绞痛，常可应手而效。笔者曾治云南省某银行干部，患冠心病 8 年，住某部队医院，经用西药，效果不显，要求中医治疗。观其面目颇丰，肥白痰湿之体，年前丧妻，近又复娶，迳投本方，嘱其连服 10 剂，并日有效再来，无效可自裁，另求他医便了。未料周许，药未服完，来寓称谢，谓其药后症减，又观脉证，改膏继服。

斯病亦有瘀阻者，然破瘀不能忘行气，破瘀不可过，破瘀之后即应扶正。部分患者，兼有脘腹痞胀，饮食后猝发心前区痛，苔粉腻，症偏在心胃，治可加鸡内金 15 克，香附 9 克，山楂煎水常服；如病偏于脾胃阳衰，年老或经常发病，气候转寒，症状则重，平素胸满、心悸、头晕、短气乏力、纳差、困倦，这是元气不足，脾胃虚衰，运化失司，子病累母，心阳亦病。治须温中，上方加黄芪 30 克，川桂枝 6 克，白芍 20 克，俟脾胃一旺，清升浊降，痰湿也去，胸痹也通，斯病可愈。

早年曾见近贤赵锡武先生诊治冠心病，赵氏谓《金匮要略》"阳微阴弦，即胸痹而痛，所以然者，责其极虚也"，可以作为冠心病之总纲。

赵先生生前，对本病归纳、摸索出 6 条法则，很有价值，今也录出，供读者诸君参考。

第一条，宣阳通痹法，为治疗本病之王法，主方为瓜蒌薤白半夏汤。

第二条，心胃同治法，为治疗本病的重要方法之一，心与胃气失调，主方为桔枳姜汤和茯苓杏仁甘草汤。

第三条，补气养血法，主方为当归养血汤。

第四条，扶阳抑阴法，大量使用黄芪，加人参汤，本法宗王好古和赵献可，内涵极深。

第五条，活血行水法，主方为以真武汤。

第六条，补肾养肝法，以杞菊地黄为主。

方药四：愈梗通瘀汤（陈可冀方）

人参（生晒）10～15克	生黄芪 15克	紫丹参 15克
全当归 10克	延胡索 10克	川芎 10克
广藿香 12～15克	陈皮 10克	半夏 10克
生大黄 6～10克		

[服法] 水煎服。

[按语] 胸痹、心痛和真心痛病变常以胸闷、心前区压榨样疼痛等为突出的临床特征。根据中医病因病理的认识，大多是由于阴阳寒热失调、气机逆乱，导致了气血瘀滞、心脉痹阻、不通则痛。正如《素问》中所说："心痹者脉不通。"气虚血瘀或气滞血瘀，是冠心病心绞痛、心肌梗死的主要中医病理基础。历代医家应用活血化瘀法治疗胸痹、心痛和真心痛的记载，散见于诸多医籍之中，可谓不胜枚举。陈可冀先生的经验方——愈梗通瘀汤，具体地体现了活血化瘀与祛痰利湿并重的治疗原则，具有益气活血、清瘀抗栓、利湿化浊的功效，用于心肌梗死急性期和恢复期的病人，能够促进梗死组织愈合、改善心功能，提高生活质量，延长寿命。心肌梗死实为心脉痹阻病证，属于内科急重症的范畴。临床上常表现为气虚、气滞、血瘀浊阻、气阴两虚、心阳不振，其症情凶险且错综复杂。故而在立法处方时应以标本兼治、通补兼施为宜。因此，需要选用扶正益气生肌、行气活血定痛、化瘀抗栓通脉以及化浊祛湿、通腑降逆的方药。

愈梗通瘀汤是治疗心肌梗死的基本用方，可以根据病人的具体病情加减运用，灵活变通。方中人参以用生晒参或红参为好，津液亏损者可用西洋参。有人说"人参专于补气而短于疗疾"，其实不然。人参为"气中血药"，帅气之力既强，血之运行当可改善。党参虽然也可以用，但因其为平补，而且作用相对缓和，似不能与人参等的温补益气之效同日而语。古称黄芪乃"疮家圣药"，亦可"逐五脏间恶血"。临床实践表明，黄芪确有补气生肌的功效。根据"损其心者调其营卫"的理论，冠心病患者血虚当补，血滞当通，选用当归正逢其时，丹参补血之力虽稍逊于当归，但通瘀之力强于当归。延胡索为行气止痛之要药，《雷公炮炙论》有"心痛欲死，速觅玄胡"之说。现代药理学的研究亦证实，川芎抗血小板聚集的功能尤佳，延胡索得此，效用更彰。心肌梗死时由于气血聚阻，气机不畅，升降失司，脾失健运，湿浊上泛，阻遏胸阳，故而可见苔腻脉滑，纳呆呕恶、大便干结之症。痰湿浊阻不除，胸阳之气难以恢复。观察心绞痛及心肌梗死病人的舌象，大多舌质黯、苔厚腻，甚至出现黑燥苔。藿香、佩兰合用，有醒脾和胃、避秽利湿的功效，四时均可以用。陈皮、半夏理气和中，降逆止呕，治疗浊阻效果尤好。李时珍在《本草纲目》中有陈皮可治"途中心痛"之语，张仲景亦有"呕加半夏"之训。大黄之用，功在祛瘀生新。胃气和顺则五脏也得以安和。在加减运用愈梗通瘀汤的过程中，要力求做到辨证精当，遣方灵活。凡处于低血压状态甚而休克阳脱者，可同时服用生脉四逆汤加肉桂；凡舌红口干、五心烦热者，可加石斛 30 克，玄参 15 克，麦冬 12 克，沙参 10 克，生地黄 10 克；凡出汗较多者，可加山茱萸 12 克，五味子 10 克，黄芪加至 30 克；凡七情不畅、胸闷胁胀者，可酌情应用四逆汤、柴胡疏肝散；凡心痛剧烈者，可含服苏合香丸，或于方中加细辛 3～6 克，三七粉 3 克，冲服；凡大便干结或不畅者，可加桃仁泥 10 克，火麻仁 10 克；已畅通者可改用番泻叶 10 克泡水当茶饮；凡舌黯瘀血重者，可加莪术 10 克，水蛭 12 克，赤芍 12 克；凡脉结代者，可用复脉汤或保元汤；凡心功能不全者，可温阳利水，加北五加皮 3～6 克；凡夜卧不安者，可加酸枣仁 30 克，首乌藤 30 克。

方药五：益心汤（颜德馨方）

党参 15 克	黄芪 15 克	葛根 15 克	川芎 9 克	丹参 15 克
赤芍 9 克	山楂 30 克	决明子 30 克	石菖蒲 4.5 克	降香 3 克

[服法] 水煎服。

[按语] 本病临床以胸部闷痛，短气，喘息不得卧，甚至胸痛彻背，背痛彻胸为主症，其病机仲景用"阳微阴弦"概括之。此病之"本"为心气不足，胸阳不振；病之"标"为痰瘀交阻，气血逆乱。临床治疗用药要诀有三：一为益气培本，气行血行，宗气贯于心脉而行气血，气虚则血滞，气盛则血行，习用黄芪、党参培补宗气，俾心脉充实而血液畅行；二为宣畅气机，升清降浊，每用葛根、川芎升散清气，用降香、决明子降泄浊气，一升一降，使清旷之区舒展；三为温通心阳，祛寒解凝，胸痹之根本乃阳气式微，阴邪弥漫，须用附子温通心阳，取离照当空，阴霾自散之意。颜氏自拟"益心汤"，取补气与活血同用，通补兼施。固本清源，用于冠心病心绞痛，颇有效验。

益心汤重用党参、黄芪益气养心为君，辅以葛根、川芎、丹参、赤芍、山楂、降香活血通脉为臣，君臣相配，旨在益气活血，俾气足则助血行，血行则血瘀得除；少佐微寒之决明子，既可防君臣之药辛燥太过，又取其气浮之性，疏通上下气机，以增活血之力；使以石菖蒲引诸药入心，开窍通络。

诸药相配，共奏益气养心，行气活血，祛瘀止痛之功，适用于冠心病心绞痛，症见胸闷心痛，怔忡气短，劳则易发，神疲懒言，动则汗出，形寒喜暖，舌淡而胖，瘀斑或瘀点，苔薄白，脉细弱，或迟，或见结脉、代脉等气虚血瘀者。

常用加减法为：若血瘀气滞，心痛如刺痛、纹理者，加血竭粉、麝香粉、三七粉，等量和匀，每服 1.5 克以活血止痛；气机阻滞，胸部室闷者，加枳壳 9 克，桔梗 5 克，一升一降，调畅气机。如出现库欣综合征，可配伍生地黄、知母、益母草使用。病久瘀浊交阻，肌肤甲错，舌紫苔白，脉弦而数，服上方时加活血化瘀药必不可少。

二五　鼻衄（效方四则）

"鼻衄者，鼻中出血也，阳气怫郁，致动胃经，胃火上烈，则血妄行。"（《寿世保元》）。本症是血证中最常见的一种，积于内热者，胃火为主；外感风热或燥邪者多肺热为主；气怒伤肝，肝火为主；还有肾中真阴不足，脾不统血诸证，但很少为单纯鼻衄，临床需详加检查，尤以血液病者多。

方药一：蒙龙汤（费伯雄方）

羚羊角 2.5 克	牡蛎 20 克	石斛 9 克	南沙参 12 克
夏枯草 9 克	牡丹皮炭 6 克	荆芥炭 6 克	薄荷炭 5 克
茜草根 10 克	牛膝 10 克	川贝母（去心炒）10 克	
麦冬（青黛粉 2 克拌）7 克		鲜白茅根 15 克	藕节 12 克

[服法] 水煎服，每日 1 剂，每剂分 3 次温服。

[按语] 本方为费伯雄平生经验之结晶，专治鼻衄，极是平稳可靠。费氏云："此症与吐血不同。吐血者，阴分久亏，龙雷之火犯肺，日受熏灼，金气大伤，其来也渐，其病也深，衄之一症，系素肺气未伤，只因一时肝火郁蕴，骤犯肺穴，火性上炎，逼血上行。……予治此病，投此方无不效矣，数十年而历历验也。"

方以羚羊角凉肝，荆芥祛风，牡蛎收降，牛膝引药下行，夏枯草、薄荷散火，为专治肝者；沙参、麦冬、石斛、川贝母，益阴清肺，牡丹皮、茅根凉血，茜草根、藕节行瘀，此专治肺热而衄，全方重在用凉润之品以清肝降火，配合止血行瘀，药味稍多，但驳而不杂，殊为可贵。

费伯雄，字晋卿，号砚云子，江苏武进孟河镇人。笔者早年学医，极慕其名，曾专程游孟河，觅伯雄这一代大家之故迹。费伯雄生于1800年，卒于1879年，世代为医，至伯雄已七代矣。伯雄禀承家学，平淡之中尤其神奇，医学之深奥，众望之所归。晚清至民国初年，孟河医派的崛起，实始自伯雄。

其著《医醇》24卷，毁于兵火之中，晚年忆其原稿，辑得十之二三，成《医醇賸义》，其毕生经验，皆在于兹。

其曰："鼻衄一证，与吐血不同。吐血者，阴分久亏，龙雷之火犯肺，日受熏灼，金气大伤，其来也由渐，其病也最深，故血从口出，而不从鼻出。鼻衄之证，其平日肺气未伤，只因一时肝火蕴结，骤犯肺穴，火性炎上，逼血上行，故血从鼻出，而不从口出。每见近来医家，因方书犀角地黄汤条下，有统治吐血、衄血之语，一遇鼻衄，即以犀角地黄汤治之，究竟百无一效，此其弊在拘执古方，不明经络。盖犀角地黄，多心肾之药，用以治肝肺，宜其格不相入矣。予自制豢龙汤一方，专治鼻衄，无不应手而效，数十年历历有验，可知医道当自出手眼，辨证察经，不可徒执古方也。"此方为止衄第一方。

方药二：秘红丹（张锡纯方）

川大黄6克（研末）　油肉桂3克（研末）　生赭石20克（研末）

[服法] 将大黄、肉桂二药之末混合，以赭石煎汤，送服，每天2次。

[按语] 邹润安论大黄说："实斡旋虚实，通和气血之良剂，不但以攻坚破积责之。"樱宁生在《厄言》中说，他开始常用桃仁、大黄泄血溢之证，但不知所以然。后听一老友说："吾乡有善医者，每治失血蓄妄，必先以快药下之，或问失血复下，虚何以当？则曰：血即妄行，违失故道，不去蓄利瘀，则以妄为常，曷以御之，且去者自去，生者自生，何虚之有？"方用大黄、肉桂，寒热相济，性归和平，降胃平肝，再以重坠之赭石辅之，力专下行，治衄血如注，其效尤良。

方药三：加减六味地黄汤（王文鼎方）

地黄 18 克	山茱萸 9 克	山药 10 克	牡丹皮 9 克
茯苓 10 克	泽泻 9 克	白芍 24 克	五味子 6 克
炙龟甲 20 克			

[服法] 水煎服，每日 1 剂，每剂分 2 次服。

[按语] 衄之由肾阴不足，或酒色伤肾，或阴津不足，症见鼻衄色红，时作时止，量不多而口干津少，头晕眼花，耳鸣，心悸，五心烦热，舌红苔少，偏于肝肾阴虚，虚火上炎者，可用本方，用六味地黄丸治肾阴之虚，以龟甲补水制火，白芍和血敛阴，五味子壮水镇阳，全方滋阴降火，功在肝肾。

方药四：地黄煎（《圣济总录》方）

地黄汁、刺蓟汁各 60 毫升
杏仁（汤浸去皮尖麸炒黄研）305 克
阿胶（炙令燥碾为末）5 克

[服法] 水煎服。

[按语] 治小儿鼻衄。上四味，同入银器中，慢火熬为煎。不计时候，量儿大小加减。本病，《血证论》说："鼻为肺窍，鼻根上接太阳经脉，鼻孔下夹阳明经脉，内通于肺，以司呼吸，乃清虚之道，与天地相通之门户，宜通不宜塞，宜息不宜喘，宜出气不宜出血者也。今乃衄血何哉？金匮谓热伤阳络则衄血，热伤阴络则便血。阴络者，谓躯壳之内，脏腑油膜之脉络，内近肠胃，故主便血。阳络者，谓躯壳之外，肌肉皮肤脉络之血，从阳分循经而上，则干清道，而为衄也。阳明主阖秋冬阴气，本应收敛，若有燥火伤其脉络，热气浮越。

失其主阖之令，逼血上行，循经脉而出于鼻，其证口渴气喘，鼻塞孔干，目眩发热，或由酒火，或由六气之感，总是阳明燥气，合邪而致衄血。盖阳明本气原燥，病入此经，无不化而为燥，治法总以平燥气为主。"

小儿鼻衄，《巢氏病源》说："伤寒是寒气客于皮肤，搏于血气，腠理闭密，气不得宣泄，蕴积生热，故头痛、体疼而壮热也。其鼻衄是热搏于气，而乘于血也。"《活人书》论伤寒小儿、大人治法指出："一般但小分剂，药性差凉耳。"

斯病，急疾易治，缓疾难疗。属外因者，伤风寒暑湿，阴阳相胜，血得热则涫溢，治之各有方。内因者，或积怒伤肝，或积忧伤肺，或烦思伤脾，皆能动血。其他杂疾，血随气上，入清气道中，发为鼻衄，要格外慎辨。属不内外因病者，或饮酒过多，及啖炙五辛热食，动于血，血随气溢，发为鼻衄，另，因打扑伤损，致血涫溢者，较为易治。

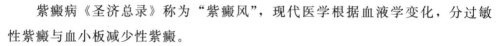

二六 紫癜（效方五则）

紫癜病《圣济总录》称为"紫癜风"，现代医学根据血液学变化，分过敏性紫癜与血小板减少性紫癜。

《丹溪心法》称为"阴证发斑"，《东医宝鉴》称为"内伤发斑"，斯证有别于外感温热病的发斑出疹。按照八纲辨证，紫癜基本上可分为热证、虚证两类。

热证：发病急，或有寒热，斑色鲜红，融合成片，或兼有牙宣、鼻衄、便血等，舌质红绛，脉多滑数。多因血热逼血妄行，络伤血溢，宜用凉血止血法。

虚证：发病缓慢，瘀斑瘀点时疏时密，时发时愈，或者月经过多，如崩如漏，由于气血流散，面少华泽，精神委顿，舌质淡红，脉多细缓。多因脾虚不能统血，血不归经，宜用益气养血宁络法。

然而，在临床上常见气虚血热错综复杂之证，用药不妨掺合配伍。以原发性血小板减少性紫癜来说，急性发作时多见热证，缠绵不已则现虚证，如血小板偏低而凝血酶原时间延长或纤维蛋白原减少，宜在补养药中选用胶类药物。如有瘀血见症而血小板不少或增多者，宜用活血化瘀法。

方药一：犀角地黄汤（《备急千金要方》方）

犀角 3 克　　生地黄 30 克　　芍药 20 克　　牡丹皮 15 克

[服法] 犀角磨汁服，余药水煎，每日 1 剂，分 2 次服。

[按语] 本方治温热之邪，深入血分，热甚动血，吐血、衄血、便血者；蓄血发狂，漱水不欲咽，腹不满，但自言痞满，大便黑而易解者；热入营血，

神昏谵语，斑色紫黑，舌绛起刺者。

诸药能凉血、止血，又能清热解毒。方中犀角清热凉血，并能解毒；地黄养阴清热，凉血止血；芍药和营泄热；牡丹皮泻血中伏热，凉血散瘀。

伤寒温热燔于血分，阳络伤则血外溢，阴络伤则血内溢，因而发生吐血、衄血、便血，或溢于肌肤而发斑，即为紫癜。叶天士说："入血就恐耗血动血，直须凉血散血"，即是指此而言。

本病在临床上常见血热妄行，气不摄血与瘀血阻络三种类型，血热妄行以起病急骤，广泛出血，伴有热象为其特点。治疗应着重清热凉血止血，首选本方，并可视其见症，予以加减，常用本方加鸡血藤 30 克，紫草 12 克，侧柏叶 12 克，藕节 20 克，白茅根 20 克，煎服，尽管患者血热妄行，出血严重，治疗仍应着重清热凉血，结合止血。

一般在大量出血之后，必然发生瘀血，应加少量活血化瘀药物，以避免促进血液循环而进一步发生出血。阴虚生内热而迫血妄行出血，以起病缓慢，反复出血，骨蒸发热为其特征。根据同仁李英林先生的经验，治疗着重滋阴清热，凉血止血。常用生熟地黄各 10 克，牡丹皮 10 克，女贞子 10 克，墨旱莲 12 克，枸杞子 10 克，阿胶 10 克，赤芍、白芍各 10 克，鸡血藤 30 克，茜草 10 克，藕节 10 克，内热明显加地骨皮 10 克，知母 10 克，黄柏各 10 克。气虚型为气虚不能摄血所致，常以下部出血为多，伴有气虚表现，常见于女性。治疗以益气摄血为主，慎重迅速止血，常同时加入收敛、升提和少量祛瘀止血药物。根据气为血帅，阳生阴长，气血互生的理论，在益气时也常加养血药物，取其养血、祛瘀生新，从而达到既止血又生血的目的。

另有一方用炙黄芪 20 克，党参 15 克，炒白术 10 克，当归 10 克，赤芍、白芍各 10 克，阿胶 10 克，血余炭 10 克，陈棕榈炭 10 克，煅龙骨、煅牡蛎各 30 克，鸡血藤 30 克，三七粉（冲服）3 克，疗效也十分确实，可资参考。

方药二：过敏性紫癜初期方（潘澄濂方）

生地黄 24 克   茜草 15 克   赤芍 24 克   荆芥 10 克

甘草 10 克	大枣 10 枚

[服法] 水煎服，每日 1 剂，分 2 次服。

[按语] 过敏性紫癜初期，往往伴有全身不适，四肢出现紫癜，特别是两腿，急性期属热毒入营，络脉损伤证，治以清营解毒法，有衄血或血尿者，加阿胶；脐腹阵发绞痛者，去荆芥加白芍、延胡索；关节疼痛者，加防己、秦艽、忍冬藤，其发展为亚急性或慢性，反复出现紫癜外，尿检出现白、红细胞、管型，是转属营血耗伤，肾阴亏损证，治宜滋阴益肾法，药用知柏地黄丸加茜草、阿胶为基本方，气血两虚者加黄芪、当归等。

另，本病之急性发作，往往与风热有关，应加以注意。

方药三：原发性血小板减少性紫癜初起方（潘澄濂方）

生地黄 20 克	土大黄根 20 克	牡丹皮 15 克	赤芍 15 克
水牛角 30 克	杜秋石 6 克	蒲黄炭 12 克	怀牛膝 12 克
炙甘草 10 克			

[服法] 水煎服，每日 1 剂，分 2 次服。

[按语] 原发性血小板减少性紫癜起病较急，不论其为急性型或慢性型，主要分血热妄行证与气血两虚证。对血热妄行证，治以清热凉血、活血法。

出血倾向严重者，去水牛角，加广犀角、云南白药；妇女月经过多者，加益母草、艾叶、阿胶；消化不良者，加焦山楂。对气营两虚证，治以益气养营、填精补髓法，药用熟地黄、当归、黄芪、吴茱萸、鹿角片、阿胶、补骨脂、陈皮、大枣、炙甘草为基本方，随症加减如前。

对紫癜病的诊断及辨证治疗，审其气血之虚实，是关键所在。临床上观察，茜草、阿胶煎膏持久服，对过敏性紫癜疗效满意，但对血小板减少性紫癜的疗效，不如过敏性紫癜，说明血小板减少性紫癜的治疗，有待进一步研究。

另，北京名医周霭祥先生治斯症经验亦十分丰富，其治本病，常按四型论治。①血分实热型：多由热毒入血，迫血伤络引起。治宜清热解毒，凉血止血，用犀角地黄汤加味，犀角可用广角或水牛角代，水牛角可用 20～30 克，先煎 15 分钟，再下他药。清热解毒药加用金银花、连翘；凉血止血药用白茅根、侧柏叶、墨旱莲、茜草。②阴虚血热型：多为久病伤阴，内热由生，迫血伤络。治宜滋阴清热，凉血止血。用三甲复脉汤合茜根散加减；凉血止血药同上。③脾气虚寒型：因久病脾气亏虚，不能统摄血液，或阴损及阳，血寒不与气俱行。寒象不重者，用归脾汤加减，止血药宜用藕节、仙鹤草、紫珠草之类；虚寒重者，可用温养下元法，上方加鹿角胶、巴戟天、杜仲、炮姜炭，脾肾双补，还可加伏龙肝温经止血。④瘀血型：可用化瘀止血法，药用当归、赤芍、丹参、鸡血藤、益母草、血余炭、景天三七、蒲黄炭、花蕊石，煎服，三七粉适量冲服。急性发作，注意风热，可用防风、蝉蜕、地龙、白鲜皮、地肤子等祛风；金银花、连翘、蒲公英、紫花地丁等清热解毒；凉血止血药同前；再根据咽痛、腹痛、便血、关节痛的情况，随症加药。急性型者，也可用麻黄连翘赤小豆汤加味，慢性型者，多有脾虚气弱，可用归脾汤健脾益气，稍加祛风药以祛余邪。根据"治风先治血，血行风自灭"之理，适当加用活血化瘀药，此外，凉血止血药、收敛止血药均可应用。

治疗各类紫癜，有的人主张可用大剂甘草，用药过程中注意如有浮肿、高血压及低血钾出现，须减量或停药，并对症治疗，不良反应可以消除。

方药四：黄芪消紫方（夏少农方）

| 黄芪 30 克 | 党参 20 克 | 大生地黄 12 克 | 白芍 12 克 |
| 紫草 9 克 | 牡丹皮 9 克 | 蒲公英 20 克 | 茯苓 12 克 |

[服法] 水煎服。

[按语] 紫癜中医统称"斑疹"。一般分二类，一类是血小板减少引起；一

类是非血小板减少症。这里主要介绍血小板减少的紫癜。本症好发于下肢，一般初起多出现于下肢伸侧，逐渐延及躯干。此病因由正气不足，则血失所帅，阴虚则血热，血热妄行，外溢脉外，瘀滞于皮肤之内，故而出现紫斑。治宜益气养阴为主，佐以凉血，疗效较好。对非血小板减少紫癜症，如病期较长或伴发腹痛，也可用本法加疏气药治之，也有一定疗效。

气血、阴阳乃是人体生命的物质基础。人之元气，系先天之肾精，后天之胃气及天地中之大气三者结合而成。元气流布于脏腑，则为脏腑之气而成五脏六腑气化之功能；流行于肌肤，则为卫气，有温养分肉，防御外邪之作用。人之阴，乃精血、津液之总称，来源于先天之精及后天水谷之精微，但是主要都藏蛰于肾。某些外科疾病，临床上多以阳证、热证为多，故易伤阴劫液。阴证及寒痰凝聚成恙者虽也有之，但较之前者，总属少数。在正气不足者，医家多认为阴虚而生内热、血虚而生风邪、阳虚而成内寒。至于益气之法，多用于托疮生肌，在其他方面应用较少；而以益气养阴之法为主以治疗多种外科疾病，更属少见。临床中，外科疾病属气阴二伤者并不少见，运用益气滋阴方法每多奏效，所谓"少火生气，壮火食气""阳生阴长"之说，确具指导意义。阴津之滋长又赖元气之充裕，且病情迁移日久者，多有气虚，此即《黄帝内经》所云"邪之所凑，其气必虚"之义。因此，治疗上应标本兼顾或以益气养阴治本为主。

方药五：升麻配虎杖桃红汤（颜德馨方）

| 升麻3克 | 虎杖30克 | 生地黄12克 | 当归9克 | 赤芍9克 |
| 桃仁9克 | 红花9克 | 川芎9克 | 丹参15克 | 大枣7枚 |

[服法] 水煎服。

[按语] 升麻气甘苦，性微寒，功能升阳解毒。四时之令，春夏之气温而升浮，则万物发生，秋冬之气寒而降沉，则万物肃杀。人肖天地，升降出入，无气不有，人之气贵乎顺，若气道不宣，升降失司，则疾病丛生。升麻既走气分，亦行血分，功能凉血化瘀，为消斑治疹良药，如《本草纲目》谓升麻"消

斑疹，行瘀血"。斑疹布于胸腹，或发于四肢，无高出肌肤，其表现与血液病的紫癜颇为相似。《温疫论》谓："邪留血分，里气壅闭，则伏不得外透而为斑。"揭示斑的形成与血热、血瘀相关，升麻治此最为合拍，若与清热活血的虎杖相须使用，凉血以消斑，祛瘀以生新，用治血小板减少性紫癜，多有效验。临床每与桃红四物汤合用，有相得益彰之功。

二七 红斑狼疮（效方三则）

红斑性狼疮约属中医学"阴阳毒"范畴。《金匮要略》早就提到"阳毒之为病，面赤斑斑如锦纹，咽喉痛，唾脓血……"，"阴毒之为病，面目青，身痛如被杖，咽喉痛……"，显然这是红斑性狼疮的典型症状。若从病因病机分析，则系风湿内合，酿热成毒，故易累及脏腑，耗阴动血。其演变规律，初期多表现为关节游走性痛楚，伴红肿、肌肉酸痛与低热等风湿挟热痹阻的证候。亦有表现为高热持续不退，两颊红斑，皮肤损害，神昏谵语和出血倾向等热毒炽盛的证候。进一步或由热侵肝，而致黄疸，胁痛，腹胀，纳呆，皮肤出现瘀点瘀斑，鼻衄，咯血。或因湿热戕脾伤肾，而致面浮足肿，腰膝酸软，小便短少。倘如邪热内陷攻心或蒙蔽清窍，煽动肝风，又会引起心悸，气急，肢冷，脉细，或癫狂，抽搐，身体瘫痪。后期气阴两虚，常见低热，头晕，心烦，盗汗，关节酸楚等症。红斑性狼疮，病情复杂迁延，难求速效，临床治疗必须审定标本虚实。治标重在清热解毒，祛瘀通络，治本重在益气护阴，培补肝肾。

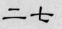 **方药一：红斑狼疮主方（丁济南方）**

川桂枝3克	玄参12克	制川乌、制草乌各9克
淫羊藿12克	伸筋草15克	炒荆芥9克
炒防风9克	生甘草3克	

[服法] 水煎服，每日1剂，分3次服。

[按语] 现代医学把系统性红斑狼疮纳入自身免疫性疾病，认为是自身的结缔组织变化的疾病。病情缠绵，但有时又突发恶变，变化极难预测。

丁先生在临床实践中得到启发，寻根追源，在《素问》中找到从痹论治的根据，着手于风、湿、寒三邪的祛除为本，而痹证迁延日久，内合于五脏，终成"五脏痹"，并结合现代医学定方治疗。20 余年来先后治疗 200 余例，纯用中药，对服用西药的患者则采用边服中药边递减西药，直到完全停用西药为止，效果良好。近 10 年来治疗了 12 例红斑狼疮合并有妊娠患者，安胎成功，母子（女）均安。总的治则是祛风温阳，散寒除湿。

临床上，并细细分型，兹援引如下。

风痹损及肾脏：加用生黄芪 12 克，生白术 12 克，茯苓 12 克，生薏苡仁 12 克，黑料豆 18 克；尿蛋白高加煅龙骨 12 克，煅牡蛎 12 克；血氮高加宣木瓜 12 克，牛膝 12 克；浮肿加炒防己 12 克；腹水加腹水草 3 克，大腹皮 15 克。

风痹损及肝脏：加炒黄芩 12 克；腹胀加茯苓 12 克，生麦芽 18 克。

风痹损脾：大便干艰加生何首乌 15 克，桑椹 15 克，炒葶皮 9 克；大便溏薄加淮山药 12 克，焦六曲 9 克。

风痹损及心脑：心悸加制附子 6 克，水炙远志 3 克；神志欠清加水炙远志 3 克，石菖蒲 12 克；癫痫抽搐加蜣螂虫（去头足）4.5 克。此病引起的脑神经症状亦用上药开窍，再加用连翘 12 克，肥知母 9 克。

风痹损及肺部：加北沙参 15 克，丝瓜络 9 克；咳嗽加清炙枇杷叶 9 克，炙百部 12 克。

风痹损及血脉络道：有雷诺现象加泽兰 9 克，丹参 9 克，王不留行 12 克，土鳖虫 9 克；面上红斑加牡丹皮 9 克；关节酸痛加西秦艽 12 克，晚蚕沙 12 克（包），桑枝 12 克，延胡索 12 克。

丁先生辨证用药，主要是尽可能少用凉血清热毒之品，治病求其本，经验历历，泂足可贵。

方药二：复方腥草益母汤（张曼华方）

鱼腥草 30 克　　益母草 20 克　　北黄芪 15 克　　女贞子 10 克

墨旱莲 10 克　　甜菊叶 20 克　　布楂叶 10 克

[服法] 水煎服，每日 1 剂，症状缓解，也可每 2 天 1 剂。

[按语] 本病治皮疹、发热、关节痛等明显者，此方有一定的疗效。急性、亚急性红斑性狼疮损害轻，本病中度活动期，症见低热，皮疹淡红、五心烦热、关节疼痛、头晕、脱发、颧红、月经不调（延期或量少）、蛋白尿、舌红苔少、脉细数，具有肝肾不足、阴虚火旺之症，此型在临床上较为多见，根据统计，占系统性红斑性狼疮的 30% 左右；在本型中，肾损害者约占 1/2。临床上采用滋肾养阴清热法，使用本方，疗程 2~3 个月，在不增加西药的情况下，对消除蛋白和皮疹有效。

另，徐宜厚先生认为，本病亚急性者，虚实错综复杂，变化甚速，病情危笃。根据《黄帝内经》正邪发病学说，应当抓住扶正与祛邪二端，可执简驭繁。本病正虚是主要因素，外邪是致病条件。邪犯人体，当时可无症状，后因某种因素的激发，病邪会乘虚与正气相搏而发病，因此，扶正应视为基本大法。还应辨证与辨病相结合。本病除蝶形红斑外伴有多系统损伤，以损伤肾、心、胃、肠、神经最为常见。活动期，高热，烦躁口渴，周身软弱，为气血两燔，宜清热保津，可选用人参白虎汤。缓解期宗脏腑辨证。心为主者，宜养心宁神，选用三子养阴汤（女贞子、沙苑子、枸杞子、茯神、酸枣仁、生地黄、杭菊花、黄连）；肺为主者，宜养肺保阴，选用百合固金汤；胃肠为主者，宜益气健脾，选用小建中汤；肝为主者，宜养血柔肝，选用一贯煎；肾阳虚宜养阴益精，选用河车大造丸；肾阳虚宜补肾助阳，选用右归饮。

除上述外，还应注意本病与标病的关系。在患病的全过程中，常有合并症的发生，如带状疱疹、消化道出血、真菌感染等，对此，应遵循急则治标，标本兼顾的原则，带状疱疹加板蓝根、薏苡仁、马齿苋；浅部真菌重在外治；深部真菌则要灵活施治；消化道出血当先标后本，一面输血，一面用泻心汤合十灰散止血，治标救急，为治本创造条件。

在用药方面，宜灵活加减，方证对路，对改善症状颇有裨益，大凡长期低热加南北沙参、石斛、玄参、青蒿、地骨皮、银柴胡；关节、肌肉酸痛加桂枝、伸筋草、制川乌、制草乌、羌活、独活、细辛、千年健；肢端青紫、冰冷加姜黄、炮姜、鸡血藤、大血藤；腰膝酸痛加豨莶草、炒杜仲、续断；软弱乏力加人参、黄芪、太子参；蝶形红斑加红花、凌霄花、金银花、鸡冠花；心悸加龙眼肉、石莲子、大枣、紫石英；头昏目涩加沙苑子、枸杞子、甘菊；胸闷不适或积液加紫苏梗、姜半夏、葶苈子、大枣；食少腹胀加陈皮、白术、砂仁、神曲、广木香、厚朴、沉香、炒牵牛子；失眠加合欢皮、酸枣仁、远志、首乌藤；手足抽搐、昏谵加服安宫牛黄丸；惊厥、癫痫样发作改用大定风珠加减；尿毒症恶心、呕吐、重用姜半夏30～45克，伏龙肝煎汁代水再熬诸药；高度浮肿，尿少加制附子、阿胶、黄芪皮、茯苓皮、益母草、琥珀；肾性高血压加熟附片、杜仲、炒白芍、苦丁茶，亦可改服建瓴汤。除药物治疗外，食疗也不可少。凡凉物、生冷硬物、油腻之品以及过咸食物等均不宜食。

方药三：白英仙鹤汤（姜九一方）

白英30克	仙鹤草50克	白花蛇舌草30克	蛇莓30克
生地黄30克	知母12克	炒柴胡15克	青蒿15克
生甘草15克	预知子10克	炒防风15克	生黄芪15克

另，①西洋参每日5克，代茶饮。②苦参10克，紫草15克，海桐皮15克。煎汤，外洗，每日2次。

[服法] 水煎服。

[按语] 主治系统性红斑狼疮活动期，症情多虚实互见，变化复杂，内伤及脏腑，外阻于肌肤孙络。上方以白英、白花蛇舌草、蛇莓、仙鹤草为主药以清热解毒，调节免疫；防风配黄芪主祛风固表以扶正；柴胡、青蒿、生甘草主透表泄热；生地黄、知母、西洋参则清热降火，养胃生津；诸药合用，则邪去而正不伤，外用紫草、苦参、海桐皮祛风除湿，解毒止痛，使药力直达病所。

缓解期因邪去正虚，故加黄芪、沙参、石斛之类以益气养阴。

本病和白塞病、类风湿关节炎一样皆属于结缔组织病，这些病有某些共同的临床特点：如长期不规则发热、关节痛、不同程度的皮肤或血管炎变、病程缓解和加剧交替，至今还无根治疗法。

病属"痹症"，病因乃"因虚致邪、因邪致瘀"，其虚是本、邪是标、瘀是变、损是果。按"分病辨邪、分期论治"的原则，结缔组织病的主邪多是风热、热毒或血热。治疗上宜把感染（湿毒之邪）、过敏（风邪）、微循环（瘀邪）结合起来，综合考虑。

在急性期，当"祛邪为先以制病"，用祛风清络或凉血解毒法；缓解期则"扶正以善后"，多采用益气养阴法。用清热解毒的抗肿瘤药（如白英、白花蛇舌草、青风藤、藤梨根等）以抑制变态反应。大剂量的生甘草能泻火解毒。实验表明甘草有类似激素样作用，能增强机体免疫功能。结缔组织病的发热，是由于体温之调节功能下降所致的免疫性的反应热，其发热征象接近少阳病证，当出现热入营血之热盛厥甚之象时，可用水牛角、人工牛黄，生石膏等以清营凉血解毒。实践证明，这些药物毒性低，适用于慢性消耗性疾病的长期治疗。

二八 慢性肾盂肾炎（效方五则）

慢性肾盂肾炎在慢性泌尿系统感染中颇为常见。临床上使用中药治疗本病，在没有应用抗生素的情况下，一般症状都有不同程度的减轻或好转。对于尿频、蛋白尿及脓尿，也有一定效果，有些患者可以不再出现细菌尿。

本病在中医学属于"劳淋"范畴，一部分则属于"血淋"或"膏淋"。多数患者表现为易倦，面色不华，肌肤不润，腰酸腰痛，夜尿频繁等气血不足之症。有些患者有不同程度的蛋白尿或间歇脓尿，甚至合并慢性膀胱炎而有尿血，排尿不适，脉滑数，舌淡，为水道有瘀血或湿热之征。本病的治疗原则宜清浊、利湿、泻热、行滞、活血与补虚。

方药一：猪苓汤（张仲景方）

猪苓 12 克　　茯苓 12 克　　滑石 12 克　　泽泻 18 克
阿胶（烊化兑服）9 克

[服法] 水煎服，每日 1 剂，分 2 次服。

[按语] 本方为治下焦蓄热之专剂。淡能渗湿，寒能胜热。茯苓甘淡，渗脾肾之湿；猪苓甘淡，泽泻咸寒，泄肾与膀胱之湿；滑石甘淡而寒，体质降火，气轻解肌，彻除上下表里之湿热；阿胶、甘草甘平滑润，既能通利水道，使热邪从小便下降，又能止血。

本方能疏泄湿浊之气而不留其瘀滞，亦能滋润其真阴而不虑其枯燥，其方虽与五苓散同为利水之剂，一则用术、桂暖肾以行水，一则用滑石、阿胶以滋阴利水。日本学者更具体指出治"淋症脓血"，加车前子、大黄，治尿血之重症。从脏器分之，五苓散证，病在肾脏，虽小便不利，而小腹必满，决不见脓

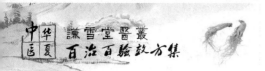

血；猪苓汤证，病在膀胱尿道，其小腹必满，又多带脓血。

另，此病多属正气已伤，邪气乃实的虚实兼证类型，故应嘱患者于不发作时，服肾气丸类药物，以扶正而巩固疗效。

方药二：内托生肌汤（张锡纯方）

黄芪30克	乳香15克	没药15克	杭芍24克
丹参15克	甘草10克		

[服法] 水煎服，每日1剂，每剂分2次服。

[按语] 本方原主疮疡久溃，自近贤岳美中先生倡用治慢性肾盂肾炎以来，国内医界遂重视其方的振奋功能作用，根据兼症，可作加减。疲之无力，重用丹参、黄芪；溲频而浑加白茅根、通草、车前子；腰酸腰痛加薏苡仁、防己、冬瓜皮；蛋白尿、脓尿及血尿加生地黄炭、茜草、黄柏、海螵蛸、阿胶或重用天花粉；头痛加枸杞子、菊花；纳呆脘胀加萸炒连、砂仁、石菖蒲、陈皮、枳壳；如并发尿毒症，可用独参汤、外台茯苓饮、真武汤等。

方药三：真武汤（张仲景方）

茯苓12克	芍药15克	白术15克	生姜6克	附子6克

[服法] 水煎服，每日1剂，分2次服。

[按语] 方中附子大辛大热，温肾阳、祛寒邪，茯苓、白术健脾利水，导水下行；生姜温散水气；芍药和里，与附子同用，能入阴破结，敛阴和阳。合为温肾散寒，健脾利水之剂。

肾为水脏，主化气而利小便，肾阳不足，则气不化水，故恶寒而小便不利；水气内停，则腹痛下利；溢于表，则四肢疼重，肢体浮肿。病属下焦虚寒，不能制水，用真武汤温肾阳以消阴翳，通利水道以去水邪。笔者业师门纯德先生生前善治本证，门公谓，水为阴邪，其气为寒。《金匮要略》分为五水，临床最多见者，是慢性肾炎，病机大都肺脾肾及三焦气化失调，常以肾之阳气衰微为其本。阳虚则水泛，众医多以扶脾调补为多，叶天士《临证指南医案》治蒲姓案云："通阳则浊阴不聚，守补恐中焦易钝。"临床上许多慢性水肿患者，肾阳衰微，治宜温阳，守其治之，常可得效。

门公曾治张姓男青年，肾炎 6 年余，诊前 1 个月外感风寒，泛恶，精神疲惫，气短，睑如卧蚕，面苍白，六脉无力，经用抗生素、激素等疗效不显，辨证属肺、肾、脾三脏阳虚，水泛而气化不利，投方先施归脾汤原方、猪苓汤原方、真武汤原方，三方取联合方组意，即每天各一方，第 1 天服归脾汤；第 2 天服猪苓汤；第 3 天服真武汤，三方三天按顺序服，三方服完为 1 轮，3 天一轮换，即第 4 天又服第一方，类推，共服药 60 余天，诸症大减，后以金匮肾气丸服 6 个月余，体如常人。

按斯症治法不外温阳利水，使离照当空，阴霾散却，脾运司职，水湿则不复聚矣。门公常谓，水肿后期运用真武汤，为收功之法。非鼓舞肾阳而水湿不能尽去，用猪苓之渗湿，意仅图标，以归脾以扶土，意在健中；最后用真武之温阳，方是治本。

多年来，门公以这种方法，治肾性水肿 17 例，大都是缠绵多时，遍治乏效的病人，尽收很好的疗效，可资参考。

方药四：黄芪粥（岳美中方）

生黄芪 30 克	生薏苡仁 30 克	赤小豆 15 克
鸡内金（为细末）9 克	金橘饼 2 枚	糯米 30 克

[服法] 先以水 600 毫升，煮黄芪 20 分钟，捞去渣，次入薏苡仁、赤小豆，煮 30 分钟，再次入鸡内金、糯米，煮熟成粥。作 1 日量，分 2 次服之，食后嚼服金橘饼 1 枚。每日服 1 剂。

[按语] 本方用黄芪，取《神农本草经》主久败疮，排脓止痛，《名医别

录》主利气，利阴气之功用，以治肾脏伤损，恢复其功能。用薏苡仁，取《名医别录》消水肿，甄权治积脓血，以渗湿消肿排脓之功。惟此物力缓，须多用方效。用赤小豆，取《神农本草经》主下水肿，《名医别录》主下腹胀满之意。赤小豆以紫色，种脐为白色状呈窄长线形者为良，不可用半红半黑之相思子，亦不可用色红赤粒大圆形之红饭豆。金橘饼能下气开膈消气，其功效捷于砂仁、豆蔻，并可防止黄芪服后起壅胀的不良反应。若无金橘饼，可用广陈皮 1钱与黄芪同煮，去渣。鸡内金，能助消化，恽铁樵谓其能补内膜之破坏。糯米能温中益气。

岳美中先生说："慢性肾炎善后办法，究竟应当采取何种措施呢？连年遇到不少幼儿慢性肾炎病。有的二三年不愈，有的迁延到十余年，中西医药，间进杂投，而症状却都是起伏无常，不能根治。我想幼儿体质娇脆，脏气未充，久服中西药品，补多则壅滞，攻多则摧伤，而不服药又无以愈病，苦思之下，惟觉谷气可以养人，若得到饮食常品而兼具药物作用者，长期服用，可能有益无害。乃本着陆以湉《冷庐医话》中所载黄芪粥加味成此方，此方对于慢性肾炎、肾盂肾炎残存的浮肿疗效较高；消除尿蛋白亦有效。

在服用此方之前，要检查肾功能和尿蛋白，服过 1 个月后，再行检查。若肾功能有所改善，蛋白尿有所消失，则持续服用 1～2 个月，待肾功能完全恢复，尿蛋白完全消失后，仍继续服用 3 个月，以巩固疗效，并应当安排好休养，以免复发。此方在肾阳虚肾气衰弱的情况下使用最为适宜。肾阴虚，脉细数，舌质红绛者，不宜用。我用此方曾治愈小儿慢性肾炎迁延不愈者数例，内有尿毒症前期症 2 例。在辨证论治的原则下，治疗成人，使用得当，亦能收到满意疗效。

临床上，慢性肾炎病的后一阶段，治疗确实比较棘手，有的浮肿长期不退，有的浮肿虽退而尿蛋白长期不消失，一劳累或一感冒则病势复发。年限一拖长，或有情志或外界的影响，往往演变成尿毒症，以致不可救药，必须认真地坚持治疗，既使是症状消失了，也要坚持治疗数年，麻痹大意，后果堪忧。能够完成后一阶段的治疗，才算全始全终的治愈了慢性肾炎。"

另，太原市人民医院中医科医师杜惠芳，治疗本病，用玉米须 1 把，坚持每天喝熬下的水，肯定有效。但实践证明，只能是家境贫寒的人才能坚持服用，经济条件好的人，往往不信，他们朝一医，夕一医，改来换去，无定见，常可偾事。杜医师1987年诊治一位14岁女孩，其父在香港工作，携其女四处奔波就医，有时1天更换四五个专家，药剂杂投。后来嘱其服玉术须水，服了1周，患儿说"不好喝"，其父便停了，后来发展成肾病综合征，竟于次年5月1日殁于家中，可不悲哉！

还有一法，多吃豆腐。从前桐城有位读书人，患水肿，腹膨如鼓，手足面目俱肿，危殆已甚。一天听到隔壁邻居葱煎豆腐，闻到很香，就请人去取回一大碟，吃了以后不久，小便突爽，于是连食数日，尿道大通，腹部渐消，半个多月，病告痊愈。（毛祥麟《对山医话》）

> **方药五：实脾真武汤（姜春华方）**
>
> | | | | |
> |---|---|---|---|
> | 附子 30 克 | 桂枝 10 克 | 生姜 15 克 | 仙茅 24 克 |
> | 淫羊藿 24 克 | 巴戟天 30 克 | 胡芦巴 24 克 | 红参 18 克 |
> | 黄芪 24 克 | 白术 18 克 | 茯苓 18 克 | 车前草 24 克 |
> | 大叶金钱草 30 克 | | 玉米须 60 克 | 白茅根 15 克 |

[服法] 水煎服。

[按语] 慢性肾炎即慢性肾小球肾炎。临床一般分为普通型、肾病型、高血压型及混合型4种。一般可见纳呆、腰膝酸痛、神疲乏力、水肿、血尿、贫血、高血压等临床表现。尿检可见尿蛋白、红白细胞、颗粒管型等。

由于本病最主要和最显著的症状是水肿，因此，对本病的研究即应从抓住这一主症入手。中医对水肿的认识十分久远，秦汉时代的《黄帝内经》已有对水肿的症状描写，并对其病因治法作了论述，其后历代医家进行了大量的讨论。但是，随着现代医学的进步，人们认识到，水肿的出现和消失，并不代表本病的发病与治愈。本病形成之原因，诚然可有外界的因素，如风寒外袭，肺气失宣，治节失司，水道不通，以致风遏水阻，风水相搏，流溢肌肤，可发为水肿。风湿相搏伤人，反复感受外邪，脏气受损，不能化气行水，亦可发为水肿，但是更重要的是内在病源，即正气内虚，卫外失护，热毒下遏，伏于肾络。本病病程长，迁延难愈，是病情复杂，正气内虚，无力抗邪并恢复病体之表现。临床上常可见到患者面色白，肢冷畏寒，腰膝酸软，乏力纳呆等脾肾不足之症。人体水液，关乎肺、脾、肾三脏。三脏怯弱，水液运化不利，积留停滞，发为水肿。

本病水肿反复难消，无疑是三脏内虚。本病患者抵抗力极其低下，常易受外邪感染，以及疮毒内犯，此因正气不足，无力卫外之故，在实验室指标方面，本病常可见蛋白尿。这也是因脾虚不能运化精微，清气不升，肾虚不能固摄精气，人体蛋白漏出渗于尿液。本病患者常有贫血现象，此因久病气血两亏之故。除了正虚之外，热毒下遏，伏于肾络，亦是内在病源之一。临床可见，本病单纯用扶正，未必奏效，盖因正虚之外尚有邪实之故。正虚于内则卫外不固，易于感受外邪，其感受外邪与一般人不同，不仅仅发生外感病，其肾炎往往由此诱发反复加重，这就是外邪中入后引动肾络蕴伏之热毒所致。

慢性肾炎过程中，蛋白尿常常存在。尿蛋白以清蛋白为主。清蛋白是人体精微物质，属于精气的一部分。精气赖脾之升以转输、肾之固以封藏。尿蛋白长期流失不止，与脾肾气虚，固摄无权有关。其病机是脾气虚陷，清气不升，清浊互混，清微下注、或肾气亏损，阴阳两虚，封藏失司，精气漏泄。

临床治疗以持续性蛋白尿为主要表现的慢性肾炎，有两条经验应当重视：健脾摄清，重在益气升提；补肾固精，务须阴阳互调。可常以黄芪、党参、苍术、白术、山药、茯苓、升麻益气清，健脾摄精。熟地黄、山茱萸、枸杞子、女贞子、墨旱莲、何首乌滋肾中之阴。沙苑子、菟丝子、补骨脂、益智、肉苁蓉、杜仲、牛膝补肾中之阳。龙骨、金樱子涩漏固脱、收敛精微。

另可用黑大豆与爵床二味重要药物。对黑大豆，谢利恒氏曾曰："此物色黑属水，为肾之壳，入肾之功最多。"能滋补肾阴，固涩肾精，又能活血解毒。爵床为民间草药，能清热解毒，利湿消滞，活血止痛，能降尿蛋白、消浮肿。还可用黑大豆丸（黑大豆120克，山药60克，黄芪60克，苍术60克共研细末，炼蜜为丸）早、晚各服1次，每次10克，温开水吞服，配入辨证复方中，每获良效。在病情稳定后，常服丸药，可资巩固。

二九 肾病综合征（效方四则）

肾病综合征在实验室检查可发现蛋白尿，血清蛋白总量降低，血胆固醇增高。临床见症往往是仅见浮肿，乏力，脉常濡细，苔多薄腻，舌淡微胖。分析其病机，当属脾肾气虚，湿浊潴留所致。盖脾主运化，作用于精微的摄取与水液的输布；肾司开阖，作用于精气的藏蓄与湿浊的排泄。太阴虚则运化无权，难以摄取精微，又难以输布水液；少阴虚开阖失常，未能固摄精气，又未能排泄湿浊。清不升而浊不降，渐致血清蛋白偏低，胆固醇反高，尿蛋白大量丧失。《素问·至真要大论》曾谓："诸湿肿满，皆属于脾。"《水热穴论》亦云："肾者，胃之关也，关门不利，故聚水而从其类也。"《太阴阳明论》更明确指出："今脾病不能为胃行其津液，四肢不得禀水谷气，气日以衰，脉道不利，筋骨肌肉，皆无气以生，故不用焉。"于是知浮肿乏力等证，确与脾肾同病、湿浊中困有关。

一般初起多属邪盛而正气不衰，治疗可从标（水湿）论治；日久则正虚邪实，虚实夹杂，治疗要注意本虚（肺、脾、肾的虚损）和标实（水湿、湿热、气滞、瘀血）的不同，标本同治，方可取得疗效。

水为阴邪，其性沉滞，故治宜宣畅、宜行滞、宜温运、宜渗利。凡水肿初起，病程较短，以面部水肿为甚者，可从肺治，宜宣畅肺气，使水湿得以下行而出；如严重水肿，日久不消，病程中突然合并外感，或有上感咳嗽者，此时应不失时机地运用宣肺渗利之剂，有时可获意外效果，而使尿量突然增多，从而使全身水肿消退。

方药一：苏蝉六味地黄丸（顾兆农方）

熟地黄 18 克　山茱萸 9 克　黄芪 15 克　玉米须 12 克

益母草 10 克　　泽泻 10 克　　山药 18 克　　秋蝉蜕 3 克

紫苏叶 6 克　　牡丹皮 9 克　　桃仁 5 粒

[服法] 用清水文火煎，空腹服，每日 1 剂。

[按语] 蛋白尿多者，可重用黄芪至 30 克；白细胞多者，加马齿苋 24 克；红细胞多者，可加血余炭、黑蒲黄各 10 克（纱布包）。

此方出于福州地区某老中医，确有一定疗效。

临床治疗肾病综合征整个过程中，最棘手的问题是病情不够稳定，很容易反复。《素问·汤液醪醴论》所说"平治于权衡，开鬼门，洁净府，去菀陈莝"，要观察其症孰重孰轻，或发汗，或利水，或通瘀，或祛积，灵活掌握。临床证明水肿病例最怕感冒，最易受感引起反复，迁延日久，气血虚衰，面色不荣，睑浮肿，按之如泥，蛋白尿很难消失。

本方注意肺脾肾三脏，表从表散，里从里固，故有良效。

🌀 方药二：固肾汤（徐蒿年方）

怀山药 24 克　　　　熟地黄 15 克　　　细辛 3 克　　　　益母草 24 克

大蓟、小蓟各 10 克　小石韦 10 克　　　杜仲 15 克　　　补骨脂 15 克

覆盆子 10 克　　　　核桃仁 24 克

[服法] 水煎服，每日 1 剂，每剂分 2 次服。

[按语] 徐氏用此方，往往和补中益气汤并用，如遇经常服用激素的患者发生咽炎，或服温补药后，咽痛加剧，蛋白质流失过多，真阴亏虚，水火不济，火炎灼金，金水无以资生者，改用滋阴清利，以大补阴丸方为基础，用药如熟地黄、龟甲、知母、黄柏、玄参、升麻、夏枯草、白花蛇舌草、大蓟、石韦、薏苡仁、萆薢、五味子为主，药后往往尿蛋白逐渐转阴，可较顺利地撤除

激素。还有一些病人表现为脾虚卫表不固，湿热内蕴，常易感冒，皮肤湿疹瘙痒，反复不已，常伴腰酸乏力，尿蛋白始终不易下降，以益气固表祛湿法，可使尿蛋白转阴。方以玉屏风散为基础，合清热燥湿、化浊渗湿之品，用药如黄芪、防风或羌活、苍术或白术、炙甘草、薏仁根、玉米须、地肤子、白鲜皮、粉草薢、苦参、木通、大枣、乌梅等。有的患者病程较久，尿液检验蛋白和红细胞并见，或交替出现，或蛋白尿伴有顽固性水肿者，此属水病及血、久病入络的见症，常伴面色萎黄、神疲乏力、舌质黯紫，或舌胖，尿纤维蛋白降解产物增高，均当作为瘀血论证，遵王清任补阳还五汤之意，在益气药中增加当归、赤芍、丹参、生地榆、马鞭草、益母草等活血化瘀之品，以补气药来推动活血行瘀能力，使瘀血消失，循行归经，临床验案颇多，可资参考。

方药三：补泄理肾汤（裘沛然方）

生黄芪50克　　　土茯苓30克　　　黑大豆30克　　　大枣7枚

牡蛎（捣）30克

[服法] 水煎服。

[按语] "肾病综合征"的病机甚为复杂，归纳起来不外乎本虚标实。本虚指脾肾两虚，标实指风邪、水湿、瘀浊留滞。故治疗当标本兼顾，补泻并施。方中黄芪为君，有补气、固表、摄精、升阳、祛毒、和营、利尿之功。裘氏认为，大剂黄芪，功盖人参，此即仲景所谓"大气一转，其气乃散"。巴戟天肉与黄柏配伍，一阳一阴，均为补肾要药。前者温而不热，益元阳，补肾气；后者苦寒而滋肾益阴。元代名医以一味黄柏制大补丸，别有深意。黑大豆入脾、肾二经，《本草纲目》载其"治肾病，利水下气，制诸风热，活血解毒"。明代张介宾有"玄武豆"之法。现用于消除蛋白尿及纠正低蛋白血症有一定功效。牡蛎有涩精气而利水气作用，土茯苓利湿清热解毒泄浊，泽泻渗湿泄热，养新水，去旧水，大枣健脾和营。全方有补气、健脾、益肾、利水、泄浊、解毒之功，对改善肾功能及临床症状均有良好功效。裘氏用此方为基础，应变于临

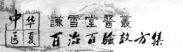

床，屡获效验。

方药四：保真化裁汤（张镜人方）

人参5克	黄芪30克	白术24克	甘草10克
茯苓18克	五味子9克	当归24克	生地黄18克
熟地黄18克	天冬10克	麦冬12克	白芍24克
柴胡15克	黄柏9克	知母9克	地骨皮12克
莲子心10克	陈皮9克	姜6克	大枣7克

[服法] 水煎服。

[按语] 如嫌五味子涩敛，熟地黄滋腻，天冬、麦冬过润，知母、黄柏与地骨皮偏凉，恐壅滞水湿浊邪，均宜去之。人参易太子参，莲子易莲须，再增芡实、山药平补脾肾，薏仁根、石韦、大蓟根、泽泻清化湿热。

本病乃现代医学病名。对患者进行实验室检查可发现蛋白尿、血清蛋白总量降低、血胆固醇增高，临床辨证仅见浮肿、乏力，脉常濡细，苔多薄腻、舌质淡微胖。脉证相参，分析其病机，当属脾肾气虚、湿浊潴留所致。盖脾主运化，作用于精微的摄取与水液的输布；肾司开阖，作用于精气的藏蓄与湿浊的排泄。太阴虚则运化无权，难以摄取精微，又难以输布水液；少阴虚则开阖失常，未能固摄精气，又未能排泄湿浊。清不升而浊不降，渐致血清白蛋白偏低、胆固醇反高，尿蛋白大量丧失。此虽结合中医学说推论，然《素问·至真要大论》曾谓"诸湿肿满，皆属于脾"，《水热穴论》亦云"肾者，胃之关也，关门不利，故聚也而从其类也"，《太阴阳明论》更明确指出"今脾病不能为胃行其津液，四肢不得禀水谷气，气日以衰，脉道不利，筋骨肌肉，皆无气以生，故不用焉"。因知浮肿乏力等症，确与脾肾同病，湿浊中困有关。

然"无阴则阳无以化，无阳则阴无以生"，且湿浊易从热化，故治法宜气阴兼顾，湿热两清。保真汤加减，可取良效。还可再增芡实、山药平补脾肾，薏仁根、石韦、大蓟根、泽泻清化湿热，每效桴应。

三十　阳痿（效方三则）

阳痿即阳事不举，或临房举而不坚，或有欲而无勃，凡平素能正常行房而因过劳、醉酒偶尔出现者，不属疾病。

根据统计，本病85％～90％是由于精神因素而发。疑虑、恐惧、紧张、过度，可谓四大因素。另有肾精不足，肝筋弛缓，脾胃衰败诸因，临床还体会到，阳痿一证首应责于肾虚或是行房过甚，或是误犯手淫，或是恣情纵欲，命门火衰，肾气乏亏。另，五脏皆可致痿，肝主筋，筋聚于阴器。陈玉梅用归芍蜈蚣甘草，从肝论治；刘渡舟用四逆散疏肝散郁，王晓鹤从健脾升阳而治；刘惠民从肺气不足而治，佟玉生从心之君主治，各有效验，可作为凭。

方药一：肾气不足阳痿方（施今墨方）

海马1具	紫河车60克	紫贝齿30克	牡蛎30克
石决明60克	阳起石30克	龙骨60克	仙茅60克
桑叶60克	蛇床子30克	刺猬皮30克	巴戟天60克
砂仁15克	益智5克	菟丝子60克	海参60克
阿胶30克	鹿角胶30克	淫羊藿60克	附片30克
白术30克	吉林人参30克	金樱子90克	怀山药300克

[服法]共研细末，并捣成梧桐子大小丸，每日早、晚各服1次，每次10克。

[按语]人之肾者，生成之本，元气之根，精神所舍。肾气足则志有余，肾气薄则痿泄成，施氏善用丸剂，尤以大方多，然立法甚明，决无堆砌，并然

有序，重点突出，药力集中，还配合了一些专药，如刺猬皮之属，可为临床参考。

方药二：保真丸（王肯堂方）

鹿角胶 30 克　　杜仲（盐水炒）120 克　　巴戟天（酒炒）30 克

远志（甘草汤泡一夜）60 克　　　山药 150 克　　　五味子 30 克

茯苓(牛乳拌蒸)150 克　　熟地黄 90 克　　肉苁蓉 10 克(酒煮烂如泥)

沉香 20 克　　　山茱萸 90 克　　　川楝子（酒蒸，后去皮核）60 克

益智（盐水炒）30 克　　　补骨脂 60 克　　　胡芦巴 75 克

胡芦巴、补骨脂与羊肾 2 只同煮，煮熟羊肾，微烂。其余药研成细粉，最后拌入沉香；再拌入肉苁蓉泥，入蜜 500 克，成梧桐子大。

[**服法**] 每天清晨，空腹，用温酒送服 6 克，每天 1 次。

[**按语**] 本方以熟地黄、山茱萸、肉苁蓉、葫芦巴、鹿角胶，温肾补肾；益智、补骨脂、巴戟天，补益命门；杜仲、山茱萸意在壮筋；五味子温涩固精；远志补心益阳；山药、茯苓、沉香健脾调气；川楝子泻肝之火。总以温补少阴为主，兼顾厥阴、太阴，对于元气虚乏，阳痿不举，精寒无子诸症，颇宜。

另，中医古遗不少大方、丸方，近世较少应用，原因大抵有或是因方药"庞杂"，炮制困难，药味难全；或是因临床者疏于此道，不信其效。其实有许多临床大家，对于大方治病，法取于丸，体会颇多，如遇大病、慢病，参合医理，穷源竟委，注意专方专药结合，每能起效。

另，笔者挚友呼君素华，治本病尝以重用肉苁蓉取效。曾治大兴县尹某，久病不起，治多乏效，求治于呼氏，呼以四五剂药便使其捷，并传余曰："苁蓉之治男子绝阳不兴，惟其温润入肾，益阴通阳，故可通腑而起痿，功尤独步。"可供参考。

方药三：举阳振痿汤（金寿山方）

熟地黄 30 克	山茱萸 9 克	淮山药 9 克	覆盆子 30 克
菟丝子 12 克	炙龟甲 12 克	鹿角霜 12 克	五味子 4.5 克
黑附块（先煎）15 克		沙苑子 9 克	桂枝 6 克
炙黄芪 9 克	焦白芍 9 克		

[服法] 水煎服。

[按语] 斯病宜审病求因，辨证准确。阳痿既是独立病证，也可是某一疾病的继发症状，其病因及临床表现错综复杂，故全面审病求因，准确辨证是提高疗效的关键。临床所见，肾阳虚弱，命门火衰症，往往病程较长，体弱畏寒，并见有身疲倦怠、腰膝酸软、尿频等症状，多是内分泌减退性阳痿，治则重在温肾壮阳。肝郁不舒证，多由郁、怒、悲伤所致的精神心理性阳痿，治则重在调肝解郁。络阻血瘀证，多为脉络瘀血引起阳痿，治则活血化瘀兼通络兴阳。肝胆湿热证，常见阴囊潮湿肿痛，肢体倦怠，心烦口苦，小便短赤，苔黄腻等症，多由前列腺及泌尿系炎症所致阳痿，治则清利湿热解毒为主。此外，临床中由药物引起的阳痿亦不少见，若不加分析，但见阳痿则予燥烈阳刚之剂，久则火愈盛而水愈涸，危害甚大。

三一　遗精（效方五则）

《景岳全书·杂证谟》说："遗精之证有九：凡有所注恋而梦者，此精为神动也，其因在心。有欲事不遂而梦者，此精失其位也，其因在肾。有值劳倦即遗者，此筋力有不胜，肝脾之气弱也。有因用心思索过度辄遗者，此中气有不足，心脾之虚陷也。有因湿热下流，或相火妄动而遗者，此脾肾之火不清也。有无故滑而不禁者，此下元之虚，肺肾之不固也。有素禀不足而精易滑者，此先天元气之单薄也。有久服冷利等剂，以致元阳失守而滑泄者，此误药之所致也。有壮年气盛，久节房欲而遗者，此满而溢者也。凡此之类，是皆遗精之病。然心主神，肺主气，脾主湿，肝主疏泄，肾主闭藏。则凡此诸病，五脏皆有所主，故治此者，亦当各求所因也。至若盛满而溢者，则去者自去，生者自生，势出自然，固无足为意也。因梦而出精者，谓之梦遗，不因梦而精自出者，谓之滑精。梦遗者，有情，有火，有虚，有溢。有因情动而梦者，有因精动而梦者。情动者，当清其心；精动者当固其肾。滑精者，无非肾气不守而然。"

精之遗泄，非梦即滑。肾气失固，或房劳过度，或手淫斫伐，另有湿热下注及瘀血败精，情志失调，亦致于斯。情志不调，现代医学多说是精神因素，从心养，从心治，宽心志，怡心神，常很要紧。

方药一：宁神益肾固精汤（《评琴书屋医略》方）

桑螵蛸9克　茯神10克　麦冬9克　莲子15克　酸枣仁6克
远志6克　龟甲30克　龙骨30克　石菖蒲10克　黄连3克

[服法] 水煎服，每日1剂，分2次服完。

[按语] 方用桑螵蛸、龟甲、龙骨、莲子益肾养阴固精；茯神、酸枣仁宁心神；麦冬、远志、黄连清心，交通心肾，治少眠多梦，梦则遗精，心中烦热，头晕目眩，火扰精室者；偏于水不济火者，加熟地黄、黄柏、甘草、砂仁、天冬各 9 克（三才封髓丹去人参）；取其滋水养阴，宁心益气，坚阴泻火，行滞悦脾之功。张景岳说："遗精之始，无不病由乎心……及其既病而求治，则尤当持心为先，然后随证调理，自无不愈，使不知求本之道，全持药饵，而欲望成功者，盖亦几希矣。"故宜特别注意调摄心神，尤以排除杂念，远避淫书秽画，少想少谈异性之事，清心寡欲为先。

方药二：益肾固精汤（丁甘仁方）

生地黄 12 克	山茱萸 9 克	龙骨、牡蛎各 30 克	山药 20 克
金樱子 12 克	泽泻（盐水炒）9 克		黄柏 6 克
芡实 9 克	天冬 9 克	白蒺藜 10 克	女贞子 12 克
远志 10 克	莲须 10 克		

[服法] 水煎服，每日 1 剂，每剂 2 次温服。

[按语] 林佩琴说："凡脏腑之精悉输于肾而恒扰于火，火动则肾之封藏不固。"火不动则肾不扰，肾不虚则精不滑，方集六味地黄以补肾，余有养心敛精诸品，适用于肾水不足，相火妄动，能补肾水，敛元精，安神心，清相火，可作为治遗精病的常规处方。

方药三：治肾阴亏损遗精方（施今墨方）

刺猬皮 60 克	石莲肉 60 克	韭菜子 30 克	白莲须 60 克
墨旱莲 60 克	女贞子 30 克	益智 15 克	砂仁 15 克
车前子 60 克	菟丝子 60 克	山茱萸 30 克	生龙骨 60 克

金樱子30克	牡丹皮30克	川黄柏30克	天冬30克
麦冬30克	大熟地黄60克		

[服法] 共研细末，成蜜小丸，每日早、晚各服10克。

[按语] 遗精日久，记忆力减退，或年幼少知，手淫多伤，体力日衰，遗泄频频，症偏于肾精阴分不足者，适用本方。方以六味地黄丸作基础，用刺猬皮，对梦遗者尤效。

方药四：填精固涩法（林佩琴方）

鱼鳔胶30克	龟甲60克	菟丝子（酒蒸）90克
茯苓60克	山药90克	煅牡蛎90克
莲子肉90克	熟地黄（砂仁20克拌炒）45克	

[服法] 上药共研细末，用猪之脊髓，蒸后，拌丸，如梧桐子大，每日2次，每次9克。

[按语] 本方补肾潜阳，养阴固涩，滋肾清热，填精宁心，适合治精亏而相火易动者。

方药五：桂枝加龙骨牡蛎汤加味（《临证实验录》方）

桂枝9克	龙骨30克	牡蛎30克	黄柏10克
甘草5克	乌梅30克	白芍15克	

[服法] 水煎服。

[按语] 男子遗精，临床多见矣。女性虽无精可遗，然有津可泄。《临证实

验录》载，西常村赵某，26岁。梦交泄津，夜无虚夕，已逾3年。至后，与孩吻亦泄。体倦无力，头晕嗜卧，五心烦热，善怒多疑，杂治不效。乡人愚昧，谓狐狸精作祟，求神祈巫，毫无应验，体形日瘦，容貌日憔。自视痊愈无望，不愿治疗，后其兄迫其来诊。视其舌，红瘦少津。诊其脉，弦长细数。《张氏医通》云：“肝热则火淫于外，魂不内守，故多淫梦失精。”观其脉症，初则相火失静，久则阴津亏虚，治当滋阴益津，清火宁心。拟封髓丹、增液汤加味：黄柏10克，甘草5克，砂仁4.5克，生地黄30克，玄参15克，麦冬15克，乌梅30克，白芍15克。二诊：疗疾用药三天打鱼，两天晒网，未遵余令。虽1个月仅服9剂，然梦交已明显减少。头晕减，烦热止，精神大好。其获效颇出想象。仍口干口苦，舌质红润，苔薄黄，脉象弦长。思《金匮要略》治失精梦交之桂枝加龙牡汤，具有调和阴阳，潜阳固涩之功，今阴虚症状已轻，相火亢盛亦减，阴未全内守，阳未皆固秘，投用桂枝加龙牡汤，已至其时。拟桂枝加龙牡汤加味：桂枝9克，白芍9克，甘草6克，龙骨、牡蛎各30克，乌梅15克，知母9克，黄柏9克，生姜2片，大枣6枚。5剂，后见其兄，知病已愈。

《类聚方》云：“妇人心气郁结，胸腹动甚，寒热交作，经行常愆期，多梦惊惕，鬼交漏精，身体渐就赢瘦，其状恰似劳瘵，孀妇室女，情欲妄动而不遂者，多有此症。”小说《金瓶梅》第十八回：“……厥阴脉出寸口，久上鱼际，主六欲七情所致，阴阳交争，乍寒乍热，似有郁结于中而不遂之意也，似疟非疟，似寒非寒，白日则倦怠嗜卧，精神短少，夜晚则神不守舍，梦与鬼交。”可见心有所思、所欲不遂者，久之，必致心火炎于上，相火炽于下而见梦遗。故初病火盛者清心为主，久病阴虚者滋阴为先，阴损及融者，则宜阴阳双补。多数患者有忧虑、恐惧之状，故用药同时，须释疑解惑，常有事半功倍之效。

三二 头痛（效方四则）

头痛病因虽多，终不外内伤、外感两类。五脏之精血，六腑之清阳，皆上注于头，所以头痛往往是一种症状，不能完全孤立看。

一般是病程短者，兼外感，宜疏风而易治；病程长者，为内伤，治宜详分阴、阳、虚、实、脏腑，是湿，是痰，是火，是寒，还有的是郁热、伤食、动怒、气弱、虚阳上越和伤于酒湿。总之，全面辨症，久痛者，尤要注意辨症辨病结合，中西二途，伏其所主非常重要，徒以止痛，决非良策。

方药一：菊花茶调散（印会河方）

薄荷 3 克	川芎 12 克	荆芥 12 克	羌活 10 克
白芷 9 克	炙甘草 9 克	细辛 3 克	菊花 9 克
防风 15 克	僵蚕 12 克		

[服法] 共研细末，每日 2 次，用清茶 9 克调煎服。

[按语]《和剂局方》有川芎茶调散，治外感风邪，偏正头痛，此方就是该方的加味。方中川芎、羌活、白芷、细辛、防风疏散风邪；荆芥、薄荷、菊花消散上部之风热；以僵蚕息风止痉，止痉，实际就是止痛，僵蚕味咸平，是家蚕的僵化虫体，《寒温条辨》说它是"清化之品"，对于风热、肝风都甚有效。如果是外感头痛，不是偏于寒湿的，都可用本方。兼有痰湿，脉滑，苔白而腻，有痰涎，本方可加川贝母 12 克，白术 24 克，香附 10 克，半夏 12 克；兼有面赤，口渴，发热，可加生石膏 30 克，黄芩 9 克，栀子 9 克；偏于湿重，纳呆，可加苍术 24 克，厚朴 9 克。笔者治头痛常将本方布包，合用桑叶煎汤，毛巾浸之外敷，常听到"有效"之反映。

方药二：神白散（《神巧万全方》方）

石膏 30 克	白附子 12 克	天南星 10 克	白芷 30 克
甘菊花 30 克	川芎 30 克	天麻 30 克	

[服法] 共捣为末，每天 3 次，每次 3 克，开水冲送，或用温酒调送。

[按语] 有一种头痛，现代医学称神经性头痛，中医谓为头风，临床上也辨不清寒热，可用本方。方中天麻为祛风去痛之专药，平肝潜阳；天南星、白附子、白芷、菊花均有祛风止痛的作用；石膏清热，川芎散瘀，如果能饮酒的病人，可以用酒调下，可加速药物的溶解、释放，对于原因不明的头痛，有效。笔者治山西武警部队的一位医师，头痛经久，脑电图等检查均正常，痛在前额和顶上，闷痛，烦躁，服过活血化瘀的中药，无效。诊见寒热难辨，痛为数日一发，发则烦躁，不发如常人，服本方 7 剂，症状基本消失，来复诊时云还偶感头痛，以后失去联系。

《素问病机气宜保命集》上有一方，叫"清震汤"，由升麻、苍术、荷叶 3 味组成，如果症见头痛如鸣，湿热挟痰，上冲清阳，可以加入本方，减白附子为 6 克，天南星为 3 克，并服。兼有眉棱骨痛，可合"选奇汤"（防风、羌活、黄芩、甘草），同时，减白附子、天南星的药量。

此外，有一种极顽固的头痛，屡治屡发，针灸、汤药俱不效，可用蒲辅周先生所传方，生乌头、生天南星、生白附子各等份，为细末，每用 30 克，以葱白连须 7 根，生姜 15 克，切碎捣，如泥，入药和匀，布包好蒸热，包在痛处，此法也治偏头痛，效果颇捷。

方药三：柔肝熄风汤（潘兰坪方）

生地黄 15 克	熟地黄 15 克	天冬 12 克	黑芝麻 12 克
白菊花 6 克	鲜莲叶 12 克	钩藤 9 克	玉竹 15 克

苦丁茶9克	羚羊角2.4克

[服法] 水煎服，每日1剂，分2次服。

[按语] 潘氏渭："此方养肝体，又清肝，阴虚火浮者最宜。偏正头风亦可。叶案所谓育阴降阳之所亢，柔润息风者也。"本方全系静药，清肝热，息肝风，养肝体，滋肝血。如果是高血压病的头痛，此方最宜不过。

另外，笔者治头痛，观察到许多人久患斯疾，屡服中药，"苦汤"败胃，食欲缺乏，应注意疏调中焦，秦伯未先生治头痛，注意胃滞的经验，应予重视。

尝见一种头痛，因服一些镇静催眠药所致，西医谓为组胺头痛，这种头痛也常可见到。山西太原市人民医院杜惠芳医师，用黄芩3克，羌活6克，防风6克，半夏6克，水煎服，不少患者因神经衰弱或其他原因，如风疹、荨麻疹等过敏性疾病，服了一些镇静药，服后头部疼痛，多伴头晕、闷胀不适，本方有效。

笔者曾用本方治家姐，因其为特级教员，著名小学教育家日夜操劳，劳心过度，常常失眠，常服地西泮一类药物，服后头部不适，虽睡而质量不高，择得此方，用之颇验。

方药四：羚桑化风止痛汤（吴鞠通方）

羚角9克	菊花9克	桑叶9克	苦桔梗9克
生甘草6克	牡丹皮24克	青葙子12克	薄荷10克
刺蒺藜18克	钩藤12克		

[服法] 水煎服。

[按语]《医述》谓："头痛一证，病家视其疾微而轻忽之，医家尽认伤寒而

妄治之，此辨之不可不早也。夫经言外感有头痛，内伤亦有头痛，岂容混治而无所区别？第外感头痛，有阳经、有阴经。如太阳、阳明、少阳头痛，属阳经；厥阴头痛属阴经。然其初发，身必寒热，背必酸痛，项必强痛，或目珠额痛，或耳聋胁痛，其脉必紧数。其厥阴头痛，无热，呕而吐沫。若素无头痛之患，而忽然暴发，痛兼表证，及按摩缚束而痛不定者，乃外感之头痛。治在风池、风府，调其阴阳。汗在表而散在巅；清在阳而温在阴也。内伤头痛，有阴虚，有阳虚。如火升巅顶作痛者，必烦躁内热，面赤口渴，大便秘结，其脉大数而空，或细数而弦，属阴虚。如寒冲髓海作痛者，必羞明畏寒，手足厥冷，面多青惨，大便溏泄，其脉细迟而微，或虚大无力，属阳虚。然其初发，身无寒热，神必倦怠，食必不甘。若素有头痛之患，而忽然暴发，痛无表证，及按摩缚束而痛稍缓者，乃内伤之头痛。治在水火二脏，调其营卫，补真阴而益元阳，病在上而治在下也。夫六腑清阳之气，五脏精华之血，皆会于头，为至清至高之处，故谓之元首。至尊而不可犯也。苟外因风寒雾露之触，内因痰火湿热之熏，及偏正头风之证，其痛不见杀人于数日之间。而杀人于数日之间者，则为内伤之真头痛也。盖脑为神脏，谓之泥丸宫，而精髓藏焉。"

临床辨外感内伤可根据起病方式、病程长短、疼痛性质等特点进行辨证。外感头痛，一般发病较急，病势较剧，多表现掣痛、跳痛、胀痛、重痛、痛无休止，每因外邪所致。内伤头痛，一般起病缓慢，痛势较缓，多表现隐痛、空痛、昏痛，痛势悠悠，遇劳则剧，时作时止。辨疼痛性质有助于分析病因：掣痛、跳痛多为阳亢、火热所致；重痛多为痰湿；冷感而刺痛，为寒厥；刺痛固定，常为瘀血；痛而胀者，多为阳亢；隐痛绵绵或空痛者，多精血亏虚；痛而昏晕者，多气血不足。辨疼痛部位有助于分析病因及脏腑经络：一般气血、肝肾阴虚者，多以全头作痛；阳亢者痛在枕部，多连颈肌；寒厥者痛在巅顶；肝火者痛在两颞。就经络而言，前部为阳明经，后部为太阳经，两侧为少阳经，巅顶为厥阴经。辨诱发因素因劳倦而发，多为内伤，气血阴精不足；因气候变化而发，常为寒湿所致；因情志波动而加重，与肝火有关；因饮酒或暴食而加重，多为阳亢；外伤之后而痛，当属瘀血。

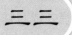

三三　口疮（效方四则）

口疮，痛有久暂，证分虚实；新发者易图，久病者难疗。其与心、脾、小肠、胃等诸脏腑息息相关，病因病机非止一端。早在《黄帝内经》中，不仅已有"民病口疮"之说，而且关于病理也有论述："诸痛痒疮，皆属于心"（《素问·至真要大论》），"膀胱移热于小肠，鬲肠不便，上为口糜"（《素问·气厥论》）。王冰注云："小肠脉，络心，循咽下膈抵胃属小肠。故受热已，下令肠隔塞而不便，上则口生疮而糜烂也。"明确指出了口疮一病与心、胃、小肠、膀胱等脏腑有关。随着医学的发展，后世对本病的认识也就更加深刻，所论也日趋完备。如《医贯》中说："口疮上焦实热，中焦虚寒，下焦阴火，各经传变所致。"

《医林绳墨》中说："五脏之气，皆统于脾。凡七情六欲五味皆能致病，治当因病而求之。"《医宗金鉴·卷四十二》中说："口糜泄泻虽云热，上下相移亦必虚，心脾开窍于舌口，小肠胃病化失职"等所云极是。在治则上，《证治汇补》更进一步指出："若服凉药不愈者，此中焦之气不足，虚火上炎，又当温补。"

由此可见，口疮多由七情失调，六欲不节，五味偏嗜引起，其病理有属热毒上攻者，有属脾胃失调、湿热蕴蒸者，有属气虚、阴虚者。属实证者，多由火热之毒或湿热蕴郁心、胃二经，上蒸口腔所致；属虚证者，以中焦虚寒，元气不足，虚火上炎为多。新病多实，久病多虚，而虚实夹杂证亦屡见不鲜矣。

方药一：治口疮方（张羹梅方）

鲜生地黄 30 克	龟甲(先煎) 18 克	黄柏 9 克	知母 9 克
黄连 3 克	草河车 24 克	板蓝根 18 克	赤芍 9 克
黑栀子 9 克	鲜石斛 18 克	人中黄 3 克	川大黄 4.5 克

［**服法**］水煎服，每日 1 剂，每剂分 2 次服。

［**按语**］其势亢盛者，概为胃热和心火两类。胃热者常并发牙龈肿痛，可应用白虎汤治疗。心火者以舌部溃疡为主，因为心开窍于舌，可应用大黄黄连泻心汤。由于热势的亢盛，必然要损伤阴分，使阴液亏损。当阴亏时，一般可应用滋阴生津的药物，如增液汤等。有些病人，由于疾病的长期反复发作，使阴液大亏，阴津不能滋养相火，使相火偏亢，则宜应用滋阴降火的药物，如大补阴丸等。

本方即系大补阴丸、大黄黄连泻心汤之属加减，当为对症之方。

☁ **方药二：三才封髓丹加减方（蒲辅周方）**

炙甘草 10 克	黄柏（盐水炒）10 克	砂仁 12 克
炒白术 20 克	党参 20 克	

［**服法**］水煎服，每日 1 剂，每剂分 2 次服。

［**按语**］斯病或热在胃，或热在脾，封髓丹之黄柏主泻相火，清湿热，又是治肠之要药；砂仁养胃醒脾，除咽喉及口齿之浮热；甘草补脾胃，清热解毒。虽其方主相火旺，肾精不固，然据蒲辅周先生数十年经验，其方之本意，乃在补土伏火，土虚则浮火上炎，故口疮反复发作，相机可酌加白术、党参以健脾；白蒺藜、菊花、钩藤以平肝；如遇阴液已耗亏者，可加煅石决明、石斛以镇浮火之上逆，养阴分之真津。

☁ **方药三：玄花口疡汤（张重华方）**

玄参 15 克	金银花 15 克	当归 18 克	制大黄 10 克
夏枯草 12 克	白芍 30 克	射干 12 克	浙贝母 10 克
桔梗 10 克	生甘草 9 克		

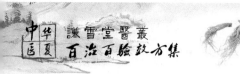

[服法] 水煎服。

[按语] 咽喉部溃疡，表现为咽痛，吞咽痛甚，妨碍进食，呼吸受阻，局部可见黏膜糜烂，片状坏死，假膜形成。在中医学中属于"口疮""喉疳"等范畴。《医宗金鉴·喉疳》曰："此证一名阴虚喉疳。……由肾液久亏，相火炎上，消烁肺金，熏燎咽喉，肿痛日增，破烂腐衣，叠若虾皮，声音雌痖，喘急多痰，臭腐蚀延，其疼倍增，妨碍饮食，胃气由此渐衰。"《寿世保元》也认为："口疮，连年不愈者，此虚火也。"本病主要由于素体不足，肝肾阴虚，肾水不能上滋于肺，或肝阴不足，肝火上炎，木火刑金，阴虚火旺，上攻咽喉，灼腐肌膜而成。若复感外邪，则出现火毒困结咽喉，肌膜大片糜碎坏死，表现为本虚而标实之象。病以阴虚为本，火毒困结为标，治疗以养阴解毒为大法，但须分缓急，如热毒炽盛，形势急迫，宜急者治其标，先予清热解毒，消肿排腐之剂，等病势得缓，危急之象得以控制，再投养阴治本之剂。

本方以《验方新编》的"四妙勇安汤"为基本方，原方由玄参、金银花、当归、甘草组成，用于治疗外科脱疽之属火毒内蕴，血行不畅者，以清热解毒为主，兼以活血止痛。方中玄参滋阴清热，泻火解毒，是治咽喉肿痛的要药，可重用20～30克；金银花清热解毒；当归活血和营；生甘草清热解毒，调和药性。全方具有抗菌消炎，镇痛镇静，消肿退热，促进溃疡愈合作用。加入大黄泻火解毒，釜底抽薪，使火从下而泄。生白芍、夏枯草泻肝，射干、浙贝母、桔梗清化痰热，祛腐排脓，消肿利咽。病情控制后，予养阴清热扶正为本。方用沙参、玄参、天花粉、当归、白芍、夏枯草、桔梗、甘草，滋阴清肺又因本病主要由于素体不足，肺肾阴虚，对病程日久，迁延不愈者，肾水愈亏，水中火发，虚火上炎。阴根于阳，阳根于阴，凡正治不效者，当从阴引阳，从阳引阴，"各求所属而衰之"（张景岳）。在滋阴清热的药中，加入肉桂一味，意在导龙入海，引火归原。肾虚真阴失守，不能潜伏孤阳，龙雷之火上升，肉桂能追复失散的孤阳，水火即归其源，阴平而阳秘，则病已。临床一般用量为1～1.5克。

150

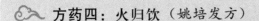

方药四：火归饮（姚培发方）

| 地黄 24 克 | 龟甲 24 克 | 珠节参 15 克 | 玄参 12 克 |
| 肉桂 10 克 | 龙骨 30 克 | 牡蛎 30 克 | 细辛 3 克 |

[服法] 水煎服。

[按语] 口疮，即口腔溃疡，此病的发生与五脏六腑有着密切的关系，脾开窍于口，心开窍于舌，肾脉连咽系舌本，两颊及齿龈属胃与大肠，任督等经脉均上络口腔唇舌。其病因病机早在《素问·五常政大论》就指出了责之于"火"，至宋代《圣济总录·口舌生疮》又指出了"又有胃气弱，谷气少，虚阳上发而为口疮者"。已认识到口疮之"火"当分虚实。明代龚廷贤在《寿世保元·口舌》中详细地叙述了口疮的证治，"口疮者，脾气凝滞，加之风热而然也，治当以清胃泻火主之，此正治之法也，如服凉药不已者，乃上焦虚热，中焦虚寒，下焦虚火，各经传变所致，当分别而治之"，纵观古代文献，口疮的发生，不外心脾积热、外感邪毒、阴虚火旺、阳虚浮火四端。临床体验，口疮早期可分为外感邪毒，脏腑郁热之实证，但迁延难愈的顽固性口疮多为素体阴虚，或热毒蕴久，暗耗真阴，导致肾阴亏损，虚火浮越，甚则阴损及阳，或过用误用寒凉药物，伐伤阳气，而使肾之阴阳两虚，进一步可发展为肾阳虚衰，寒凝血脉，而成阳虚血瘀之证，以致肌膜溃烂，久不收口。故本病的病机以肾虚血瘀为本，其病理性质属虚证或虚实挟杂证，临诊当详辨论治。对于本病的辨证，要注重以局部疮面为主，兼顾其他全身症状。对于局部疮面，着重察其色泽、大小、深浅、疮周有无红肿，疮口的疼痛程度。热毒炽盛，灼伤真阴者，其疮口红赤，并可有黄色分泌物，疮口表浅，疮周红肿，灼热疼痛，常反复发作，伴有口燥咽干，头晕耳鸣，失眠多梦，心悸健忘，梦遗腰酸，或月经不调，舌质红绛，苔少，脉细数。肾阴阳两虚者，疮口色淡或呈灰白色，大而深，无疮痂，疮口无红肿，疼痛不甚，常日久不愈，伴有面色苍白，精神不振，口淡肢冷，舌质淡胖，苔薄

白，脉沉细，或浮大无力。肾虚血瘀者，局部疮面深陷如坑，色淡，疮周色紫，压之不退色，疮痂色黑，轻微疼痛，疮口日久不愈，伴有面色晦黯，口干但欲漱水不欲咽，腰酸腿软，耳鸣健忘，脱发，小溲清长，阳痿或经闭，舌质黯红，或青紫，苔薄白，脉细涩。

顽固性口疮的发病规律，总是先为热毒内蕴，真阴亏耗，阴虚火旺，然后阴损及阳，阴阳俱虚，最终导致肾虚血瘀。另一方面，本病患者在发病之初，多经予清热解毒，滋阴降火等治疗，热毒大多已补清泻，但真阴往往多被灼烁，以致虚火浮越；或过用寒凉药物，阳气耗伤，而成阴阳两虚之证。由此可见，本病的发生是以耗伤肾精为基础的，故补肾填精法可贯穿于治疗的始终，也是本病治疗的宗旨。本方用地黄、龟甲毓阴补肾，壮水之主，以制阳光；珠节参、玄参以滋阴降火，解毒生肌；龙骨、牡蛎敛阴潜阳，生肌敛疮；肉桂借咸寒滋肾之力，引入肾宅，而安肾阳，使真阳归原；细辛引药入肾，解毒疗疮。整个方药于壮水兹肾中，稍佐以助阳之品，以引水归原，导龙入海。口疮反复发作，热毒炽盛，阴伤不甚者，加知母、黄柏、板蓝根等，以助清热解毒之功；热毒已泄，阴虚为主者，加石斛、黄精等，以增滋阴填精之力。对于口疮久溃不敛，阴损及阳，阴阳两虚者，"火归饮"去珠节参、龙骨，加附子、升麻等，以温阳固元，升阳解毒。若为肾虚血瘀而致口疮反复或日久不愈者，"火归饮"加生黄芪、益母草、丹参，以益气活血，祛瘀生新，托毒生肌。

三四 牙痛（效方四则）

《四圣心源》谓："牙痛者，足阳明之病也。手阳明之经，起于手之次指，上颈贯颊而入下齿。足阳明之经，起于鼻之交频，下循鼻外而入上齿。手之三阳，阳之清者，足之三阳，阳之浊者。浊则下降，清则上升，手阳明升，足阳明降，浊气不至上壅，是以不痛。手阳明以燥金主令，足阳明以戊土而化气于燥金，戊土之降，以其燥也。太阴盛而阳明虚，则戊土化湿，逆而不降，并阻少阳甲木之经，不得下行。牙床者，胃土所司，胃土不降，浊气壅迫，甲木逆冲，攻突牙床，是以肿痛。甲木化气于相火，相火失根，逆行而上炎，是以热生。虫牙者，木郁而为蠹也。甲木郁于湿土之中，腐败蠹朽，故虫生而齿坏。"牙痛或因风，或因热，或因火，也有阴亏、髓空者，治应酌分，用药多为疏散，清消及滋润之属。

方药一：泻胃汤（《万病回春》方）

当归 15 克	川芎 10 克	芍药 15 克	生地黄 15 克
黄连 5 克	栀子 9 克	防风 9 克	牡丹皮 10 克
荆芥 12 克	薄荷 6 克	甘草 9 克	

[服法] 水煎服，每日 1 剂，每剂分 2 次服完。

[按语] 方以当归、芍药、地黄、川芎、黄连凉血活血、清热涤邪；以防风、荆芥、薄荷疏风散风，并行走于上，很适合治一般牙龈肿痛。齿者，骨之余，肾之标，寄养在龈。上龈属足阳明胃经，下龈属手阳明大肠经。风邪外袭，内外并热，牙痛或龈溃，取足阳明之胃经。偏于风火者，加生石膏 30 克，能提高清胃火的疗效。

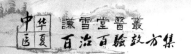

方药二：加减竹叶石膏汤（钟春帆方）

竹叶 6 克	薄荷 4.5 克	细辛 2.4 克	玄参 12 克
麦冬 9 克	金银花 9 克	生石膏 15 克	人参叶 9 克

［服法］水煎服，每日 1 剂，每剂分 2 次服。

［按语］方用竹叶、石膏、薄荷，散上焦之风热；玄参、麦冬、金银花、参叶生津润燥，滋阴降火，牙痛连连，细辛可除。全方治风热牙痛之偏于阴虚，症见牙龈肿痛，口干咽燥，尿短赤者，可用之。另，张景岳之玉女煎，也是此意，凡少阴不足，阳明有余，肾虚水亏，颇有功效。

方药三：黄连栀子生地汤（杜惠芳方）

黄连 12 克	栀子 6 克	生地黄 20 克

［服法］水煎服，1 日 2 次，早晚各 1 次。

［按语］牙龈肿痛，多是内热上炽，治当清热解毒，养阴生津。本方黄连、栀子，治一切火邪；生地黄养阴。杜氏临床，用此方法治本病，常常获效。

另，据杜氏介绍，牙跟肿痛，用日常生活中的黑豆，以酒煮，用煮下的汤液漱口，往往漱漱即愈。

方药四：谢氏齿痛汤（谢利恒方）

石膏 12 克	生地黄 6 克	荆芥 3 克	防风 3 克
牡丹皮 3 克	生甘草 1.5 克		

［服法］水煎服。

[按语] 主治风火牙痛。本方由《兰室秘藏》清胃散、《景岳全书》玉女煎、《外科证治全书》牙痛饮等方衍化而来，并综合了古今治疗牙痛方的经验。方中石膏、荆芥、防风，以疏风，生地黄、牡丹皮合生甘草以凉血祛瘀，缓急止痛。谢氏指出："以此四味为主，再按各经加药。"若痛属心，加川黄连、麦冬；痛属肾，加黄柏、知母；痛属胆，加羌活、龙胆草；痛属肝，加柴胡、栀子；痛属大肠，加枳壳、大黄；痛属肺，加黄芩、桔梗；痛属胃，加白芷，川芎；痛属脾，加白术；左右齿痛，加香附、川芎；下齿痛，加赤芍、白术。

三五　眩晕（效方九则）

《鸡峰方》云："夫风眩之病，起于心气不足，胸中蓄热而实，故有头风面热之所为也。痰热相感而动风，风与心火相乱则闷瞀，故谓之风眩闷瞀也。又云：头风目眩者，由血气虚，风邪入脑，而牵引目系故也。五脏六腑之精，皆上注于目，血气与脉并上为目系属于脑，后出于项中，血脉若虚，则为风邪所伤，入脑则转，而目系急，故成眩也。诊其脉洪大而长者，风眩也。"

眩晕虽为风病，而有内外之分。鸡峰所谓痰热相感而动风，是风自内而生。血气虚风邪入脑，是风从外而入。内风多从热化，引之则弥盛；外风多从虚入，清之则转加。二者不可不辨。《素问》云："头痛巅疾，下虚上实，过在足少阴巨阳，甚则入肾，徇蒙招尤，目瞑耳聋，下实上虚，过在足少阳厥阴，甚则入肝。下虚者，肾虚也，故肾虚则头痛；上虚者，肝虚也，故肝虚则头晕。徇蒙者，如以物蒙其首，招摇不定，目瞑耳聋，皆晕之状也。"高鼓峰说："肾阴不足，三阳之焰，震耀于当前，中土虚衰，下逆之光，上薄于巅顶，阴虚而眩者，目中时见火光，土虚而眩者，必兼恶心呕吐也。"

中土虚衰，不能下蔽真阳，则上乘清道，所谓上入之光。然亦有中虚肝气动而晕者，如土薄则木摇。大抵眩晕多从肝出，故有肝虚头晕，肾虚头痛之说，虽亦有肝病头痛者，要未有眩晕而不兼肝者。《圣济总录》云："风头旋者，以气虚怯，所禀不充，阳气不能上至于脑，风邪易入，与气相鼓，致头旋而晕也。亦有胸膈之上，痰水结聚，复犯大寒，阴气逆上，风痰相聚而结，上冲于头，亦令头旋。"

眩晕即眼花、头晕，常与头痛并现。病机有虚有实，虚多在气血，实多在肝郁。也有髓海空虚，脾湿阳困，痰湿中阻者临床上亦多相兼为病。虽是相兼，也有偏于那类的分别，治疗宜有所侧重。人到中年以后，本证发病率渐高，应慎防高血压、脑中风，并应节食膏脂和戒酒。

方药一：晕眩煎（陈莲舫方）

生地黄 30 克	西洋参 9 克	沙苑子 10 克	白蒺藜 10 克
黑豆 30 克	半夏 10 克	川贝母 10 克	桑寄生 15 克
杜仲 12 克	肉苁蓉 15 克	白芍 30 克	菊花 10 克
梧桐花 9 克	化橘红 9 克	木瓜 12 克	丝瓜络 6 克
磁石 15 克	竹茹 12 克		

[服法] 水煎服，每日 1 剂，每剂分 2 次服。

[按语] 本方以生地黄、洋参、肉苁蓉、白芍、梧桐花养阴；黑豆、杜仲、桑寄生补肝肾；蒺藜、菊花平肝散风；磁石、木瓜、瓜络潜降通络，余味温化痰湿，俟痰化、风息、阳潜、阴填，何眩何晕不除？大凡眩晕者，非一朝一夕之病，久病者，多脏受累，病因繁杂，用药少易顾此失彼，如果使用大方，往往可收稳妥周全之效。故贺本绪先生谓："久病用大方"，此方之谓也。

方药二：羚羊角汤（费伯雄方）

羚羊角粉 1.5 克	龟甲 18 克	生地黄 24 克	白芍 30 克
牡丹皮 15 克	柴胡 15 克	薄荷 3 克	菊花 9 克
蝉蜕 6 克	大枣 5 枚	夏枯草 10 克	生石决明 18 克

[服法] 水煎服，每日 1 剂，分 2 次服完。

[按语] "诸风掉眩，皆属于肝。"高血压病，头晕目眩，心悸失眠，耳鸣头痛，治宜潜阳育阴，本方以羚羊角祛肝风，决明子镇肝阳，柴薄散肝火，余味滋养肝阴、肾阴，清肝益肾，平晕除眩。如挟气火，务求一通。通不仅在便，还在通调，兼目赤、口苦，加龙胆草 6 克；兼尿赤，加木通 5

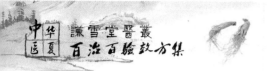

克。又益阴以潜阳，阴津复则滋养有力，浮阳之火气不易窜扰，阴则得平，阳则得秘。

☁ 方药三：清泄肝胆方（印会河方）

柴胡 15 克	黄芩 10 克	半夏 12 克	青皮 9 克
枳壳 9 克	竹茹 9 克	龙胆草 9 克	栀子 9 克
蔓荆子 12 克	苍耳子 9 克	大青叶 15 克	

[服法] 水煎服，每日 1 剂，分 2 次服完。

[按语] 本方清泄肝胆，主治内耳性眩晕。症见头晕目眩，羞明畏光，耳胀耳鸣，口苦或呕。以柴胡、黄芩、栀子、龙胆泄火热；半夏、竹茹清痰热；青皮、枳壳下气降气；大青叶清热解毒，如属本病，可迳投本方，勿加潜降之品，若加之，反使疗效减低，宜留意之。

☁ 方药四：清痰汤（曹惕寅方）

赭石 12 克	沉香屑（后下）1.5 克		橘红 4.5 克
生紫菀 6 克	竹沥（分 2 次冲服）1 支		杏仁 12 克
枳壳 4.5 克	郁金 6 克	胆南星 6 克	竹沥半夏 10 克
煅石决明 15 克	杭菊花 12 克	秦艽 6 克	桑枝 30 克

[服法] 水煎服，每日 1 剂，分 2 次服完。

[按语] 症见胸闷恶心，苔白腻，头如蒙，现代医学称梅尼埃综合征，多是痰浊蒙蔽清阳，偏于痰浊不降，气机不利，宜用本方。本方集燥湿、化痰、平逆、疏气于一方，标本治。如果高血压性痰湿眩晕，曹惕寅先生另以阳和膏贴两足心，或每晚服药后，温水浸足 50 分钟，以引火下行，导药下降，疗效必佳。

另，华岫云谓："诸风掉眩，皆属于肝，头为六阳之首，耳目口鼻皆系清空之窍，所患眩晕者，非外来之邪，乃肝胆之风阳上冒耳，甚则有昏厥跌仆之虞。其症有挟痰、挟火、中虚、下虚、治胆、治胃、治肝之分。火盛者，先生（指叶天士——编者按）用羚羊、山栀、连翘、天花粉、玄参、鲜生地、丹皮、桑叶，以清泄上焦窍络之热，此先从胆治也。痰多者必理阳明，消痰如竹沥、姜汁、菖蒲、橘红、二陈汤之类。中虚则兼用人参，外台茯苓饮是也。下虚者，必从肝治，补肾滋肝，育阴潜阳，镇摄之治也。至于天麻、钩藤、菊花之属，皆系熄风之品，可随症加之。"条分缕析，亦可参考。

方药五：钩藤菊槐降压汤（顾兆农方）

钩藤(后下)20克	菊花12克	槐花15克	山楂15克
地龙15克	黄芩15克	玄参15克	丹参20克
山茱萸15克	酸枣仁（冲）15克	独活20克	大蓟15克

[服法] 水煎服。

[按语] 高血压属中医学"眩晕""头痛"等范畴，症见头昏、头痛、健忘、失眠、烦躁、易怒、四肢麻木，甚至口眼㖞斜、中风昏厥，或心悸胸痹，舌红苔黄，脉弦数。多由肝郁化火、肝肾亏虚、痰滞血瘀、肝阳上亢所致，治疗宜平肝息风、滋阴潜阳、除痰化瘀。方中钩藤、菊花、地龙平肝息风为君药；黄芩清肝泻火，山茱萸、玄参滋水涵木、润燥共为臣药；丹参、山楂、槐花、大蓟化瘀通络为佐药；独活祛风除湿止头痛，入肾经为使药。诸药共奏平肝息风、滋阴潜阳、化瘀通络之功效。现代药理研究认为，菊花、槐花、山楂、大蓟有降压降脂作用；山茱萸、黄芩可降压利尿；黄芩、地龙、独活、酸枣仁能镇静止痛；菊花、山楂、独活可改善血液循环；黄芩有降低血管通透性的作用。方中药物一药多功能，既符合中医基础理论，又符合现代药理学。体虚加黄芪、当归；腰酸痛加杜仲、桑寄生；眩晕加夏枯草、天麻；烦躁加栀子、茵陈；盗汗加地骨皮、麻黄根；便秘加郁李仁；浮肿或便溏加猪苓、泽

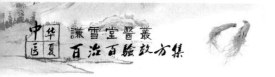

泻；头痛加白蒺藜、豨莶草；失眠加夏枯草、何首乌。

方药六：定眩降压汤（金寿山方）

桑寄生 30 克	炒黄芩 9 克	夏枯草 9 克	钩藤 12 克
生石决明 15 克	赤芍 9 克	大生地黄 15 克	
童子尿浸益母草 30 克		全当归 9 克	珍珠母 15 克
首乌藤 12 克			

[服法] 水煎服。

[按语] 主治眩晕，肢麻，寐不安，大便干燥，脉右弦细，左弦，苔薄黄而糙。肝阴虚，肝阳亢。本病以风、痰、瘀、虚共依共存为其基本病机，临床表现以虚实挟杂最为常见。李东垣强调"眼黑头眩，虚风内作，非天麻不能除"，《本草纲目》记载钩藤主"大人头旋目眩，平肝风""钩藤通心气与肝木，风静火息，则诸症自除"。昔朱丹溪治妇人带下头眩，专治带而眩自安。盖头眩、头痛、咳嗽，病之标也。经曰："治病必求其本。"通用之方是二陈汤。七情为甚，加丁香、砂仁、白术；风痰为甚，加天麻、白附子、荆芥、防风；寒痰为甚，加干姜，高良姜；热痰为甚，合解毒汤；湿痰为甚，合芎辛汤；停水心悸为甚，合五苓散；酒食伤为甚，加干生姜。胸中宿痰，眼涩、手麻痹、发脱、健忘者，用本方探吐，吐后宜服清上辛凉之药调之。气虚为甚，倍参；血虚为甚，倍芎、归；痰盛为甚，加竹沥、姜汁；火盛为甚，加童便。如眩晕、气上冲胸、战摇者，宜用茯苓桂术甘草汤。

方药七：升举清阳汤（路志正方）

| 炒荆芥穗 8 克 | 葛根 15 克 | 蔓荆子 10 克 | 炒蒺藜 12 克 |
| 姜半夏 12 克 | 天麻 12 克 | 茯苓 30 克 | 生白术 15 克 |

天南星 10 克　　白僵蚕 10 克　炒杏仁 9 克　　炒薏苡仁 30 克

苏荷梗各 12 克　茵陈 12 克　炒枳实 15 克　生龙骨、牡蛎各 30 克

[服法] 水煎服。

[按语] 路氏为中国首届国医大师，其为一代医宗。极好学、深思，于学有卓见。方宗东垣法，套仲景意，揉而自成方，临床多有验案。

方药八：茶饮方

荷叶 6 克　　　苍术 8 克　　　升麻 3 克　　　炒薏苡仁 20 克

清半夏 8 克　　茯苓 15 克　　竹茹 10 克　　玉米须 15 克

佛手 6 克　　　甘草 2 克　　　生姜 1 片

[服法] 随意饮服。

[按语] 眩晕一证，虽分风、痰、瘀、虚等不同证型，但按升降理论，不外升多降少（如肝升太过）和升少降多（气血不足）。眩晕、耳鸣，劳心过度，精血暗耗，髓海失养，经云："上气不足，头为之苦倾，脑为之苦鸣，目为之眩"，清气不升，朱丹溪谓"痰之为物，随处升降，无处不到"，所以应有痰浊上犯之证，路老用清震汤（升麻、荷叶、苍术）合荆芥穗、葛根、白僵蚕等风类药助其阳以升清气，半夏天麻白术汤化痰降其浊，全方以升清阳为主，佐以降浊，可谓升降相依，清阳得生，浊阴得降，眩晕得除。

方药九：耳源性眩晕汤（黄文东方）

珍珠母 30 克　稽豆衣、菊花、白芍、姜竹茹、茯苓、白蒺藜、旋覆花(包)、青皮、陈皮各 9 克　赭石 30 克　生姜 3 片　佛手 9 克

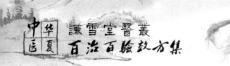

［服法］水煎服。

［按语］本病系指前庭迷路感受异常引起的眩晕。当发生迷路积水（梅尼埃综合征）、晕动病（晕舟车病）、迷路炎、迷路出血或中毒、前庭神经炎或损害，中耳感染等都可引起体位平衡障碍，发生眩晕。由于前庭核通过内侧束与动眼神经核之间有密切联系，因此，当前庭器受到病理性刺激时，常发生眼球震颤。

耳源性眩晕的主要表现为发作性眩晕，听力减退及耳鸣，重症常伴有恶心，呕吐，面色苍白，出汗等迷走神经刺激现象，可发生水平性或水平兼旋转性眼球震颤。一次发作的时间较短，病人常感物体旋转或自身旋转，行走可出现偏斜或倾倒，发作中神志清醒。

三六 癫狂痫（效方四则）

癫、狂、痫三证，都属神志失常。癫狂多痰火气郁，病在心脾、肝胆；痫多是由痰，或脑部损伤，遗传因素，正气不足。三证初发多实，治宜安神定志，佐以清疏；病久，则表现复杂，顽固至极，不易调治，亦不易速效，总宜根据病情，调理阴阳，健脾益气，或扶养正气，活血逐瘀而综合治之。

方药一：柴胡龙骨牡蛎汤（张仲景方）

柴胡 15 克	龙骨 30 克	牡蛎 30 克	黄芩 10 克
党参 20 克	生姜 5 克	茯苓 15 克	桂枝 6 克
大黄 7 克	半夏 12 克	大枣 10 枚	

[服法] 水煎，大黄后下，每日 1 剂，每剂分 2 次服。

[按语] 治神经系统疾病，或是精神分裂症，或是癫，或是其他精神病，本方系第一方，基本方。说其为第一方，不仅是说其方学最早，而且其之功效，往往出人意料。日本尾台榕堂《类聚方广义》用其方治狂证；日本中神琴《生生堂治验》用其方治癫痫，疗效皆卓。

本方是小柴胡汤去甘草，加桂枝抑上冲之气；龙骨、牡蛎摄纳浮阳；半夏、茯苓配龙骨、牡蛎，豁肝胆之惊痰，又导以大黄，痰滞得以下行。原方铅丹不可轻用，故宜弃之。总的方义，为和解肝胆，协调上下，潜阳息风，因其势而利导之，使窒滞之机得以通畅，横姿之势得以柔收，治癫狂，平痫疾。说其方为基础方，笔者治佟姓农妇，山西繁峙人，其夫携其来诊，患精神分裂症 7 个月余，住精神病院 2 个月，神情呆，狂劲一来，不避亲疏，谩骂、打人、摔东西。其体质尚壮，每天早上能自己跑三四里地，并患有小腹痛，白带多。遂疏3方，取联合方组意，第1天服第一方；第2天服第二方；第3天服第三方。3天过后，又轮回一次，周而复始，以服20轮。第一方，就是柴胡龙骨牡蛎汤；第二方为甘麦大枣汤〔甘草15克，大枣10枚（劈开），小麦300克〕；第三方为百合地黄汤（百合30克，生地黄24克）。中间服过3天控涎丹，如此，基本不动方，共服用30余轮，患者眼神恢复常态，无发作，归家后，再无来诊。所用控涎丹，亦称妙应丸，实乃圣药。李时珍说："此药数服，其病如失。"清代医家王洪绪，时贤洪哲明，皆颇推重此方，赞其力雄功伟，验之临床，信不欺我。

方药二：除痰降火方（印会河方）

柴胡9克	黄芩15克	半夏12克	青皮9克
枳壳9克	竹茹9克	龙胆草9克	栀子9克
珍珠母（先下）30克		礞石滚痰丸（先下）10克	
石菖蒲12克	远志6克	天竺黄9克	制南星6克

[服法] 水煎服，每日1剂，清晨服完。

[按语] 本方重点在于除痰浊之逆，降火邪之狂乱。症见失眠多梦，头痛昏胀，烦躁易怒，惊恐则狂乱，舌红苔黄，大便干结，脉弦有力，可用本方。方以柴胡、黄芩、栀子、龙胆草清降肝火；青皮、枳壳，行气以去痰热，半夏、竹茹、石菖蒲、远志、天竺黄、南星以除痰开窍；珍珠、礞石，除痰镇肝，滚痰丸并能治顽痰怪病，因其攻下，服后腹部稍觉不适，夜间影响睡眠，故宜早上服药。凡狂躁、抑郁、惊恐、失眠、乱梦而大便干结者，皆可使用。

方药三：生铁落饮（《医学心悟》方）

天冬（去心）12克　　麦冬（去心）12克　　贝母12克

胆南星 7 克	橘红 9 克	远志肉 12 克	石菖蒲 12 克
连翘 12 克	茯苓 15 克	茯神 10 克	玄参 9 克
钩藤 10 克	丹参 15 克	朱砂 0.3 克	

[服法] 水煎服。

[按语] 用生铁落煎熬三炷线香，取此水煎药，服后安神静睡，不可惊骇叫醒，犯之则病复作难乎为力。凡狂症，服此药 30 余剂而愈者多矣，若大便闭结，或先用滚痰丸下之。经云：重阴为癫，重阳为狂。而痫症，则痰涎聚于经络也。癫者，痴呆之状，或笑或泣如醉如梦，言语无序，秽洁不知，此志愿太高而不遂所欲者，多得之，安神定志丸主之。狂者，发作刚暴，骂詈不避亲疏，甚则登高而歌，弃衣而走，逾垣上屋，此痰火结聚所致，或伤寒阳明邪热所发。痰火，生铁落饮、滚痰丸，并治之；伤寒邪热，大承气汤下之。痫者，忽然发作，眩仆倒地，不省高下，甚则抽掣，目斜、口内痰涎直流，叫喊作畜声。医家听其五声，分为五脏，如犬吠者，肺也，羊嘶者，肝也，马鸣者，心也，牛吼者，脾也，猪叫者，肾也。虽有五脏之殊，而为痰涎则一，定痫丸主之。既愈之后，则宜用河车丸以断其根。

又，《叶选医衡》说："癫、痫、狂，三证不同，而方书或言癫痫，或言风痫，或言风癫，或言风狂，每致混淆无别。盖痫归于五脏于心，故立言之家。癫狂可以合论者，以癫为阴而狂为阳，则对待立名，互相阐发也。痫证则自有阴阳之分，迥与二证不同，所宜特立一门也，姑撮其要言之。癫者，或悲或笑，或歌或泣，如醉如痴，言语不分次序，处境不分秽净，积年愈难，此志愿不遂者多有之。狂者，猖狂刚暴，妄见妄言，骂詈不避亲疏，抵触不畏水火，甚则弃衣而走，登高而歌，逾墙上层，非力所能，如有邪附，此伤寒阳明内实才多有之。《黄帝内经》云：暴怒伤肝，以肝气逆而血乱也；暴喜伤阳，以心气缓而神逸也。又云多阳者多喜，多阴者多怒，是以《难经》亦以喜怒分阴阳，而未尝以寒热分阴阳也。癫狂之证，皆名失心，心主不明，则十二官危，故视听言动，皆失其职。初病者，宜泻其实；久病者，

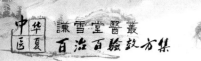

宜安其神，此治法之大概也。"

方药四：麝香丸方（《三指禅》方）

法半夏12克	胆南星15克	陈皮12克	枳实10克
麝香0.3克	茯苓15克	青皮10克	炙甘草10克
生姜汁10克			

[**服法**] 水煎服。

[**按语**] 诸痫病发，卒倒抽掣，叫吼吐涎。溯其源，卒倒无知者，痰迷心窍也；搐搦抽掣者，风入肝经者多。名虽不一，不外心肝二经。经曰："脉滑大，久自已；脉坚小，死不治。"有的病人得之胎前，儿在母腹，其母猝然受惊，痰气逼入心肝，与本来气血搏见成窠，此甚难治。有得之怀抱者，小儿心肝有余，神气不足，偶有所触，风动于肝，火发于心，神不守舍，痰涎蔓衍，浸淫乘其隙而入，亦为难治者也；有得之成人者，外感风寒，内伤饮食，逆于脏气，闭塞诸经，郁而生痰，胶固心肝，此无不可治者。前人说："夫有桀骜不驯之虏，必恃斩关夺隘之才；有顽梗难化之枭，必须执锐披坚之勇。盖负劲敌，非诗书所能启牖，仁义所能渐摩，礼乐所能陶淑，不得不挽强弓，操毒矢，以摧其锋而捣其窟。痰之凝结心肝，就是病之由是。而药之剽悍之性，直抵巢穴而能杀伐者，惟礞石与麝香。两药确能可以拨乱而反正，能平肝下气，为治惊利痰之圣药。"

三七　腰痛（效方五则）

腰痛一症，《七松岩集》谓："然痛有虚实之分，所谓虚者，是两肾之精神气血虚也，凡言虚证，皆两肾自病耳。所谓实者，非肾家自实，是两腰经络血脉之中，为风寒湿之所侵，内岔挫气之所碍，腰内空腔之中，为湿痰瘀血凝滞不通而为痛，当依脉证辨悉而分治之。"

治腰痛法，补虚为先，初病还要兼及疏络，久病总在补肾、养血。

方药一：杜仲寄生丸（张简斋方）

橘核 24 克	桑寄生 60 克	当归 75 克	桂枝 24 克
白芍 60 克	秦艽 60 克	杜仲 90 克	炒牛膝 10 克
茯苓 60 克	甘草 50 克	干姜 30 克	防风 45 克
地黄 90 克	细辛 15 克	川芎 60 克	

[服法] 共研末，水泛为丸，如梧桐子大，每日服 2 次，每次服 10 克，或是温水送服，或用温酒送服。

[按语] 本方以四物汤、秦艽养血祛风；桂枝温经散寒；防风、细辛散风除湿；姜片、茯苓温脾除湿；杜仲、牛膝强筋骨、补膝腰；橘核疏络。全方补肾养血，祛风寒湿痹，临床用于腰背酸痛、背连颈痛，颈椎病、脊柱炎，尤以风湿性者，可酌用之。

方药二：青娥丸（《太平惠民和剂局方》方）

核桃 20 枚	补骨脂 180 克	杜仲 500 克	大蒜 60 克

[**服法**] 补骨脂用酒 60 毫升炒，研粉；杜仲用生姜汁 20 毫升炒研粉；大蒜熬成膏状，核桃捣烂如泥，熔干研粉，水泛为丸，每日服 1 次，每次服 6 克。

[**按语**] 方以杜仲补肾强筋；核桃、补骨脂益命门强身；大蒜辛温逐寒，全方偏燥，主祛寒逐湿，适用于风湿性腰痛，阴天则痛绵绵，腰如束坠五百钱等。

方药三：聚宝丹（顾靖远方）

木香 40 克	沉香 36 克	砂仁 100 克	麝香 9 克
延胡索 30 克	乳香 45 克	没药 45 克	血竭 9 克

[**服法**] 研末，水泛成小丸，朱砂为衣，每日服 1 次，每次服 6 克。

[**按语**] 方以木香、沉香调气；麝香辛香止痛；乳没活血；血竭散瘀，顾靖远云："此方气血兼理，治诸痛确效，以风痛必因气滞血凝故也。"本方不仅可以治内挫腰痛，还可泛用于其他跌打损伤诸症。

另，如腰痛牵腿，喜得热熨，可用独活汤予之；如腰痛下坠，身体沉重，可用苍白二陈汤加独活治之；若因跌闪挫仆，瘀积于内，可用王清任之身痛逐瘀汤予之。

方药四：地龙舒腰汤（施维智方）

麻黄 3 克	当归 9 克	赤芍 4.5 克	制川乌 4.5 克
制乳香、没药各 4.5 克		广地龙 6 克	防己 12 克
威灵仙 4.5 克	川牛膝 4.5 克	木瓜 4.5 克	三七粉（吞）4 克

[**服法**] 水煎服。

[**按语**] 本方主寒痹型腰部剧痛，不能转侧，行走困难，遇寒则剧，得热

则缓，脉沉，苔白。散寒止痛，活血通络。《四圣心源》说："腰痛者，水寒而木郁也。木生于水，水暖木荣，生发而不郁塞，所以不痛。肾居脊骨七节之中，正在腰间，水寒不能生木，木陷于水，结塞盘郁，是以痛作。木者，水中之生意，水泉温暖，生意升腾，发于东方，是以木气根荄下萌，正须温养，忽而水结冰澌，根本失荣，生气抑遏，则病腰痛。腰者，水之所在，腹者，土之所居。土湿而木气不达，则痛在于腹；水寒而木气不生，则痛在于腰。然腰虽水位，而木郁作痛之原，则必兼土病。盖土居水火之中，火旺则土燥，水旺则土湿，太阴脾土之湿，水气之所移也。土燥则木达而阳升，土湿则木郁而阳陷。癸水既寒，脾土必湿，湿旺木郁，肝气必陷，陷而不已，坠于重渊，故腰痛作也。色过而腰痛者，精亡而气泄也。精，阴也，而阴中之气，是谓阳根。纵欲伤精，阳根败泄，变温泉而为寒冷之渊，化火井而成冰雪之窟，此木枯土败之原，疼痛所由来也。缘阴阳生长之理，本自循环，木固生火，而火亦生木。少阴之火，升于九天之上者，木之子也；少阳之火，降于九地之下者，木之母也。其生于水者，实生于水中之火。水中之阳，四象之根也，《难经》所谓肾间动气，生气之原也。"临床见腰软，湿气袭于少阳经络之中肾着者，《金匮要略》用甘姜苓术汤，就是肾着汤。如肾虚风袭，腰背软痛，用安肾丸。凡见腰胯痛，寒湿流注于足少阳之经络者，盖腰乃胆经之所过，因受寒湿，结滞于骨节而痛，用渗湿汤去橘红加肉桂。有痰滞经络，导痰汤加减。若肾肝伏热，用姜汁炒黄柏、酒防己，少加肉桂。若腰胯连脚膝晓夜疼痛者，肾虚风毒乘之，可用杜仲散加补骨脂，老人肾虚腰痛连膝痛者，可用二至丸。

方药五：疏风活血汤（施维智方）

防风4.5克	独活4.5克	秦艽4.5克	当归9克
赤芍4.5克	川芎4.5克	威灵仙4.5克	五加皮4.5克
川牛膝9克	防己12克	桑寄生9克	川续断9克

[服法] 水煎服。

　　[**按语**] 主风痹型腰痛或腰腿酸痛，酸胀不舒，游走不定，痛无定处，弯腰欠利，下肢麻木，行走乏力，脉浮，苔白。拟疏风通络，和营活血，疏风活血汤为主。腰痛立法，首先要明确腰痛所发生的原因，然后审因论治，辨证立法。腰痛之因可概括为三类四型。三类即损伤性腰痛、外感性腰痛与内伤性腰痛。四型即一为气滞血瘀型；二为风寒闭塞型；三为痰湿互阻型；四为肾气亏损型。立法则依据辨证特点，对不同类型腰痛，采取不同的治疗方法。气滞血瘀型腰痛，可用此法，以气为主以血为先；风寒闭塞型腰痛，常运用此法，用药取太阳伤寒主方麻黄汤之意，又取麻黄附子细辛汤之理，用制川草乌易附子，以温少之经，引太阳督脉之阳气，达到温通散寒、通络止痛之功；痰湿互阻型腰痛，可用此法，方用调中保元汤加减，意在脾肾兼顾、标本同治肾气亏损型腰痛，可用此法，以温肾补虚，固腰息痛之法，意在治病求本。

　　要诀有四：一是气血兼顾，以气为主，以血为先；二是注重兼邪的治疗，治疗毋忘风寒痰湿；三是脾肾兼顾、标本同治，治病必求于本；四是突出通字，以通为治，以治求通。

三八 痹证（效方六则）

痹证，包括风湿性、类风湿关节炎，可发于全身许多骨关节部位，临床上还有肌肉部位，如双手前臂下端、背部、腰部等，出现酸痛、麻木、重着及遇阴雨天气和着受凉风则甚，诸症，也应划入本证。

痹证之治，宜首辨风寒湿痹与热痹之不同，关节红肿，定是热痹；酸痛游走，定是行痹。痛之延久，尚应辨识气血、脏腑之虚亏。"治行痹者，散风为主，而以除寒祛湿佐之，大抵参以补血之剂，所谓治风先治血，血行风自灭也。治痛痹者，散寒为主，而以疏风燥湿佐之，大抵参以补火之剂，所谓热则流通，寒则凝塞，通则不痛，痛则不通也。治着痹者，燥湿为主，而以祛风散寒佐之，大抵参以补脾之剂，盖土旺则能生湿。而气足自无顽麻也"。（程国彭语）

方药一：行痹主方（顾靖选方）

秦艽 12 克	续断 30 克	当归 24 克	没药 12 克
威灵仙 12 克	松节 15 克	晚蚕沙 15 克	羌活 12 克
防风 12 克	桑枝 30 克	虎骨（酥）10 克	

[服法] 以桑汁煎汤，代水煎药，每日 1 剂，每日服 2 次。

[按语] 痹证，总由感受风、寒、湿、热所致，故祛风、散寒除湿、清热以及疏经通络为治痹基本原则。行痹以风为主，故祛风通络，散寒除湿为总治。方中虎骨一味，已不可得，如痹以上肢为甚，可加川芎、姜黄，倍羌活；腰膝为甚，加牛膝、杜仲、萆薢；关节红肿，加生地黄、黄芩。

顾氏治痛痹，以本方加桂枝 12 克，倍当归，并用蚕沙炒热外熨患部，治

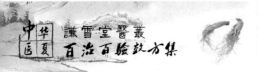

着痹，以本方加苍术、茯苓、泽泻、天麻。

　　是方若治痛痹、顽麻，病甚者，可用水、白酒各半煎药，而据笔者经验，治痹必加防己，防己除湿利水，性险而健，善走下行，配合除风散寒药，极是通窍利通之品，尤对偏于湿热者适用。

方药二：蠲痹汤（程国彭方）

羌活、独活各15克		肉桂心5克	川芎12克
桑枝15克	乳香6克	秦艽12克	当归24克
炙甘草10克	木香10克	海风藤15克	

　　[服法] 水煎服，每日1剂，分2次服。

　　[按语] 现代所谓"关节炎"就是"痹证""历节风"范畴内的一种。骨为肾所主，灌注渗润之液为血之所属，心之所主；关节之韧筋，为肝之所主，故关节炎与肾、心、肝关系极密。古谓"历节"，就是关节有漏沥之意。

　　中医历来分类甚多，临床观察，可概分为两类两期，一类是偏于风寒类，一类是偏于湿热类；一期是活动进展期，一期是静止稳定期。属于哪类，据症择方，自无大误。活动进展期，就是风痹、行痹、热痹，初应驱风透邪，清热通络解毒，疏经搜络，继而燥湿活血；静止稳定期，就是风湿性关节炎，痛痹、着痹，类风湿关节炎，即历节，亦称肾痹，一般采用温经散寒，祛风利湿，活血养血，通络定痛。

　　程氏本方，即系静止稳定期之总方。笔者遇肩凝（漏肩风）、关节痛（腿、膝、肘）等病，皆用此方，累累可验。

方药三：固春酒（王孟英方）

鲜桑枝500克	黑大豆500克	生薏苡仁500克	金银花40克
五加皮400克	木瓜400克	晚蚕沙300克	黄柏60克

松子仁 1000 克　　十大功劳子 200 克

[**服法**] 上药入纱布袋，用上好白酒 10 斤，浸泡，罐用瓦质，蜂蜜封口，蒸 3 柱香，置土地上 7 天，每天饮 2 次，每次饮 2 小杯。

[**按语**] 诸药疏风、散寒、除湿，以酒制，助其疏发，对于痹证顽固久治不愈者，可为日常治疗之用。

另，《证治汇补》云："风胜加白芷，湿胜加苍术、南星，热胜加黄柏，寒胜加独活、肉桂，上体加桂枝、威灵仙，下体加牛膝、防己、萆薢、木通"，也甚有临床价值。

方药四：通经宣痹汤（李振华方）

白术 18 克	茯苓 15 克	泽泻 12 克	生薏苡仁 15 克
桂枝 10 克	知母 12 克	防己 12 克	香附 9 克
丹参 15 克	鸡血藤 24 克	制马钱子 0.3 克	
穿山甲（代）10 克		木香 10 克	全蝎 10 克
蜈蚣 10 克	乌梢蛇 12 克		

[**服法**] 水煎服。

[**按语**] 顽痹是由于风寒湿三气杂至合而为痹，这三气是既合又杂，不是一气致病，风寒、风湿、寒湿也不是各占 1/3，风寒湿热造成顽痹也不是各占 1/4，病常有偏重，可偏风、偏寒、偏湿。风邪引起行痹，以游走性关节疼痛为主；寒邪引起疼痛以冷痛、怕冷为主与寒冷气候变化关系密切；湿邪引起着痹以关节肿胀为主；热邪引起热痹，以关节红肿热痛为主。类风湿关节炎的形成其本往往是脾虚，在脾虚生湿的前提下，又久居潮湿之地感受外湿，外湿引动内湿，内外湿结合阻滞气机不通，不通则疼痛，气郁化热，热甚则痛甚，初

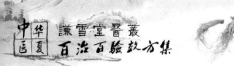
病常显热象，病久热渐消则出现寒象，湿邪留滞关节筋络之间则肿胀，湿邪缠绵黏滞则顽痹久治不愈。

治疗顽痹要标本兼治，治本之法在于健脾祛湿，治标之法偏寒者以祛风散寒为主，偏热以祛风燥湿为主，并视其偏向而随证加减，通经活络之法应贯穿始终。即使痹证的虚证需补虚治疗，也要在祛湿通气血的基础上加用补药，气血通畅才能使肿痛消失。治风要先活血，血行风自灭；活血要先调气，气调血自活。活血调气可加香附、木香、郁金、川厚朴等；活血通络可用穿山甲、丹参、乌梢蛇等。通阳可用桂枝，治疗寒痹非桂枝不能通其阳；清热可用生石膏、知母、防己，治热痹非石膏不能清其热。

通经宣痹汤行痹加用寻骨风、千年健；寒痹加用制川乌、制草乌、附子、羌活、独活、秦艽、白芷；着痹关节肿胀者用健脾利湿之生薏苡仁、苍术、白术、豆蔻、砂仁等；血瘀加当归、赤芍、川芎、延胡索；久病气血虚加黄芪、党参；偏阳虚者，须酌以辛温之品以温中助阳，如桂枝、吴茱萸、干姜、制附子、高良姜、蜀椒等；顽痹日久不愈加用虫蛇类药，如穿山甲（代）、蜈蚣、全蝎、乌梢蛇等，用量较大，一般蜈蚣3条，全蝎10克。顽痹肾虚者加补肾药如蒸何首乌、黄精、枸杞子、骨碎补、补骨脂；伴下肢无力者加用木瓜、桂枝、独活；上肢无力加用桑枝、白芷；伴多汗者加用麻黄根、龙骨、牡蛎；伴颈部疼痛加葛根、威灵仙，用量可在15克以上。

方药五：地乌蠲痹汤（姜春华方）

生地黄60克	制川乌9克	威灵仙9克	蚕沙15克
秦艽15克	乌梢蛇6克	怀牛膝9克	豨莶草15克
五加皮15克	独活9克		

[服法] 方中制川乌先煎15分钟，每日每剂，水煎服，重者每日2剂，分4次服。

[按语] 本方滋阴活血，温经散寒，通络止痛。主治行痹、痛痹、着痹及

化热伤阴的热痹所致的肌肉、筋骨、关节疼痛、麻木、重着、肿胀（坐骨神经痛、风湿性关节炎、颈椎病、类风湿关节炎等病）。

　　方中生地黄甘寒，有滋阴润络、凉血清营、补益肝肾之功，《神农本草经》有"逐血痹""除寒热积聚""除痹"的记载，先生用生地黄治顽痹常投以大剂量，用量可至150克。制川乌辛热，《外台秘要》说川乌有六大作用：除寒一也；去心下坚痞二也；温养脏腑三也；治诸气四也；破聚滞气五也；感寒腹痛六也。在这六大作用中，尤以温经散寒，祛痹止痛之功为最著。风、寒、湿三痹均需辛温或燥烈之品方可消除，然辛温燥烈之品无不有伤阴耗血之弊，制川乌与生地黄相配，取利祛弊，双向调节，相得益彰，共为主药。威灵仙窜走十二经络，祛风除湿，通络止痛。益以独活、乌梢蛇，祛风湿止疼痛之力尤强；牛膝酸平、五加皮辛温，二药均有强筋骨，补虚损之效，可助生地黄补益肝肾，扶助正气之力。豨莶草强筋骨，祛风湿，蚕沙和胃化浊，秦艽祛风湿而不燥，为风药中之润剂，诸药合用，既补不足之肝肾，又祛风寒湿邪之痹阻。据现代药理研究证实，五加皮、秦艽、独活等药均有很好的消炎镇痛作用。行痹加防风10克，桂枝10克；痛痹加细辛5克，乳香、没药各6克；着痹加薏苡仁15克，茯苓15克，苍术9克；热痹加知母、黄柏各9克，白芍15克；若痰湿留滞经络则生地黄减量，酌加白芥子9克，海桐皮15克；瘀血阻滞经络则可加丹参15克，川芎9克，桃仁9克；肝肾阴虚可加女贞子12克。

　　盖痹证，是指人体肌表、经络遭受风寒湿热之邪侵袭，气血经络为病邪痹阻而引起筋骨、肌肤、关节等酸痛、麻木、重着、屈伸不利或关节肿大为主要症状的病证。痹者闭也，痹证初起多为风寒湿之邪乘虚入侵人体，气血为病邪闭阻，以邪实为主；如反复发作或渐进发展，络脉瘀阻，痰瘀互结，多为正虚邪实；病久入深，气血亏耗，肝肾虚损，筋骨失养，遂为正虚邪恋之证，以正虚为主。但这只是一般情况而言，若患者先天不足，禀赋虚弱，素体亏虚，阴精暗耗，则不仅发病即为虚证，且缠绵日久，不易治愈，染病的机遇也会大大增加，正如《灵枢·百病始生篇》有"风雨寒热不得虚，邪不能独伤人"的记载和《素问》有"邪之所凑，其气必虚"的论述。

　　姜先生早年曾经指出：痹分虚实两端，但邪实为标，正虚是本。故治痹当以扶正为先。正虚又有肝肾不足，气血虚弱，营卫不固，阴虚、阳虚之别，何以为本？从历代医家论述分析，其本应在肝肾，盖肾为先天之本，主藏精、亦主骨，肝主藏血，亦主筋，痹证之病变部位在筋骨关节，筋骨有赖于肝肾中精血之充养，又赖肾中阳气之温煦，肾虚则先天之本不固，百病滋生。肾中元阳乃人身诸阳之本，风寒湿痹多表现为疼痛、酸楚、重着，得阳气之振奋始能化解。肾中元阴为人身诸阴之本，风湿热痹多化热伤阴，得阴精滋润、濡养始能缓解。古代治痹名方独活寄生汤就是以熟地黄、杜仲、牛膝、桑寄生补益肝肾，强筋壮骨为主药，益以当归、白芍、川芎和营养血，党参、茯苓、甘草扶脾益气，配以肉桂温通血脉，鼓舞气血运行，另，独活、细辛入肾经搜风蠲痹，驱邪外出，秦艽、防风祛风邪，行肌表，且能胜湿，共成补益肝肾，扶正祛邪之剂。因此在治疗反复发作顽痹时，对症加入补肝肾之品，收效甚捷，往往会收到事半功倍之效。

用生地黄治疗顽痹一般用量在 60～90 克，最多可用至 150 克。其用意有三：第一，生地黄甘寒，入肝肾经，可滋养阴血，补肝益肾，得酸平之淮牛膝，辛温之五加皮协助，共同发挥补益肝肾，扶助正气的作用；第二，风、寒、温三痹中寒痹和湿痹均需辛温或燥烈之品方可消除，然辛温燥烈之品无不有伤阴耗血之弊，方中的制川乌、蚕沙、威灵仙、独活便是此类药物，得大剂量之生地黄，可缓和它们的燥烈之性，双向调节，取利祛弊；第三，根据《神农本草经》记载，地黄有除痹作用，生者尤良，风寒湿三痹中行痹需以散风为主，佐以祛寒理湿，但古有"治风先治血，血行风自灭"的理论，更须参以补血之剂，血不足者痹着不行，生地黄补血养血，补养充足，自然流通洋溢而痹行矣。另外，药理实验证实，生地黄有延长抗体存在时间的作用，是促进免疫功能的药物；而且又可调节抑制性 T 细胞的功能，从而阻抑自身抗体的形成，具有保护肾上腺皮质功能的双向调节作用。

方中制川乌性味辛温有毒，《外台秘要》说制川乌有六大作用：除寒一也；去心下坚痞二也；温养脏腑三也；治诸风四也；破聚滞气五也；止感寒腹痛六也。在这六大作用中，尤以温经散寒祛痹止痛之功为最著，所以张寿颐誉其"善入经络，确是妙药"。与生地黄相配，各具其功，相得益彰，共为方中主药。

方药六：龙马丹（颜德馨方）

马钱子 30 克　　　　　土鳖虫、地龙、全蝎各 3 克

[服法] 制时先将马钱子铁砂拌炒至膨胀，外呈棕黄色，切开取出，与地龙、土鳖虫、全蝎共研细末，再加入赋表剂，成糖衣片，共 160 片，每片含马钱子生药 0.187 克。每次 1～2 片，1 日 2 次，温开水送服，1 个月为 1 个疗程。

[按语] 龙马定痛丹原出清代王清任之"龙马自来丹"，原方用治痫证，瘫腿。颜氏吸收了历代医家的经验，经过长期临床验证，并不断总结，不断修改和扩大治疗范围，并在原方基础上加入土鳖虫、全蝎等药，定名为"龙马定痛丹"，经治 2000 余例，应用 30 余年，效果满意。主要成分为马钱子，又名番木鳖，性味苦寒，入肝脾经，有大毒，具活血通络、止痛消肿等功效。张锡纯谓其"开通经络，透达关节之力，达胜于他药"。《外科全生集》称之"能搜筋骨之骱之风湿、祛皮裹膜外之痰毒"。配以力量较为峻猛的破血通瘀、消癥散结之土鳖虫；咸寒降泄，又善走窜之地龙；息风解痉，祛风止痛，解毒散结之全蝎，诸药合用，共奏活血脉、化瘀血、祛风湿、止痹痛之功效。

龙马定痛丹适用于各种痹证，通过系统地观察服用本方后的痹证患者，实践证实对风湿性关节炎、类风湿关节炎、痛风性关节炎、颈椎病、肩周炎、退行性关节炎、雷诺现象、腰肌劳损等确有显著疗效，具有镇痛和恢复关节功能等作用，值得进一步推广。龙马定痛丹在服用时需严格掌握剂量，不可盲目增进。1 日最大量不得超过 6 片，因方内马钱子有毒。据现代研究，马钱子的主要成分为番木鳖碱，即士的宁，有兴奋脊髓神经作用。过量中毒时主要表现为强直性痉挛，如肌肉强直、口唇、面颊及周身麻木；甚至抽搐震颤。如果出现中毒反应，可以采用中药抢救：①浓糖水口服；②甘草 30 克，绿豆 30 克，煎汤频饮均可缓解。

三九　自汗、盗汗（效方五则）

　　《景岳全书》说："汗出一证，有自汗者，有盗汗者，自汗者，然无时，而动作则益甚则汗者，寐中通身汗出，觉来渐收。诸古法云：自汗者属阳虚，腠理不固，卫气之所司也。人以卫气固其表，卫气不固，则表虚自汗，而津液为之发泄也。治宜实表补阳。盗汗者属阴虚，阴虚者阳必凑之，故阳蒸阴分则血热，血热则液泄而为盗汗也。治宜清火补阴。此其大法，固亦不可不知也。然以余观之，则自汗亦有阴虚，盗汗亦多阳虚也。如遇烦劳大热之类，最多自汗。故或以饮食之火起于胃，劳倦之火起于脾，酒色之火起于肾，皆能令人自汗，若此者，谓非阳盛阴衰者而何？又若人之寤寐，总由卫气之出入，卫气者，阳气也，人于寐时则卫气入于阴分，此其时非阳虚于表者而何？所以自汗盗汗亦各有阴阳之证。不得谓自汗必属阳虚，盗汗必属阴虚也。然则阴阳有异，何以辨之？曰：但察其有火无火，则或阴或阳，自可见矣。盖火盛而汗出者，以火烁阴，阴虚可知也；无火而汗出者，以表气不固，阳虚可知也。知斯二者，则汗出之要无余义，而治之之法，亦可得其纲领矣。"

　　《痰火点雪》又说："夫汗者，心之液，非大热过劳而出者，则病也。由则非一，或冲冒风雨湿邪，熏蒸郁遏，致营卫之气不和，是以腠理开张，然汗出，此外邪之所为，惟彻其邪，则汗自止。若内伤之汗，非营虚则卫弱也。以阴乘阳分，自然汗出者曰自汗，法当调营以益卫；以阳乘阴分，睡里汗出者曰盗汗，法当滋阴以抑阳。若病久而肌脱肉消者，昼则自汗蒸蒸夜则盗汗袭袭，又属阴阳两虚也，法当气血两益之。大都自汗之脉，则必微而弱，盗汗之脉，则必细而涩，微主阳气衰，细主阴气弱。王氏之论，岂欺我乎？要之自汗盗汗，乃亡津夺液之肇端，但见是证，则当警惕以治，毋以寻常一例视也。"

　　自汗、盗汗，以虚居多。汗为心液，精气所化，总不可过泄。"阳虚自汗，治宜补气以卫外；阴虚盗汗，当以补阴以营内"（叶桂语）。临床上常常是二者互见。真正由肝火、湿热而邪热郁蒸，汗液自出者，是实证。偏于虚者，治宜益阴补气固表；偏于实者，治宜泄热清肝，和营化湿。

方药一：延年断汗方（《魏氏家藏方》方）

黄芪15克　　人参6克　　茯苓12克　　芍药15克　　肉桂6克
甘草6克　　牡蛎12克　　生姜3片　　大枣5枚　　乌梅3枚

[服法]　水煎服，每日1剂，分2次服。

[按语]　本方扶正祛邪，治自汗、乏力，面色少华及舌淡者，或年高，或久病，或大病后，偏于阳虚自汗者合适。如果阳分不足，出血盗汗，可用《百一选方》法，用本方之人参，另加当归12克，合研成粉，拌上猪心血，与猪心1只切片合煎，早晨服断汗方，傍晚服猪心参归汤，对体虚者，可服用之。

方药二：当归六黄汤（《兰室秘藏》方）

当归12克　　生地黄15克　　熟地黄12克　　黄芩9克
黄连6克　　黄柏3克　　黄芪24克

[服法]　水煎服，每日服3次。

[按语]　徐灵胎评叶天士说："此老止汗，专用涩药，如何不知清法？"清法，意在泻火坚阴，症见口渴、舌红少苔、烦热者，阴亏精乏，痰火内生，热迫津泄，壮水之主，以制阳光，当归、地黄益阴，黄连、黄芩、黄柏苦寒，黄芪固表，其与归配，还有养血、益血之意。如潮热，加银柴胡10克，白薇10克；如汗多，加浮小麦20克，牡蛎15克，糯稻根15克；如果症状偏于阴虚而不偏于热甚，斯方与六味地黄丸10克同煎。

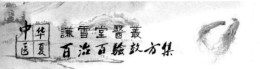

方药三：玉屏风散（危亦林方）

白术 90 克　　黄芪 60 克　　防风 50 克

[服法] 研粉，每次 15 克，开水冲下，或作煎剂，量依次减，比例不可不变。

[按语] 汗出恶风，稍劳尤甚，或易患感冒，体质不强，服此益气、固表之方，尤适。白术健脾，补中焦以资气血之源，其为中焦之主力，故蒲辅周先生惯以白术量大；黄芪补气固表，佐以防风，益气除风，二者合用，相畏相使，黄芪得防风而不必虑其固邪，防风得黄芪而无须忧其散表，散中寓补，补中兼疏，相得益彰。本方作汤剂，治表虚自汗，固可得效，但药后往往不能长久巩固，不日又发。临床上使过本方的人谓其短效，实际不然。当年危氏著《世医得效方》收此散剂，后王肯堂又易名为白术黄芪汤，如果考查疗效，散剂再大量，急止其汗，汗止乃是药力的控制，所以容易复发。慢病慢医，假以时日，药量大亦无益，昔时李东垣，许多方剂谓"为粗末，每服三、四钱"，即是有方有守之意也。

另，本病用桑叶一味煎汤，明朝有山野一僧，传此法，后多有人用，笔者在山西榆次一带行医时，颇多使用，有效。

方药四：四物龙骨牡蛎汤（《笔花医镜》方）

当归 10 克　　川芎 8 克　　白芍 12 克　　熟地黄 12 克

[服法] 作汤剂，水煎服。1 剂煎 3 次，早、午、晚空腹时服。

[按语]《笔花医镜》指出："盗汗为阴虚，自汗为阳虚，然亦有秉质如此，终岁习以为常，此不必治也。若平日并无此症，又非夏秋暑月，而无端盗汗者，宜四物汤加龙骨、牡蛎、浮小麦、北五味之属，以养其阴。无端自汗者，

宜四君子汤加北五味、牡蛎。以养其阳，或加玉屏风散亦可。"盖四物者，张秉成说："夫人之所赖以生者，血与气耳。故一切补气诸方，皆从四君化出，一切补血之方，又当从此四物而化也。补气者，当求脾肺，补血者，当求之肝肾。地黄入肾，壮水补阴，白芍入肝，敛阴益血。二味为补血之正药。然血虚多滞，经脉隧道，不能滑利通畅，又恐地、芍纯阴之性，无温养流动之机，故必加以当归、川芎辛香温润，能养血而行血中之气以流动之。总之，此方乃调理一切血证是起所长，若纯属阴虚血少，宜静不宜动者，则归、芎之走串行散，又非所宜也。"

方药五：白龙汤（《古今医鉴》方）

桂枝 10 克　　白芍 12 克　　甘草 12 克　　龙骨 24 克　　牡蛎 24 克

[服法] 上锉 1 剂，水煎温服，加大枣 1 枚同煎尤好。

[按语]《医学心悟》说："自汗症，有风伤卫自汗出者、有热邪传里自汗出者、有中暑自汗出者、有中寒冷汗自出者，然风火暑热症，自汗太多，犹恐亡阳，尚当照顾元气，矧在虚寒者乎？是以人参、芪、术，为敛汗之圣药。挟寒者，则以附子佐之。轻剂不应，则当重剂以投之，设仍不应，则以龙骨、牡蛎、北五味等收涩之品，辅助而行，或以人参养荣汤，相兼而用。盖补可去弱，涩可固脱，自然之理也。其盗汗症，伤寒邪客少阳则有之，外此悉属阴虚。古方当归六黄汤，药味过凉，不宜于阴虚之人，阴已虚而更伤其阳，能无损乎？宜用八珍汤加黄芪、麦冬、五味主之。"《古今医鉴》说："夫汗者，心之液也。心动则惕惕然而汗出也。有自汗者，有盗汗者。自汗者，不因发散而自然出也；盗汗者，睡而汗出，及觉则不出矣。自汗之症，未有不由心肾俱虚而得者。故阴虚阳必凑，发热而盗汗；阳虚阴必乘，发厥而自汗。此阴阳偏胜之所致也。丹溪曰：自汗属气虚，属痰与湿；盗汗属阴虚，相火炽盛。其伤寒、伤暑、伤风、伤湿、痰嗽等自汗，各载本门。其无病而汗常自出，与病后多汗，皆属表虚卫气不固，荣血泄漏，宜黄芪建中汤加浮麦煎，黄芪六一汤或

玉屏风散。或身温而常出冷汗，或身冷而汗亦冷，别无他病，并属本证。凡汗出发润，一不治也；汗出如油，二不治也；汗凝如珠，三不治也。"

　　本病临床应着重辨明阴阳虚实。一般来说，汗证以属虚者多。自汗多属气虚不固；盗汗多属阴虚内热。但因肝火、湿热等邪热郁蒸所致者，则属实证。病程久者或病变重者会出现阴阳虚实错杂的情况。自汗久则可以伤阴，盗汗久则可以伤阳，出现气阴两虚或阴阳两虚之证。虚证当根据证候的不同而治以益气、养阴、补血、调和营卫；实证当清肝泄热，化湿和营；虚实夹杂者，则根据虚实的主次而适当兼顾。此外，由于自汗、盗汗均以腠理不固、津液外泄为共同病变，故可酌加麻黄根、浮小麦、糯稻根、五味子、瘪桃干、牡蛎等固涩敛汗之品，以增强止汗的功能。

四十 虫证（效方三则）

《景岳全书·杂证谟》指出："虫之为病，人多有之，由于化生，诚为莫测。在古方书虽曰由湿、由热、由口腹不节、由食饮停积而生，是固皆有之矣。然以常见验之，则凡脏强气盛者，未闻其有虫，正以随食随化，虫自难存；而虫能为患者，终是脏气之弱，行化之迟，所以停聚而渐致生虫耳。然则或由湿热，或由生冷，或由肥甘，或由滞腻，皆可生虫，非独湿热已也。然以上数者之中，又惟生冷生虫为最。即如收藏诸物，但着生水，或近阴湿，则最易蛀腐，非其义乎？故凡欲爱养小儿，即当节其水果，以防败脾，此实紧要之一端也。至若治虫之法，虽当去虫，而欲治生虫之本以杜其源，犹当以温养脾肾元气为主，但使脏气阳强，非惟虫不能留，亦自不能生也。余制有温脏丸方，最所宜也。虫之为病，其类不一，或由渐而甚，或由少而多，及其久而为害，则为腹痛食减，渐至羸瘠而危者有之。凡虫痛证，必时作时止，来去无定，或呕吐青黄绿水，或吐出虫，或痛而坐卧不安，或大痛不可忍，面色或青或黄或白，而唇则红，然痛定则能饮食者，便是虫积之证，速宜逐之。"

虫之为病，人多有之，总以驱逐为主。临床可根据病势之缓急，症情之轻重，酌选驱虫、安蛔、调理脾胃诸法。

方药一：驱蛔汤（丁甘仁方）

| 槟榔 10 克 | 使君子 10 克 | 乌梅 5 枚 | 木香 6 克 |
| 枳壳 6 克 | 川椒 6 克 | 干姜 3 片 | 苦楝根皮 10 克 |

[服法] 每日 1 剂，每剂 1 次顿服，小儿减半。

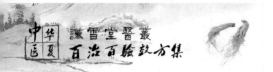

[按语] 方以行气、宽肠、温中、驱虫为主，适用于成年体质一般者。虫证必驱，虚象明显者，佐以调理，一般邪之所去，其正必安，驱虫第一。方中苦楝根皮，《兰台轨范》说其药少力专，杀虫作用明显。味苦，现代药理研究，表明其含有苦楝素，能麻痹虫子，使其不能附着肠壁，故可使虫下，但有小毒，不宜连续服用。

方药二：青没丸（龚志贤方）

青矾(火煅、醋淬，使之变红) 30 克　制没药 16 克　干姜 12 克

[服法] 上药研末，水蜜为丸，每日 3 次，每次 2～5 克，饭后 1 小时，温开水送下。

[按语] 本方适用于钩虫病。钩虫病类似"黄肿""黄病"。何梦瑶说："黄肿多有虫与食积，有虫必吐黄水，毛发皆直，或好食生米茶叶之类，用使君子、槟榔、雷丸之属。"钩虫病害人尤烈，宜急治。青矾杀虫燥湿，没药活血止痛，干姜温运脾阳，合用之，有利毒杀虫，温中燥湿之功，凡钩虫者，可用。

方药三：槟榔丸（《幼幼集成》方）

小槟榔 30 克　　　南木香 15 克　　　鹤虱 15 克
光贯仲 15 克　　　白雷丸 6 克　　　巴豆霜 0.3 克

[服法] 为细末，醋煮面糊，丸麻子大。每服 20 丸，五更时，苦楝根皮煎汤下。

[按语] 治小儿一切虫积，能杀诸虫。《证治准绳·杂病》谓："虫由湿热郁蒸而生，观之日中有雨，则禾节生虫，其理明矣。善乎，张戴人推言之也，曰：水火属春夏，湿土属季夏，水从土化，故多虫焉。人患虫积，多由饥饱调

失宜，或过餐鱼白酒，或多食牛羊，或误啖鳖苋，中脘气虚，湿热失运，故生寸白诸虫，或如蚯蚓，或似龟鳖，小儿最多，大人间有。其候心嘈腹痛，呕吐涎沫，面色萎黄，眼眶鼻下青黑，以致饮食少进，肌肉不生，沉沉默默欲眠，微有寒热，如不早治，相生不已。"

　　盖虫证，尤以肠道寄生虫病为小儿常见病症。一般常包括蛔虫、蛲虫、钩虫等，病因主要是小儿没有良好的卫生习惯，平时不洗手，吸吮指头或进食不洁食品，致使虫卵进入肠内生长繁殖，消耗营养，分泌毒素，危害健康。要教育小儿爱清洁、讲卫生、养成良好的卫生习惯。做到饭前便后要洗手，加强粪便管理，减少污染。蛔虫证，轻者可无症状，或时有绕脐疼痛，食欲缺乏，日渐消瘦。重者面黄形瘦，脐腹疼痛，时作时止，精神萎靡，睡眠不佳，嗜食异物，大便时下蛔虫等。治宜以安蛔驱虫，调理脾胃。

四一　淋巴结核（效方三则）

淋巴结核相当于瘰疬，早在《黄帝内经》即有记载。《灵枢经·寒热第七十》描述："寒热瘰疬在于颈腋者，……此皆鼠瘘寒热之毒气也。……鼠瘘之本，皆在于脏，其末出于颈腋之间。"《金匮要略》并指出其与劳有关："马刀挟瘿者，皆为劳得之。"因其多生于颈项胸腋等处，累然如珠，历贯上下，故名瘰疬。如《外科大成》云："瘰疬结核于颈前项侧之间，小者为瘰，大者为疬，连续如贯珠者为瘰疬。始起于少阳经，次延及于阳明经颊车等处，再久之则延于缺盆之下，形长如蛤，色赤而坚，痛如火烙，属三焦经，名曰马刀，又甚于疬也，此由三焦肝胆三经怒火风热血燥而生，或肝肾两经风热亏损所致。"并由其所在部位不同，名称亦各异。如生于颈前阳明经部位者，称之为痰瘰；项之两侧属少阳，遇怒即肿者为气疬；筋缩如贯珠者名筋疬；形长如蛤色赤而坚，痛如火烙者名曰马刀；延及胸胁者名瓜藤疬；发于乳旁两胯软肉等处者名曰疬疬等，名目繁多。但统而言之，凡未溃之时称为瘰疬，已溃之后多称鼠疮，或名鼠瘘。

瘰疬之病因，外则为毒气所染，内则其本在脏，与劳有关。现代医学说其系结核菌感染，中医辨证，举凡素体阴虚，脏气不充，痰湿热毒聚于经络，均可引起。然多兼郁怒忧思而发，使其气脉不利，营卫失和，水谷精微随郁火凝聚，结成肿核。

其治疗虽当分脏腑经络，气血痰火，但首当论其未溃已溃，已溃者当辨其阴阳气血虚实，以养阴益气清其虚热，或补益气血促其愈合，并配合清创外治；未溃者则当以解郁化痰，软坚散结为主，冀其消散，并根据其兼证，或辅以清热解毒，或佐以舒肝理气。

方药一：消核丸（中医研究院协定方）

煅牡蛎 90 克	玄参 90 克	大贝母 60 克	龙胆草 60 克
三棱 30 克	莪术 60 克	血竭 60 克	制乳香 30 克
制没药 30 克			

共研细末，成水丸。

[服法] 每丸重 6 克，每日 2 次，每次 1 丸。

[按语] 本方亦可为汤剂，剂量当减。有热象者，加金银花、连翘、蒲公英、紫花地丁、马齿苋等；兼阴虚合生地黄、麦冬等；肝郁不舒者，加服逍遥丸。

方药二：消瘿化瘰丸（刘惠民方）

肉桂 18 克	当归 18 克	海蛤壳 30 克	海藻 45 克
海螵蛸 36 克	生蒲黄 18 克	海带 30 克	夏枯草 500 克
生牡蛎 60 克	浙贝母 30 克	陈皮 24 克	川芎 18 克
玄参 18 克	黄芪 18 克	山药 24 克	青皮 18 克
半夏 24 克	丹参 30 克	没药 18 克	黄柏 24 克
赤芍 18 克	益母草 30 克	木香 18 克	蜈蚣（炙）6 克
全蝎（去刺）18 克		穿山甲（代）18 克	

上药共为细粉，用碘化钾 3 克，溶水，拌入药粉，干燥，研细，以阿胶 12 克，溶水打小丸。

[服法] 每服 3 克，每日 2～3 次。

[按语] 刘惠民先生是山东近代著名医家，经验十分丰富，其制方多首，皆有严谨法度。本方集大队化痰软坚，消瘿散结之品，主治瘰疬，痰核积聚。

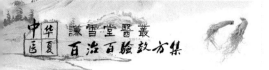

方药三：化痰散结解毒汤（顾伯华方）

党参 12 克	焦白术 9 克	全当归 9 克	炒白芍 9 克
制半夏 9 克	陈皮 6 克	白花蛇舌草 30 克	蛇六谷(先煎) 30 克
蛇莓 30 克	夏枯草 15 克	海藻 12 克	黄药子 12 克

[服法] 水煎服。

[按语] 颈淋巴结结核是由于结核杆菌侵犯颈部淋巴结所引起的一种慢性特异性感染性疾病。预防颈淋巴结结核要养成不随地吐痰的卫生习惯。颈淋巴结结核中医称为"瘰疬"，其病因是情志所伤，肝气郁结化热，脾失健运生痰，痰热互搏结于颈项之脉络而发病；或外感六淫之邪，遇体内湿痰互搏为病；或素体虚弱，肺肾阴亏，灼津为痰，痰火凝结而成。多见于儿童和青年人。结核杆菌大多经扁桃体、龋齿侵入，少数继发于肺或支气管的结核病变。但只有在人体抗病能力低下时，才能引起发病。

临床上，患者颈部一侧或两侧有多个大小不等的肿大淋巴结，一般位于胸锁乳突肌的前、后缘。初期，肿大的淋巴结较硬，无痛，可推动。病变继续发展，发生淋巴结周围炎，使淋巴结与皮肤和周围组织发生粘连，各个淋巴结也可相互粘连，融合成团，形成不易推动的结节性肿块。晚期，淋巴结发生干酪样坏死，液化，形成寒性脓肿。脓肿破溃后，流出豆渣样或稀米汤样脓液，最后形成经久不愈的窦道或慢性溃疡，溃疡边缘皮肤黯红，肉芽组织苍白、水肿。上述不同阶段的病变，可同时出现于同一病人的不同淋巴结。病人抗病能力增强和经过恰当治疗后，淋巴结的结核病变可停止发展而钙化。少部分病人也有低热、盗汗、食欲缺乏、消瘦等全身中毒症状。

四二　乳腺炎（效方四则）

急性乳腺炎即中医之乳痈，多见于初产妇，常由乳头陷缩、破裂，影响乳儿吮吸；或哺乳不当，致乳汁过剩；或断奶后未能迅速回乳等原因，致乳汁积滞，火毒入侵与积乳互结而成。中医学认为乳头属肝，乳房属胃，如肝气郁结，胃热壅滞，就容易发生急性乳腺炎，治疗应注意疏肝气、清胃热，重在通乳散结。此病在临床上十分常见，临床上单纯用抗生素治疗，化脓者多，内消者少。应用中药通乳散结，使郁积之乳汁得以排出，则细菌即无滋生可能，因此，通乳法是中医治疗的特色，中西医结合，取长补短，用消炎抑菌之抗生素，加上通乳散结，清热解毒之中药，再结合中药外敷，其内消率较之单用抗生素大大提高。

方药一：仙方活命饮（《外科发挥》方）

穿山甲（代，炙）15克	天花粉9克	甘草9克
乳香10克	白芷9克	赤芍15克	贝母9克
防风6克	没药10克	皂角刺（炒）10克	当归尾19克
陈皮9克	金银花20克		

[服法] 水煎服，每日1剂，每天2次服。能饮酒者，或以水酒各半煎。

[按语] 此方为乳痈初起常用要方，凡乳痈肿毒，属于阳证体实者，均可使用，脓未成者，服之可使消散，脓已成者，可以促使外溃。《医宗金鉴》说："此为疮疡之圣药，外科之首方。"惟已溃之后，不可再服，若属虚寒证者，当不可用，至于脾胃素虚，营卫不足者，本方亦须斟酌使用。

方中金银花、甘草、天花粉、贝母清热解毒散结；当归、赤芍活血通络，

189

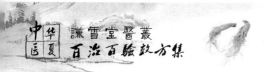

乳香、没药散瘀止痛；防风、白芷散风消肿；穿山甲（代）、皂角刺消肿溃坚；陈皮理气化滞，合而用之，共奏清热解毒，消肿溃坚，活血止痛之功。

用法以水酒煎服，因酒性善走，能使诸药速达病所，其效更确。

名医龚志贤对急性乳腺炎常用本方治疗依据是：乳房属阳明，乳头属厥阴，本病每因肝气郁结，胃热壅滞而成，《医宗金鉴》治痈，有分经脉依气血多寡立法之论：阳明为多气多血之经，大凡血多者破其血，气多者利其气。仙方活命饮乃治痈疡之首方，以行气活血，溃坚破结为主，具散瘀消肿，排脓生肌之效。由此可见，此方立意与急性乳腺炎的病性、病位及病机多有吻合，用以治疗急性乳腺炎疗效颇佳。未溃者，可散瘀消肿，促使内消；已溃而热毒仍甚者，有排脓生肌之效。如曾治一产妇，双乳房红肿疼痛，溃疡溢脓，汁液稠黏，经用多种抗生素治疗未效，改服仙方活命饮全方，初见溢脓增多，继则腐而脱落，服至 10 余剂，疮口愈合，病遂告愈。加减法：热甚便秘者，加大黄；若体偏虚者，加黄芪益气内托，正虚较甚、浓汁清稀者，则非本方所宜。

方药二：乳痈验方（许履和方）

| 蒲公英 15～30 克 | 全瓜蒌 12 克 | 连翘、当归各 10 克 |
| 青皮、橘叶、川贝母各 6 克 | | 柴胡、生甘草各 3 克 |

[服法] 水煎服，每日 1 剂，分 3 次服。

[按语] 全方疏肝清胃，下乳消痈，疗效甚好。寒热头痛加荆芥、防风；胸痞呕恶加半夏、陈皮；排乳不畅或乳汁不通加漏芦、王不留行、路路通；脓已成加皂角刺、穿山甲（代）片。大抵药后热退身凉者，多有消散希望，反之便易化脓。

局部可外敷：乳头破碎者，用麻油或蛋黄油搽之；乳汁不通者，用热毛巾敷揉患乳，再用吸奶器吸尽乳汁。红肿热痛明显者，外敷马培之青敷药（大黄、姜黄、黄柏各 240 克，白及 180 克，白芷、赤芍、天花粉、青黛、甘草各

120克，共研末，蜂蜜或饴糖调成糊状），每日换1次。许氏认为，局部虽有波动，而周围尚硬者，脓尚未熟，不必急于开刀，否则容易传囊；开刀时切勿用手指掏挖脓腔，以免毒气扩散，内陷生变。其家传经验，溃后可用五虎丹（黄升75克，轻粉30克，川黄连先研极细30克，煅石膏180克，冰片15克，共研细末）纸捻插入脓腔，脓水减少后改用九一丹提毒生肌。如脓水渐净，脓腔较大，不易愈合者，可用20％黄柏水注入腔内，外盖油纱布敷料，再用沙袋压迫，每日换药1次，一般10天左右即能收口，又塞鼻疗法，用鲜芫花根皮捣烂，搓成细长条塞鼻，20分钟左右，鼻内觉有热辣感时取出，左右交替使用，每日2次。此药能迅速退热消肿止痛，以往曾小结300例乳腺炎在3天以内者，单用此法，消散率达92％以上，如无芫花根皮，用公丁香研末，裹于干棉球内塞鼻，每日3次，每次6小时亦效，可资参考。

另，值得注意的是，急性乳腺炎间有发于寒者，治宜温散。笔者曾治杭姓初产妇，产后5日，右侧乳房红肿，胀痛欲裂，痛不可近，体温39℃，恶寒无汗，头痛身痛，肢节酸楚，便溏溲清，舌苔白滑，脉象弦紧。此为寒邪客表，阻滞经络，气血不通，用葛根葱豉汤发散风寒，2剂后乳房肿痛全消，体温正常，继以小柴胡汤加天花粉、蒲公英等善后。本病属寒的辨证要点是：患处虽红肿焮痛，必兼见憎寒恶风，决无热证可见，仅供参考。

方药三：和乳汤（《青囊秘诀》方）

| 当归24克 | 蒲公英24克 | 贝母18克 | 天花粉15克 |
| 甘草10克 | 穿山甲（代）3克 | | |

［服法］水煎服，一剂而乳通肿亦消矣，不必二剂也。此方用贝母、天花粉者，消胃中之壅痰也，壅散而乳房之气通矣。

［按语］《青囊秘诀》谓："人有乳上生痈，先肿后痛，寒热往来，变成痈痛，此症男女皆有，而妇人居多。盖妇生子，抱儿食乳，偶然困睡，儿以口气吹之，乳内之气塞不通，遂成乳疾。此时若以解散之药治之，可随手而

愈。倘因循失治，而乳痈之症成矣。男子则不然，阳明胃火炽盛，不上腾于口舌，而中壅于乳房，乃生此症。乳痈不比他处之痈有阴阳之别，故治法亦无阴阳之判，但别其先后之虚实耳。初起多为邪实，溃烂乃为正虚也。虽然，邪之有余，仍是正之不足，治宜补中散邪，乃万全之道，正不必分先宜攻而后宜补也。"本病，薛立斋法曰："妇人乳痈，属胆胃二腑热毒，气血壅滞，故初起肿痛发于肌表，肉色赤，其人表热发热，或发寒热，或憎寒头痛，烦渴引饮，用人参败毒散、神效瓜蒌散、加味逍遥散治之，肿自消散。若至数日之间，脓成溃窍，稠脓涌出，脓尽自愈。若气血虚弱，或误用败毒，久不收敛，脓清脉大，则难治。乳岩属肝脾二脏，郁怒气血亏损，故初起小核，结于乳内，肉色如故，其人内热、夜热，五心烦热，肢体倦瘦，月经不调。用加味逍遥散、加味归脾汤、神效瓜蒌散，多自消散。"

方药四：归皂清热托毒汤（唐汉钧方）

当归 15 克	赤芍 24 克	川芎 18 克	金银花 18 克
黄芩 15 克	连翘 15 克	蒲公英 24 克	瓜蒌 18 克
生黄芪 30 克	皂角刺 12 克	王不留行子 12 克	丝瓜络 15 克

[服法] 水煎服，乳痈脓肿未溃者，以和营清热消肿法疗，用当归、赤芍、川芎、牛蒡子、僵蚕、瓜蒌、蒲公英、金银花、连翘、半枝莲、王不留行子、路路通等。正虚者拟增益气补养之品，阴虚者拟加养阴滋润药；乳胀、漏乳者拟加谷芽、麦芽、山楂等回乳药，新发脓肿加重清热消肿药。

[按语] 方主传囊乳痈，脓肿已经穿溃者（包括自溃或刀溃），营清热托毒。传囊乳痈是产后哺乳期乳痈溃后的一种并发症。初起多由乳头破碎，外受风邪，内有肝胃蕴热，乳汁积滞，乳络受阻引起乳痈。继则因失治、误治或因乳房下垂，脓腔在下，溃口在上，引流不畅，脓液积聚，而成袋脓和传囊。因此脓液淋沥不尽，疮口久不愈合，而成瘘（窦道）。唐先生将乳痈溃后并发袋脓、传囊、成瘘（窦道）等，统称为传囊乳痈。其临床症状是：体温多在

38.5～40℃。脓液培养以金黄色葡萄球菌为多。

传囊乳痈在临床上多见以下 3 种情况：①乳痈失治，未能及时切开排脓，致脓毒横走旁窜，腐蚀乳络，形成传囊，久溃不收，导致成瘘。②乳房后位脓肿，由于脓腔深又处于低位，成熟程度不易为临床掌握，穿溃出毒较迟，容易形成多处脓腔、窦道，有的已经穿溃出毒，有的尚未穿溃，而滞留形成新的脓腔窦道，致成脓水淋沥不尽，多次（处）穿溃，久不收口的复杂窦道。③下垂型乳房，刀溃后容易出现溃口在上，脓腔在下，引流不畅的情况。若溃口在乳晕部容易出现漏乳不止，影响疮口愈合。脓肿红肿初起以金黄膏外敷消之。脓肿成熟已有波动宜切开排脓，疮口以九一丹药线引流，金黄膏或红油膏盖贴，再用垫棉加压、胸罩托高乳房（或用绷托高压紧乳房）。

治疗要注意以下几点：①抬高乳房，便于积脓排出通畅，尤其对下垂型乳房更为重要。②垫棉加压，可使脓腔及窦道内减少脓液潴留容易发生纤维性粘合，从而促使疮口愈合。③药线引流，可保持疮口排脓通畅，使潴留的脓液沿药线排出，防止疮口假性闭塞，导致积脓再次横走旁窜，形成新的脓腔和窦道。药线引流一般需要 10～14 日。④传囊乳痈漏乳不止，可用回乳法。谷芽、麦芽各 30 克，山楂 15 克，连服5～7 天。

四三 阑尾炎（效方七则）

阑尾炎即肠痈。"肠痈之为病，其身甲错，腹皮急"（《金匮要略》）。病因"皆湿热，瘀血流入小肠而成也，又由来有三：一是男子暴急奔走，以致肠胃传送不能舒利，败血浊气壅遏而成者一也；二是妇人产后体虚多卧，未经起坐，又或坐草艰难，用力太过，产后失逐败瘀，以致败血停积，肠胃结滞而成者二也；三是饥饱劳伤，担负重物，致伤肠胃，又或醉饱、房劳过伤精力，或生冷并进以致气血乖违，湿动痰生，多致肠胃痞塞，运化不通，气血凝滞而成也。总之，初起外症发热恶寒，脉芤而数，皮毛错纵，腹急渐肿，按之急痛，大便坠重，小便涩滞若淋甚者，脐突腹胀，转侧水声，此等并见则内痈已成也"（《外科正宗》）。

其症治，现代医学禁用泻药，认为泻药可并发阑尾穿孔，而中医自仲景始，多用下法，一般分脓成阶段、脓未成阶段，从此两阶段辨治，后期"静养调理，庶可保全其生"（《备急千金要方》）。

方药一：大黄牡丹汤（张仲景方）

大黄 12 克   桃仁 15 克   牡丹皮 15 克   冬瓜子 30 克
玄明粉（冲入）9 克

[服法] 水煎服，每日 1 剂，每剂分 3 次服完。

[按语] 方以大黄、牡丹皮清泄实热，桃仁逐瘀，冬瓜子主腹内结聚，破溃脓血，为肠胃内壅之要药，玄明粉助下，根据笔者经验，此方治急性、慢性阑尾炎疗效极佳，许多时候，无须加减。如遇麦氏点压痛明显，少腹剧痛，属化脓性者，宜加三七末 6 克，冲服，大血藤、薏苡仁、败酱草各 15 克。服用

本方必泻下，所泻之物如脓血或如河泥，如服药 5～6 小时后仍不见泻，可再服 1 剂，如已泻下，可按时每日 1 剂服之。笔者曾用此方治数人阑尾炎，视泻下状况，于第四或第五剂时酌加红参 3 克，收效亦好。

　　方中大黄，既是攻逐之先锋，又是消炎抗菌之主将，药用五味，紧紧围绕着使邪有出路这一中心环节，所以说本方是治肠痈的基本方，毫不过誉。另，临床遇本病，为防止阑尾化脓和腹膜发炎，还可用三黄（大黄、黄连、黄柏）各 30 克煎浓液，浸纱布，外敷压痛点，内外两图，相得益彰。

方药二：红藤丹皮大黄汤（杜惠芳方）

大血藤 30 克	大黄 7 克	赤芍 12 克	瓜蒌子 15 克
牡丹皮 20 克	玄明粉（冲服）3 克		

[服法] 水煎服，每日 1 剂，每剂分 2 次服。

[按语] 本方套的也是张仲景大黄牡丹皮汤，加强了活血清热力量，上方同此方，可互用。

方药三：薏苡附子败酱草（张仲景方）

生薏苡仁 30 克	附子 9 克	败酱草 24 克

[服法] 水煎服，每日 1 剂，每剂分 2 次服。

[按语] 根据《金匮要略》的观点，肠痈之脓已成者，用本方；脓未成者，用大黄牡丹皮汤，自唐宋以降，医家多是围绕仲景观点进行讨论。近代伤寒名家曹颖甫认为薏苡附子败酱散并非治肠痈之方。他写道："按此节所列病状，曰'少腹肿痞，按之即痛如淋，小便自调，显系小腹疽；伤寒太阳篇，少腹硬满，小便自利者，下血乃愈。'又云'少腹硬，小便不利者，为无血也，小便自利，其人如狂者血证谛也'，由此可见病在血分者，水分必无阻碍，今少腹

肿痞，按之即痛如淋，小便自调，与少腹硬而小便自利，有何差别？病当在胞中血海，岂得更谓之肠痈？且以证情论，小便自调下，当与上节腹无积聚连属，如薏苡附子败酱散证，观于方治后小便当下字，便决为腹肿痞证方治，断非身甲错之方治矣。肿痞在下腹，上不及脐，故知腹无积聚，病根即在少腹，不似标阳内陷，故身无热，但据少腹肿痞按之即痛如淋之原状，加以脉数，便可知血已成脓，然则肠内有痈脓，实为内有痈脓之误。要知证虽化热，病原实起于肾寒，血海遇寒而凝，凝则痛，久而化热，血之凝者腐矣，故方治十倍利湿开壅之薏苡，而破血排脓之败酱草半之，略用生附子以解凝而止痛，数不及败酱之半，然后少腹之脓，乃得合小便中出，予直决其为少腹疽，王鸿绪以为患在少腹之内为小腹疽，陈修园又以为小肠痈，俱谬误。"（《金匮发微》）

日本丹波元坚则认为不一定是大肠或小肠痈，问题在于脓已形成。"次条其痈未死脓溃，故少腹肿痞，此条既经脓溃，故按之濡如肿状，腹无积聚，次条血犹瘀结，营郁而卫阻，故时时发热，复恶寒，病犹属实，故其脉迟紧，此条营分既无所郁，故身无热，脓成血燥故脉数，要之此二条，其别在脓已成与未成之分，而不拘其部位，如前注众以大小腹为辨，失之迂矣。"

陆渊雷先生曾说："阑尾炎的转归，约分三类，……其二成局部脓肿，则肿痛日以扩大，全身症状亦日重，此即金匮本之证，而薏苡附子败酱散所主也。"

上述三位名家，观点似有不同，但根据张仲景的经验和后世诸多医家的意见，本方治已成脓的阑尾炎，是毫无疑问的了。

另，上海第六医院有一协定处方，名为"红藤煎剂"（大血藤 10 克，乳香、没药各 9 克，连翘 12 克，金银花 12 克，大黄 6 克，紫花地丁 30 克，牡丹皮 9 克，延胡索 6 克，甘草 6 克）实践证明，消痈止痛效果也好，可供临床参考。

方药四：慢性阑尾炎汤（沈仲圭方）

| 香附 9 克 | 乌药 9 克 | 槟榔 6 克 | 半夏 10 克 |

陈皮9克	沉香3克	牡丹皮10克	黄芩10克
白芍30克	紫苏梗10克	生姜5克	谷芽10克
麦芽10克	香连丸（分吞）9克		

[服法] 水煎服，每日1剂，每剂分2次服。

[按语] 是方以香附、乌药行气活血，主疮疡之痈瘀；槟榔破滞攻坚，又治症结；黄芩清热活血；沉香，紫苏梗行气；白芍、牡丹皮止痛；半夏、陈皮和胃；香连调气。全方行气活血，清热凉血，治气滞血凝之痈疡，确可消散止痛。本方来源于上海早年一名医，后由沈仲圭先生广为介绍，疗效可靠。

方药五：活络效灵丹（《医学衷中参西录》方）

当归15克　　丹参15克　　生明乳香15克　　生明没药15克

[服法] 水煎服。若作散，1剂分作4次服，温酒送下。

[按语] 本方活血祛瘀，通络止痛。主气血凝滞，疝癖癥瘕，心腹疼痛，腿痛臂痛，内外疮疡，脏腑积聚，经络湮瘀。现常用于冠心病，宫外孕，脑血栓形成、急性阑尾炎、坐骨神经痛、脑震荡后遗症等有血瘀气滞者。生肌不速者，加生黄芪、知母、甘草；脏腑内痛，加三七（研细冲服）、牛蒡子。本方所治诸证皆由瘀血凝滞所致，故宜祛瘀止痛为主。方中当归活血养血；丹参助当归以加强活血祛瘀之力；乳香、没药活血祛瘀，行气止痛。诸药合用，使瘀去络通，则疼痛自止。本方祛瘀止痛之力颇强，为治疗血瘀所致心腹诸痛，癥瘕积聚，以及跌打损伤，瘀血肿痛之有效方剂。

笔者治肠痈（化脓性阑尾炎）患者张某，女，37岁。患者右下腹疼痛，伴恶心，身微热。口干不欲饮，纳差，大便微结，舌质红而挟滞，苔薄黄，脉沉数。血常规化验：白细胞计数 12×10^9/升，中性粒细胞 80%，诊为化脓性阑尾炎、肠痈，气滞血瘀，热毒聚结，予活络效灵丹加三七 15 克（研末冲服），牡丹皮 10 克，赤芍 12 克，枳壳 10 克，大黄 9 克，牛蒡子 10 克，桃仁 10 克，金银花 30 克。3 剂痛减，再进 5 剂，诸症皆除。

方药六：锦红汤（朱培庭方）

生大黄 15 克　　　　大血藤 24 克　　　　蒲公英 30 克

[服法] 水煎服。

[按语] 锦红汤治疗急性阑尾炎、急性胆囊炎、慢性胆囊炎、胆结石等。生大黄清热通下、利胆通腑，为方中君药，大血藤化湿解毒、蒲公英清热解毒，共为臣药。六腑以通为用，以降为顺，通则不痛，痛则不通，外科炎性急腹症多用清热通下之法，即使是慢性炎症疾病，只要病在六腑，总以"通下"法为基本治则。急性阑尾炎不可通大便，否则会引起阑尾穿孔。以生大黄为主的锦红汤曾治疗急性阑尾炎 207 例，总有效率达 95.5%，获上海市科技进步奖。异病同治，本方还治疗急性胆道感染、急性胰腺炎等其他外科急腹症。

方药七：红藤饮（余无言方）

大血藤 60 克

[服法] 水酒 2 碗，煎 1 碗，午前二服，醉卧之。午后用紫花地丁 30 克，酒 2 碗，煎 1 碗，服之。服后，痛必渐止为效。

[按语] 余无言先生自注云：1941 年，南汇张工六教授，述及其乡有一刘姓者，善治肠痈症，能治医院断为必须开刀之蚓突炎（即阑尾炎），使之内消内溃，脓从大便而出。其方即大血藤 50 克，单方 1 味，煎服立瘥。当即询其

端倪，张则娓娓言之，余即默默识之，以待将来之治验。张教授谓其乡中，初有吴姓少年，患生肠痈，经医治之无效，后来上海至宏仁医院就诊。经医师诊断，确为蚓突炎，金谓非开刀剖腹，割除其蚓突不为功。其父母以爱子之切，不肯开刀，而其子更惧，拒绝医师之劝告。医师亦无如之何，只好令其出院。回至乡间，则亲友聚议，主见纷纭。有谓此证不开刀，是自弃也。有谓此证即开刀，医院亦不保险也。有谓既已不开刀而回，当另延医诊治。适有一人言邻乡有刘姓者，善治肠痈之证。立即遣人去请，不数小时，刘君已至。经其诊察之后，断为内已有脓，但服药可内溃下泄而消也。立出药1包，片色带红。人问其名，刘云："此红藤也。"但此不常用之药，众觉名似未闻，遂亦置之，且观其效何如也。讵一服之后，是夜即腹中雷鸣，有时痛更加甚。续服二煎，至天将明时，即连续大便2次。粪中有干有稀，夹杂脓血，其黏滞及污垢之物，一鼓而下。疼痛大减，腹侧肿胀，立即消去大半。次日再请续诊，仍以大血藤六钱，加薏苡仁一两煎服。续下脓血颇多，疼痛更轻，已能思食，食之亦能安。后经调理，不旬日而全愈。闻工六先生言，余默识之，以待有机会临床验证。

后阅杨玉衡《伤寒温疫条辨》，偶于第四卷中，见亦有肠痈秘方一则。其文云：肠痈秘方，凡肠痈生于小肚角，微肿，而小腹阴痛不止者，是毒气不散，渐大，内攻而溃，则成大患矣，急以此方治之。先用大血藤一两，酒二碗，煎一碗，午前二服，醉卧之。午后用紫花地丁一两，酒二碗，煎一碗，服之。服后，痛必渐止为效。由此观之，则此刘姓之方。即《伤寒温疫条辨》之方也。于是更坚我试用此药之信心。至1943年4月间，有船户曹海洪者，年32岁，经营内河之航运。忽而江南，忽而江北。时船泊于造币厂桥西苏州河岸，忽患肠痈之疾，诸医罔效。右腹盲肠部，疼痛肿胀，右足亦不能伸直。后入沪西平民医院，医者亦云：非开刀不可。病者为经济能力所限，即最低之开刀医药费，亦不能筹措。时余与附近之中药店，有为贫病施诊、施药之设，刊诸报端。患者闻而求治。据诊察之下，确系肠痈无疑，盲肠部肿如拳大。按之抗力颇强，时发寒热。大便已五日未解，小溲赤涩，舌根腻，其脉沉紧而微迟。余思大血藤之方，今可试矣。且病势甚急，大便不解已多日。设大血藤解毒力有余，而泻下力不足，反致迟延时日。何不以大血藤为主，合《医宗金鉴》丹皮大黄汤法，以一试之，庶可面面俱到也。主张既定，遂为之处方如下，定名曰大血藤丹皮大黄汤，令其加酒如法煎服。迨头煎服后，不四小时，即腹中咕咕作响，无何，大解一次。先之以燥矢，继之以溏粪，与脓血夹杂而下，腹痛大减，腿亦较能得伸。续服二煎，又大便2次。均为脓血粪便夹杂之物，于是一夜安眠，盲肠部已无大痛苦，只隐隐微痛而已。次日复诊，余见病已大减，心喜无量。乃将大黄、桃仁等减量，去玄明粉，加紫花地丁六钱，忍冬藤六钱。连服2剂，脓水渐少，并令以薏苡仁大枣粥时时服之。1周后，脓血已极淡，大便亦转淡黄，小溲渐清，改服调理之剂而愈。

　　此后余于肠痈之证，均用此法收功。连前共有4例，均未有其他危险。然此方之治，有讨论之必要矣。①工六教授告我之方，仅云大血藤一味，水煎服，并无加酒之说。而《伤寒温疫条辨》谓须用酒二碗，煎至一碗，且醉卧之，是非酒不为功也。余今加酒一杯，行其药力，未敢以单味酒煎服之也。②《伤寒温疫条辨》谓午前二服大血藤，午后一服紫花地丁，彼以二药分午前午后。余以第2剂减大黄，加紫花地丁、忍冬藤，亦通权达变之方也。③大血藤一药，一般小药店中无有，非大药行不备。《中国医学大辞典》不载。《中国药学大辞典》谓大血藤即省藤之俗称，《本草纲目拾遗》谓亦名赤藤，但谓其杀虫治风，未言其治肠痈也。④书谓肠有内外2层。如内层生痈，能下之使穿破而下泄。如外层生痈，则必外穿，而溃脓入腹。然以余意推测之，肠内生痈，多由食物中有硬杂物质所刺激而发炎，当然内层化脓为多，而外层者必较少，此可肯定者。但大血藤之治肠痈，单味即有效，若加酒或酒煮，仍须有机会再试之也。"

☁ 附1：大血藤丹皮大黄汤

大血藤1两	牡丹皮5钱	锦纹大黄5钱
桃仁泥4钱	玄明粉（分冲）4钱	瓜蒌子4钱
京赤芍3钱	加酒1杯煎服	

［**服法**］水煎服，每日1剂，早晚服。

［**按语**］肠痈确多湿热成痈当以清热解毒此方。

附2：大血藤丹皮大黄汤加减方

大血藤1两	牡丹皮4钱	锦纹军3钱
桃仁泥3钱	瓜蒌子3钱	京赤芍3钱
紫花地丁6钱	忍冬藤6钱	加酒1杯煎服

［**服法**］水煎服，每日1剂，早晚服。

［**按语**］本方在上方基础上，加强了清热解毒消炎的用药，作用似为更强。

四四 痔（效方五则）

痔为常见多发病，俗语云："十人九痔。"据一些地区普查，发病率达60%。我国是对痔认识最早的国家，公元前即有"痔"字，战国时期（公元前771—前221年）的《山海经》《庄子》《韩非子》等书中已详有痔病记载。《五十二病方》中已有结扎、切除、熏洗、服药治痔的经验。《黄帝内经》已认识到痔是"筋脉横解"血管扩张的病变。《伤寒论》发明了世界上最早的肛门栓剂——蜜煎导。宋代又创造了枯痔疗法，这些有效的办法，唐宋朝时就传到国外，世界上不少国家至今仍广为使用，现代医学"痔"的命名，即源于中医。

其治应在整体观念的指导下进行辨证施治，针对不同病因、病变、病位、不同体质、年龄进行内外兼治，法取"散者收之，急则缓之，坚者软之，衰者补之，强者泻之"。

方药一：槐花散加味方（周济民方）

槐花 12 克	侧柏叶 10 克	炒荆芥 9 克	枳壳 9 克
生地黄 15 克	牡丹皮 10 克	地榆 10 克	仙鹤草 15 克
麻仁 9 克	生甘草 10 克		

［服法］水煎服，每日1剂，分2次服。

［按语］本方治痔实热型，口渴喜饮，唇燥咽干，小便赤短，大便秘结，便时疼痛出血，或肛门局部焮红灼热，结肿高突拒按，疼痛剧烈，坐卧不宁，纳呆难寝。

方药二：地榆散加味方（周济民方）

地榆 12 克　　黄芩 10 克　　黄连 10 克　　栀子 10 克　　槐花 10 克
茯苓 10 克　　赤小豆 15 克　当归 10 克　　甘草 10 克

[服法] 水煎服，每日 1 剂，每分 2 次服。

[按语] 斯症见口渴喜饮、唇燥咽干、小便赤短、大便秘结、便时疼痛出血，或肛门局部焮红灼热，结肿高凸拒按、疼痛剧烈，坐卧不宁，纳呆难寝，脉洪大或弦数，舌质红，苔黄燥。证属实热内结，血热肠燥。治宜清热止血，润燥通便。以便秘、出血、疼痛为主和各期内外混合痔、炎性外痔，可用此二方，前方长于疏风清热，后方重在清热和血，《东垣十书》论痔曰："斯为病者，皆是湿热风燥四气所伤，而热为最多也。"临床所见，初患痔，以实热为主，故重在清热。

方药三：当归连翘汤（顾兆农方）

当归 12 克　　生地黄 12 克　　白芍 12 克　　连翘 12 克
黄芩 10 克　　焦栀子 10 克　　荆芥 10 克　　防风 9 克
白芷 6 克　　人参 10 克　　白术 10 克　　阿胶 12 克
甘草 6 克　　地榆 10 克　　乌梅 9 克　　大枣 6 枚

[服法] 水煎服，每日 1 剂，分 2 次服。

[按语] 斯症见便血日久，面色无华，气短心悸，少言语，四肢倦怠，食少乏味，肛门坠重，或血燥便秘，排便困难，懒痔脱难收，脉细弱，舌质淡，本属虚寒，兼湿热，可用本方，于补虚之中兼清利湿热，和血疏风。

本病总宜辨证施治，《外科正宗》说："痔疮治法，初起及已成渐渐大而便涩作痛者，宜润燥及滋阴；肛门下坠，大便去血，时或疼痛坚硬者，宜清火渗湿；紫色疼痛，大便虚秘兼作痒者，凉血祛风，疏利湿热；肿痛坚硬，后重坠刺，便

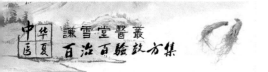

去难者，外宜熏洗，内当宣利；内痔去血，登厕脱肛而难上收者，当健脾、升举中气；便前便后下血；面色痿黄者，宜养血健脾"，亦供参考。

方药四：秦艽苍术汤（《医学纲目》方）

秦艽 12 克　　泽泻 10 克　　苍术 18 克　　防风根 12 克

桃仁（另研）12 克　　当归根（酒洗，第二服药用身）12 克

黄柏（去皮，酒洗）12 克　　大黄 10 克　　槟榔(细末，调服之) 12 克

皂角仁（烧存性，去皮，捣细末，调下服之）12 克

[服法] 上除槟榔、桃仁、皂角仁三味，候煎成药研匀调入外，余作一服，水三盏，煎至一盏二分，去渣，入前三味，再上火煎至一盏，空心热服，待少时以美膳压之，不犯胃气也。服药日忌生冷硬物及酒面大料物干姜之类，犯之则药无效。如有白脓，加五朵白葵花，须除萼去心，细剪入，青皮五分不去白，入上药同煎，又用木香三分为细末，同槟榔等三味，再上火同煎，根据上法服饵。

[按语] 盖小肠有热者必痔。原注云："秦艽苍术汤治痔疾，若破谓之痔漏，大便秘涩，必作大痛。此由风热乘食饱不通，气逼大肠而作也。受病者，燥气也。为病者，胃湿也。胃刑大肠则化燥火，以乘燥热之实，胜风附热而来，是湿热风燥四气相合，故大肠头成块者湿也，作大痛者风也。若大便燥结者，主病兼受火邪也。热结不通去燥屎者，其西方肺主诸气，其体收下，亦助疾病为邪，须当破气药兼之，治法全矣，服之其疾立愈，不可作丸，以锉汤与之，效如神速。古人以此疾多以岁月除之，此药一服立愈，若病久者，再服必愈。"

方药五：槐角丸（《外科十三方考》方）

经霜槐角 15 克　　黄连 24 克　　白芷梢 15 克　　防风 12 克

赤芍 24 克　　枳壳 12 克　　生地黄 24 克　　黄芩 18 克

秦艽 18 克　　黄柏 12 克　　九制大黄 15 克

[服法]上共为细末，米糊为丸，如绿豆大，空心白汤下。如大便有血者，可用侧柏叶 24 克，陈棕榈炭 24 克，百草霜 15 克，为丸服之。

[按语]陈实功曰："夫痔者，乃素有湿热，过食炙煿，或因久坐而血脉不行；又有七情，过伤生冷，以及担轻负重，竭力远行，气血纵横，经络交错；又或酒色过度，肠胃受伤，以致浊气瘀血流注肛门；又有妇人临产用力过甚，血逆肛门，亦能致此。初起为痔，久则成漏。"（《正宗》）陈远公曰："人肛门内外四旁忽生红瘰，先痒后疼，后成为痔。日久不愈，此用湿热所致也。而得之纵饮者为多，江南人常多患此，皆由地之湿热，加之酒热之毒，所以结于肛门不能遽化也。夫肛门通于大肠，凡有湿热应随大便同出，何以积而成痔？盖湿在大汤，不能久留，必尽趋肛门，而肛门为大肠锁钥，有防范之司，不容湿热出于门外，于是蓄积既久，而湿热之毒肛门独受之矣。"

古人说"痔者峙也"，痔生于肛门齿状线以上，直肠末端黏膜下的痔内静脉丛扩大、曲张形成的柔软静脉团，称为内痔。内痔是肛门直肠疾病中最常见的病种。与西医病名相同。多因脏腑本虚，静脉壁薄弱，兼因久坐、负重远行，或长期便秘，或泻痢日久，或临厕久蹲努责，或饮食不节，过食辛辣肥甘之品，导致脏腑功能失调，风燥湿热下迫，气血瘀滞不行，阻于魄门，结而不散，筋脉横解面生痔。或因气血亏虚，摄纳无力，气虚下陷，则痔核脱出。多发于成年人。初发常以无痛性便血为主要症状，血液与大便不相混，多在排便时滴血或射血。出血呈间歇性，每因饮酒、过劳、便秘或腹泻时使便血复发和加重。出血严重时可引起贫血。肛查时见齿状线上黏膜呈半球状隆起，色鲜红、黯红或灰白。随着痔核增大，在排便时或咳嗽时可脱出肛外，若不及时回纳，可形成内痔嵌顿，并有分泌物溢出，肛门坠胀；临证宜根据病情轻重程度不同，斟酌而治之。

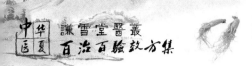

四五　输尿管结石（效方三则）

输尿管结石，就是中医所谓"石淋"。《诸病源候论》云："石淋者，淋而出石也。肾主水，水结则化为石，故肾客沙石。肾虚为热所乘，热则成淋。其病之状，小便则茎里痛，尿不能卒出，痛引少腹，膀胱里急，沙石从小便道出，甚则塞痛令闷绝。"其沙、石淋病，为"尿中之砂"，《医宗必读》谓："如汤瓶久在火中，底结白碱也。"此虽取类比象之说，但从临床观察，认为其内有湿热留滞，固不可移，所以多数患者有小便短赤，尿道炽热症状。若湿热灼伤脉络，则尿血；蒸于肾之外府，则腰痛。因而可用涛热利湿法治疗沙、石淋病，往往结石可望排出。

方药一：猪苓石韦汤（岳美中方）

猪苓 9 克	茯苓 9 克	泽泻 12 克	滑石 18 克
阿胶 9 克	金钱草 60 克	石韦 12 克	冬葵子 9 克
海金沙 12 克	车前子 12 克		

[服法] 水煎服，每日 1 剂，每剂分 2 次服。

[按语] 泌尿系统结石属于下焦湿热者，常用石韦散、八正散、猪苓汤，虽均主清利，但其用法各不相同。如湿热蕴蓄膀胱不甚，出现小便短赤，尿道灼热者，以石韦散为宜；若湿热较甚，不仅小便短赤或不通，大便亦秘者，当用八正散泻二阴；若湿热踞于下焦，灼伤阴络，尿血者，苦寒清利之品非所宜，若勉为其用，必更损阴液，此时应以猪苓汤治之，二苓甘平，泽泻、滑石甘寒，清利湿热而不伤阴，阿胶养血止血，而不碍清利。方须辨用，恰如其分，方能奏效。

方药二：消石丸（施今墨方）

玄明粉 30 克	瓦楞子 30 克	墨旱莲 60 克	海浮石 30 克
滑石块 60 克	淡猪苓 30 克	苏木 60 克	建泽泻 30 克
淡苁蓉 60 克	枸杞子 60 克	山茱萸 30 克	菟丝子 60 克
陈阿胶 60 克	炒地榆 60 克	茯苓 30 克	老紫草 30 克
瞿麦穗 30 克	海金沙 30 克	川续断 30 克	川杜仲 30 克
车前子 30 克	炙甘草梢 30 克		

共研细末，金樱子膏 600 克，合为小丸。

[服法] 每日早、午、晚各服 6 克。每日以金钱草 120 克，煮水代茶饮。

[按语] 施氏用此方治石淋，效验颇彰。立意在于消石、清热、利湿、益肾、活血、散滞，可谓多面兼顾，对于石淋经摄 X 线片检查结石不甚大而又长期不下者，可坚持服用。

方药三：生地赤芍排石汤（张镜人方）

炒生地黄 9 克	赤芍、白芍各 9 克	炒川续断 15 克	桑寄生 15 克
茯苓皮 15 克	泽泻 15 克	制狗脊 15 克	生白术 9 克
制何首乌 9 克	香谷芽 12 克	滋肾通关丸（包煎）9 克	

[服法] 水煎服。

[按语] 淋之名称，始见于《黄帝内经素问·六元正纪大论篇》称为"淋闷"，并有"甚则淋""其病淋"等记载。《金匮要略·五脏风寒积聚病脉证并治》称"淋秘"，指出淋秘为"热在下焦"。《金匮要略·消渴小便不利淋病脉证并治》描述了淋证的症状："淋之为病，小便如粟状，小腹弦急，痛引脐中。"隋代《诸病源候论·淋病诸候》对本病的病机更作了一番详细的论

述，并将本病的病位及发病机制作了高度明确的概括："诸淋者，由肾虚而膀胱热故也。"

张镜人先生制此方累验，曾治沈某，男，49岁。左输尿管结石，辨证：肝肾两虚，气化失司。治宜益肝肾而助气化。以此方，守上法，持续服药半年。9月10日肾绞痛发作1次。9月18日左腰部剧痛后排出结石1粒，呈多角形，黄豆大。以后诸症均平，尿检亦正常。尿结石从益肝肾着手，此增水行舟之意。古人虽云："淋无补法。"此乃指下焦湿热炽盛，小溲涩赤热痛之时。尿结石现时虽常与石淋混为一谈。如无"淋"的表现，反以腰部酸痛乏力为主，故临床不能拘泥。

四六　小儿厌食症（效方四则）

厌食之证内则由脾胃素虚，外则由食养失宜，特别近年来，独生子女多，家长溺爱小儿太过，多致饮食失节或长期偏食而损伤胃气，厌食之证日渐增多，影响小儿正常发育。

该病起病缓慢而病程长，初起戏嬉如常，日久体虚形瘦，面色少华，但鲜有积滞之实象或疳证之羸状。辨证以胃阴不足、脾气虚弱者居多。胃乏津液，釜中无水不能腐物则不纳；脾气虚弱，不能散精则不运，不纳不运则不欲食矣。治疗无需消积导滞和大补脾胃，仅以平补气阴，调和胃气为宜。

方药一：开胃进食汤（张锡君方）

| 藿香6克 | 佩兰6克 | 厚朴4克 | 陈皮3克 |
| 甘草5克 | 焦三仙各3克 | | |

[服法] 水煎服，每日1剂，分3～4次服。

[按语] 锡君先生为川中重庆著名医家，其以此方为基础，酌情加减、多获良效。乳食积滞者以开胃进食汤加莱菔子治之；伴腹痛便结者加大黄；呕吐甚加豆蔻、紫苏梗。中成药可选大山楂丸配合；禀赋不足、脾胃虚弱者去厚朴、陈皮、炒三仙、加党参、白术、茯苓；畏寒加制附片、干姜；乏力加黄芪，可配参芪蜂王浆同服；外邪犯胃，胃纳受阻者用本方去炒三仙加紫苏叶；呕吐加生姜、法半夏；腹泻加炒白术、荷叶；身痛加葛根；伤暑加香薷、厚朴，并服藿香正气水，夏季配香苏正胃丸同服。惊恐气逆、脾胃失调者用本方去藿香、佩兰、陈皮，加钩藤、朱砂、灯心草、茯苓；惊惕加蝉蜕、僵蚕；呕

吐加生牡蛎，可配合大山楂丸同服；热病之后，胃阴受伤者用本方去藿香、佩兰、厚朴、陈皮，加沙参、麦冬、玉竹、石斛，炒三仙改为生麦芽；便结数日不行者加玄参、生地黄、制大黄；呕吐加藿香；久病不愈，脾胃虚弱用本方去陈皮、厚朴，加党参、山药、白扁豆、茯苓；呕吐加紫苏梗、豆蔻；湿甚加薏苡仁、苍术；畏寒肢冷加附片、肉桂，可配合附子理中丸同服。

此外，要注意饥饱适宜，寒暖适时，饮食宁少勿多，宁饥勿饱，进食宁慢勿速，饮食宁热勿冷，宁软勿硬。以清、淡、软，易于消化而富有营养为宜，少予膏粱厚味、肥甘之品，否则脾胃呆滞，湿热内生，酿生他病。小儿半岁以后，当添辅食，切忌强制进食。某些局部或全身性病痛，如十二指肠溃疡、肝炎、肠炎、长期便秘、结核病、尿毒症等均可引起厌食症，应加强对原发病的治疗。

方药二：保和汤加味（杜惠芳方）

半夏7克	青皮、陈皮各5克	茯苓10克	甘草5克
生山楂肉15克	谷芽、麦芽各10克	连翘10克	鸡内金10克

［服法］水煎服，每日1剂，分3～4次服。

［按语］本病之治，宜分虚实两类，审证求因，按因论治，偏实者以消食导滞为主，偏虚者以调补脾胃为宜。

饮食不节，乳食失常或喂养不当的患儿，除按实证论治外，更应重视婴幼儿的饮食品种和规律，必须纠正对患儿多食或偏食的现象。治疗方药主要以保和丸为基本方。谷类积滞可重用谷芽，面粉类积滞应加麦芽，乳食停积化热，可加胡黄连、槟榔，腹胀加大腹皮。对素体脾胃虚弱，或病后气阴亏损，脾胃消化力弱所致厌食者，应按虚证论治，基本方可以参苓白术散加减，气虚明显，表卫不固，多汗，纳呆者，可重用黄芪。笔者治此病，对病后伤阴，治宜养阴益胃，药用沙参麦冬汤加味。治疗厌食症同时还可配合捏脊疗法，对督脉自长强穴至大椎穴，自下而上，运用推、捏、按、提、揉等手法，达到调阴阳、理气血、和脏腑、疏经络的目的。每每经过捏脊之后，患儿胃纳显见增加，夜寝转宁，腹张减轻，体重增加，肌肤转为滑润，每天1～2次，10天为1个疗程，视病情用1～2个疗程。

另，本病城市儿童多于乡村，以长期食欲缺乏，甚则拒食为其主症。病因虽多，但以家长缺乏育婴保健知识，喂养方法不甚科学，片面强调给孩子以高营养的滋补食品，超越了脾胃正常的运化功能，或过于溺爱，养成孩子偏食和喜吃零食的不良习惯，皆可导致脾运失健，胃不思纳，此点亦应留意之。

方药三：桂枝汤（《伤寒论》方）

桂枝（去皮）9克	芍药9克	甘草（炙）6克
生姜（切）9克	大枣（擘）12枚	

[**服法**] 水煎服。

[**按语**] 小儿厌食症，目前临床上较为多见。多因家长对独生子女溺受，而喂养不当，漫进滋补，久之阻碍摄纳，反令食欲缺乏。不食则强喂，越喂胃越呆，有的还要打骂，造成小儿精神紧张，营养紊乱，形体更弱，腠虚多汗，面色不华；患儿大多舌净苔少，腹软无积，大便多秘；容易感冒，时常发热。凡此种种都因食养不当，营养过剩，脾胃失调之故，此证既无积可消，又胃不受补。沪上儿科名医董廷瑶先生以"脾胃主一身之营卫，营卫主一身之气血"的理论分析，此病是由脾胃不和而影响营卫失调，需采用鼓舞营卫的方法来振奋胃气，于是投以桂枝汤加味治疗，服药数剂后营卫和、胃纳开，确有意想不到的效果。董廷瑶先生在长期实践观察中，验明桂枝汤实为一个体质改善剂、强壮剂、神经安定剂，或里虚里寒、中焦化源不足、潜在虚质的调节剂。尤在泾说："此汤外证得之，能解肌，去邪气，内证得之，能补虚调阴阳"。用桂枝汤调和营卫，促醒胃气，使之思食，董氏称此为"倒治法"。从药理配伍上来说，生姜助桂枝以和表寒，大枣助白芍以调营

阴；甘草合桂枝、生姜可辛甘化阳，甘草合白芍又能酸甘化阴，甘草合大枣则养脾胃、资汗源。药虽仅有五味，但它们之间，这种内在复杂的联系，形成了本方的多面性和临床应用的广泛性。尤以小儿稚质，随拔随应，药宜清灵。

方药四：芦荟健脾汤（杜惠芳方）

芦荟3克	太子参6克	炒白术6克	茯苓6克
山药6克	薏苡仁6克	木香3克	砂仁4.5克
炙甘草4克			

[服法] 水煎服，每日1剂，蜂蜜为引。中成药可以选用儿康宁，每次10毫升，每日3次；或小儿健脾丸，每次1丸，每日2次；或肥儿丸，每次2丸，每日2次。

[按语]《黄帝内经》云："非出入则无以生长化收藏"，"出入废则神机化灭，升降息则气孤危。"杜氏深谙其中之秘，治疗儿科疾病大多以疏畅柔顺气机为要。脾胃同居中州，是气机升降之枢纽。承东垣之学说，强调燮理中焦，斡旋气机。临床喜用藿香梗、荷叶、葛根、木香、半夏、陈皮等芳香醒脾，升阳降浊，药性平和，寒热虚实皆宜，且无东垣羌防升柴之类辛散耗气之嫌。如用仲景旋覆代赭汤中之旋覆花、赭石咸寒降逆；用钱氏七味白术散之藿香、木香宽中降气，葛根升举清阳。又如小儿食积，中土壅塞，杜氏常用芦荟，泄热导滞，尤宜于食积泄热，或肝木过旺之便秘患儿，或以保和丸、肥儿丸治之，使木达土疏，中和复常。

四七　风疹（效方三则）

　　风疹亦称痞瘤、瘾疹。概由邪气犯于皮肤，复与风寒相搏，或胃肠湿热外蒸，冲任不和，生风生燥而成。

　　治疗之法，"内则察其脏腑虚实，外则分寒暑风湿，随证调之，无不愈"（《三因极一病证方论》）。

　　《素问》说："少阴有余，病皮痹隐疹"，《外科金鉴》描述其证："初起皮肤作痒，次发扁疙瘩，形如豆瓣，堆累成片"，甚合临床见症。较重者除皮疹外，尚可见脘腹胀痛，嗳气，呕恶诸症。本病时发时退，一日间可反复发作，数月或数年不能痊愈除根，故有人说："风疹不时举发，致成终身之累。"究其原因，《活人录》认为由风邪外中、湿热并发于表所致。故后世多以皮疹多变而痒盛属风，斑红属血热，疹状突起作痒属湿，而用疏风理湿、凉血清热之剂治疗。而对肠胃诸症多不加细究，故对一些反复发作肠胃症状明显之荨麻疹常出现有时效，有时无效。临床中，对皮疹外有脘腹胀痛者，归为肠胃型荨麻疹，细加辨证，其寒湿气滞互阻中州，乃其病之本，遇风引发逆于肌表乃病之标，故用温中疏气，调理中焦之法给予治疗，对久治不愈者也辄能奏效。

　　临证中按其不同表现，又可分为三型。①胃寒型：除皮疹外，以胃脘疼痛，得暖则减，泛吐清水，苔白腻，脉弦缓为主证，病属寒湿中阻，治用温中化湿之法。可宗验方：肉桂粉 3 克（另吞），白术 12 克，砂壳 6 克，吴茱萸 3 克，青皮 6 克，陈皮 6 克。②气郁型：除皮疹外，以腹胀腹痛连及两胁，嗳气频频，情志抑郁，苔薄脉弦为主证，治用疏肝理气之法。可宗经验方：制香附 12 克，广郁金 9 克，陈皮 12 克，炒枳壳 6 克，豆蔻仁 3 克。③混合型为兼见寒湿及气郁症状者，治用温中疏气法。可宗经验方：吴茱萸 5 克，肉桂粉 3 克（另吞），姜半夏 9 克，砂壳 6 克，制香附 12 克。风疹虽系小恙，但有时不易速愈，一般在辨证时多重皮疹而认为风湿热之为患，而忽肠胃之寒湿气滞。在

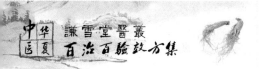

腹胀腹痛等症明显时，应以此为主要辨证依据，不应拘泥于皮肤之红痒，不仅不用疏风理湿凉血清热之品，反用温中疏气之法常效。

方药一：当归饮子（《医宗金鉴》方）

生地黄 15 克	当归 9 克	赤芍 9 克	川芎 6 克
生黄芪 24 克	何首乌 15 克	沙苑子 9 克	荆芥 9 克
防风 10 克			

[服法] 水煎服，每日 1 剂，每剂分 2 次服。

[按语] 风疹块反复发作，延续数月至数年，有的劳累后发作加重，治从血治，方以生地黄、赤芍、当归、何首乌凉血养血；以荆芥、川芎、防风散风；生黄芪达表固表；沙苑子补肾，且能散风，并治瘙痒难当，对本病经久者，颇适。

方药二：治风疹方（蒲辅周方）

细生地黄 15 克	骨碎补 9 克	白蒺藜 12 克	羌活 9 克
蝉蜕 3 克	胡麻仁（炒）9 克	豨莶草 9 克	地骨皮 6 克
炒牡丹皮 3 克	蜂房 9 克	荷叶 9 克	地肤子 12 克

[服法] 水煎，其药液中入蜂蜜 60 克，分早晚各 1 次，温服。

[按语] 一般风疹，多从风治，但病程延久，化热化燥，往往用镇静药、抗过敏药，效果不显。本方以生地黄、牡丹皮、地骨皮、麻仁之属凉血润燥，豨莶草味苦、辛，性寒，苦能燥湿，寒可除热，露蜂房祛风止痒，《姚僧坦集验方》配蝉蜕内服，治瘾疹瘙痒极效。服本方，蒲氏并订一外洗方：地肤子30 克，苦参 30 克，蜂房 15 克，荆芥 15 克，水煎去渣，兑入浴盆洗之。斯方内服、外洗，入血分，养血、凉血，祛风走肌、走肤，效验多端。

方药三：治身痒难忍方（《验方新编》方）

荆芥6克	防风9克	赤芍12克	金银花10克
生地黄15克	木通3克	生甘草6克	

［服法］水煎服，每日1剂，每剂早晚各服1次。

［按语］方以荆芥、防风祛风，地黄、赤芍、金银花凉血解毒，通利湿热，如风热痒疹，状如红云，可加丹参、连翘各10克，石斛12克，紫草6克。凡风热型，皮疹色赤，遇热加剧，得冷则轻者，颇适服。另外，思永堂曾有一方，来源于《金匮翼》，治斯疾有效：紫背浮萍、豨莶草各60克，蛇床子30克，苍耳子24克，煎汤浴身。又其次，《黄帝内经》"诸痛痒疮，皆属于心"。心主血，血燥生风，风疹兼有心烦不安，失寐血燥者，可用天王补心丹之属，临床曾试用，亦效。

四八　阴痒（效方二则）

冯鲁瞻曰："阴痒阴疮，多属虫蚀所为，始因湿热，故生三虫在肠胃间，因脏虚乃动，其虫侵蚀阴中精华，故时作痒，甚则痛痒不已，溃烂成疮。在室女、寡妇、尼姑多犯之，因积想不遂，以致精血凝滞酿成，湿热久而不散，遂成三虫，痒不可忍，深入脏腑即死。令人发热恶寒，与痨相似。亦有房事过伤，以致热壅肿痒内痛，外为便毒，莫不由欲事伤损肝肾，肾阴亏而肝火旺，木郁思达，肝经郁滞之火走空窍下注，为痒为虫，当用龙胆泻肝汤、逍遥散以主其内。外用蛇床子煎汤熏洗，再以桃仁研膏和雄黄末、鸡肝研饼纳阴中，以制其虫。若肢体倦怠，阴中闷痒，小便赤涩者，归脾汤加山栀、白术、甘草、牡丹皮。若徒以湿热为事，燥湿清热，则气血日衰，所害不止阴痒矣。"

阴痒不全是滴虫、真菌感染。许多病人经检查化验，都找不出原因，整体辨证，为治疗有效途径之一。

病发在阴，肝脉循绕，肝木风生，或郁或湿，兼浸淫流液者责脾，见于涩而痒，烦躁者求肾。在脾者自是湿多，在肾者多系阴亏。

☁ 方药一：泻肝渗湿汤（哈荔田方）

龙胆草 12 克	黄柏 9 克	知母 9 克	泽泻 6 克	柴胡 15 克
赤芍、白芍各 15 克		生、熟地黄各 15 克		木通 6 克
灯心草 3 克	苦参 20 克	川续断 10 克	土茯苓 30 克	

[服法] 水煎，每日 1 剂，每剂分 2 次服。

[按语] 阴痒偏于实证，自是肝经湿热，笔者数年前治郑姓女，纺织工，用本方取效；今年治太原正太商店佟姓中年妇女，又用此方，皆于 3 剂间

取效。

法取龙胆泻肝之苦寒泻热，重在渗湿，直折于湿热，取效数日间，不可多服。上述佟姓妇，因为自己患阴痒8天，西医求遍，又羞于启口，只是用西药洗，塞入阴道，夜间痒极，用小木片抽打阴部，痛苦不堪，求治于余，疏上方2剂，患者已花费不少时间、金钱，观余处之方药，为草皮、树根一堆，不信其效，抱着试试看的想法，殊料服过1剂，觉效；又服2剂，大效，自己连服5剂，痒则若失，但饮食不下，遂来再治。调理善后，使之获愈，斯知龙胆知柏，苦寒伤胃，中病即止，洵为经验。

另，阴部干涩而痒者，大抵为肝肾阴虚，精血两亏，可予养血、养阴清热法，如知柏地黄汤。如何首乌、白鲜皮、当归之属，或加用一成方，或阴道坐药，亦效。

方药二：椒茱汤（《景岳全书》方）

花椒、吴茱萸、蛇床子各30克　　芦荟25克　　陈茶15克
炒盐50克

[用法] 水煎汤，趁热熏洗。

[并用] 杏仁15克，麝香0.3克，为末，旧帛裹之，缚定火上炙热，纳阴中。

[按语]《古今医统大全》云："阴痒多是虫蚀所为，始因湿热不已，故生三虫，在于肠胃之间，其虫蚀于阴户中而作痒也。甚则痒痛不已，溃烂肿突。在室女及寡妇，多因欲事不遂，思想所淫，以致气血凝于阴间，积成湿热，久而不散，遂成三虫，则有此疾。有妇房事过伤，以致热壅，故作肿痒内痛，外为便毒，莫不皆由欲事伤损而致者也。"本病相当于西医学外阴瘙痒症、外阴炎、阴道炎及外阴营养不良。

主要机制有虚、实两个方面。因肝肾阴虚，精血亏损，外阴失养而致阴痒，属虚证；因肝经湿热下注，带下浸渍阴部，或湿热生虫，虫蚀阴中以致阴

痒，为实证。常见分型有肝肾阴虚、肝经湿热、湿虫滋生三型。肝肾阴虚多为素体阴虚，大病久病，或产多乳众，耗伤精血，以致肝肾阴虚。肝脉过阴器，肾司二阴，肝肾阴虚，精血不足，阴户失养，且血燥生风，风动则痒；肝经湿热多为郁怒伤肝，肝郁化热，肝气犯脾，脾虚湿盛，以致湿热互结，损伤任带，带下量多，浸渍阴部，而发痒痛；湿虫滋生多为素体脾虚湿盛，积久化热，流注下焦，损伤任带，湿热蕴积生虫，或外阴不洁，或久居阴湿之地，湿虫滋生，虫蚀阴中，都可导致阴痒。应根据阴部瘙痒的情况，带下的量、色、质、气味以及全身症状进行辨证。

　　阴部干涩、灼热，或皮肤变白、增厚或萎缩，甚则皲裂，夜间痒甚者为肝肾阴虚；阴痒伴带下量多，色黄如脓，稠黏臭秽，多为肝经湿热；阴部瘙痒，如虫行状，甚则奇痒难忍，灼热疼痛，伴有带下量多，色黄如泡沫状，或如豆渣状，臭秽，多为湿虫滋生。治疗着重调理肝、肾、脾的功能，同时要注意"治外必本诸内"的原则，内服与外治、整体与局部结合而治。

四九 慢性盆腔炎（效方四则）

临床上，盆腔炎症，尤其是慢性者颇为常见，而且治疗不易。现代医学中将本病分生殖器炎症和盆腔腹膜炎、结缔组织炎等。根据笔者临床体会，本病常见三大主症，即带下、少腹痛、月经不调。故中医妇科将其归纳于带下、癥瘕、月经不调等证中。

妇女以血为主。《黄帝内经》说的"二七天癸至"。"天"系真元之气；"癸"即壬癸之水。冲为血海，任主胞胎，二脉畅通，血旺则经调，月事以时下，否则百病，肇端于此。

本病带下，有白带，亦有黄带，其质稀稠不一，多有腥臭。前人有云，白属气属寒，为寒入大肠而成，此说不可全信。白带不一定皆寒，赤带亦不一定皆热，但其腥臭与否，确是辨证其为寒为热、为虚为实的重要依据。

经血为水谷精气所化，五脏和调，洒陈六腑，源源而来，何有不调？妇女七情最甚，劳倦、房欲都是次要，所以临床上多见的是肝郁气滞型。一般还有痛经，经色紫黑，经量较少，其行涩，年轻人且多数不易孕。

少腹痛以放射性为多，腰际酸楚，胀闷，腹痛有单侧，有双侧；有自觉痛，有触之痛，还有行走时掣痛。兼有少腹肿块的，现代医学认为是子宫旁组织增厚，或是输卵管积水、炎性囊肿等。此等癥瘕之象，多是邪气与血，踞而积之。另外，本病脉象多有弦象，间有兼滑，如果病已罹久，正气已虚，必有细弱之象。

腹为阴，中脘属太阴，少腹属厥阴，经脉所过，疾病所主，冲任为病，痛则不通。肝气不舒，气滞郁结，故脉多见弦，联系到脾主生化，其精不能上升而下陷，流注于带脉，溢流于膀胱，所以下浊液。这样便引导我们施治时注意到调和冲任、疏肝解郁的普遍原则和酌分偏轻、偏重的兼证倾向等几个方面。

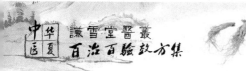

方药一：慢性盆腔炎方（蔡小荪方）

茯苓 12 克	桂枝 2.5 克	赤芍 9 克	牡丹皮 9 克
桃仁 9 克	败酱草 20 克	大血藤 20 克	川楝子 9 克
延胡索 9 克	制香附 9 克	紫草根 20 克	

[服法] 水煎服，每日 1 剂，分 2 次服。

[按语] 本方宜平时服用，如黄带多者，可加椿根皮 12 克，鸡冠花 12 克；腰酸者，加川续断 9 克，狗脊 9 克；气虚者，加党参 9～12 克，白术 9 克，茯苓 12 克，生甘草 3 克；血虚者，加当归 9 克，生地黄 9 克，川芎 4.5 克，白芍 9 克；便秘者，加大黄 2.5 克，或全瓜蒌 12 克；慢性者体质大都较差，治则多考虑扶正。如腹痛较甚，汤药少效者，可同时作保留灌肠，方用：败酱草 30 克，大血藤 30 克，白花蛇舌草 20 克，制没药 9 克，延胡索 15 克，蒲公英 30 克，川黄柏 9 克，牡丹皮 12 克。1 周为 1 个疗程。如伴痛经者，可宗四物汤加赤芍，增制香附 9 克，丹参 9 克，败酱草 20 克，制乳香、没药各 6 克，延胡索 12 克，桂枝 2.5 克，怀牛膝 9 克，经来时服。

方药二：结核性盆腔炎方（蔡小荪方）

当归 15 克	鳖甲 30 克	丹参 9 克	百部 12 克
怀牛膝 9 克	功劳叶 20 克	大生地黄 9 克	熟女贞子 9 克
山海螺 15 克	鱼腥草 9 克		

[服法] 水煎服，每日 1 剂，每剂分 2 次服。

[按语] 结核性盆腔炎，常伴有颧红咽燥，手足心热，午后潮热，夜寐盗汗，月经失调，量少色红，甚至闭阻，舌质红，脉细或兼数。以养阴和营为主，如潮热较甚者，可加银柴胡 4.5 克，地骨皮 9 克；内热便秘者，加知母 9 克，麻

仁9克；多盗汗者，加柏子仁丸12克吞服。本证疗程较长，获效不易，须定期观察，经来期间，可宗四物汤为主，养血调经，随症加味。

另，著名医家山西省中医研究所妇科张晋峰主任医师，经验丰富，其治本病，偏于脾虚的，用归脾汤为主，化服乌鸡白凤丸；偏于肝郁的，用逍遥散为主，酌加香附、青皮、陈皮一类疏气药；偏于血虚的，一般都兼有气弱，用圣愈汤，可以适当加用七气汤，偏于阴虚的，用知柏八味丸；偏于热的，可加黄芩、黄柏；偏于湿热的，重用土茯苓、椿根皮；偏于寒的，用干姜、山茱萸；癥瘕并痛者，加用荔枝核、川楝子、生橘核、香附。瘀滞严重的，用少腹逐瘀汤、大黄䗪虫丸。月经期间疼痛严重，现代医学称为亚急性阶段，可加用瞿麦、木通、灯心草、萹蓄、土茯苓、甘草梢、金银花、蒲公英一类利湿、清热、解毒之品。另外，用大血藤、败酱草、蒲公英、鸭跖草、紫花地丁、桃仁、三棱、莪术浓煎，保留灌肠，配合针刺，临床上收效颇著，可资参考。

方药三：妇科清热祛浊丸（王光辉方）

金银花15克	连翘12克	土茯苓15克	黄柏12克
败酱草15克	大血藤12克	白花蛇舌草15克	椿白皮15克
草薢15克	赤芍12克	桃仁12克	莪术10克
丹参12克			

[服法] 按照以上13味药剂量配比，采用现代制剂工艺制成水丸，规格为9克×20袋/盒，每日3次，每次1袋，口服，每30天为1个疗程，一般服用1～3个疗程。

[按语] 本方清热利湿，活血化瘀。主治慢性盆腔炎，包括子宫内膜炎、附件炎、盆腔结缔组织炎等。慢性盆腔炎属于中医学"带下病""腹痛""癥瘕"和"不孕"等范畴。多由湿热下注或湿浊邪毒未尽，瘀阻胞宫，以致脏腑功能失常，气血失调，冲任受损，迁延不愈，瘀滞日久，经脉不通，则可形成粘连或包块。湿、热、瘀三个方面为其主要病因，治疗当采用清热化湿，活血

化瘀之法。方以金银花、连翘、土茯苓、败酱草、白花蛇舌草等清热解毒；黄柏、椿白皮、萆薢利湿祛邪；大血藤、赤芍、桃仁、莪术、丹参活血化瘀，通络散结。其中土茯苓甘淡性平，《本草正义》谓其"利湿去热，能入络，搜剔湿热之蕴毒"；连翘味苦性微寒，散一切血结气聚，为消肿散结之要药；萆薢味苦性平，长于渗湿，治女人白带由胃中浊气下流所致；丹参味苦性微寒，有"丹参一味，功同四物"之说，常用于月经不调，癥瘕肿块等；大血藤，气薄，味苦，性平，为清热解毒，祛风活血之要药；椿白皮，味苦涩，性寒，苦能燥湿，寒能清热，对湿热内蕴之带下病效果尤佳。以上诸药合用，共奏清热化湿，活血化瘀之效。该方应用于临床10余年，反映效果良好。

方药四：复方益母膏（秦继章方）

益母草 500 克	当归 120 克	白芍 120 克	生地黄 120 克
炒川芎 60 克	黄芪 50 克	党参 50 克	醋香附 90 克
陈皮 60 克	砂仁 15 克	红糖 500 克	

[服法] 先将益母草为第 1 份，用水 9 千克煎煮 3 小时（将益母草煎至烂为度）。然后把当归、白芍、生地黄、香附、黄芪、党参做为第 2 份放在煎过益母草的水里煮沸 2 小时，再把砂仁放入，煎 15～20 分钟后，压榨过滤去渣，再放锅内熬至 1000 毫升，最后把红糖放入，溶化即成。早晚各服 1 次，每服 15 克（约 1 汤匙）。

[按语] 本方益气补血，理气止痛，活血止血，健脾调经。主治月经不调、崩漏、闭经、痛经、不孕症等。复方益母膏系祖传秘方。后来处方略加调整，它具有滋养强壮，补气补血，活血止痛，健脾调经等作用。由于能改善局部血行，增进子宫和卵巢发育，故可提高生殖功能，调整月经。方中益母草活血化瘀，对子宫有收缩作用；当归补血活血，能使子宫肌松弛，缓解紧张性疼痛；炒川芎助益母草、当归活血化瘀，改善血液循环，促进子宫发育；生地黄养血滋补；白芍养血敛阴，缓急止痛，抑制子宫收缩，弛缓肌紧张，有较强的镇痛

作用；黄芪、党参益气扶正；醋香附疏肝理气，调经止痛；红糖性温，益气缓中；加入陈皮、砂仁理气和胃，芳香醒脾，以防红糖甘甜腻胃。

诸药合用能补气，活血止痛，健脾和胃，强壮身体。临床对月经不调、闭经、痛经不孕症患者，需坚持服药3个月为1个疗程，以观察疗效，一般1个疗程可治愈。对崩漏患者，可酌情增加服药剂量，每日可服3～4次，每次30～40克。如子宫出血过多，采用固冲止血汤：黄芪30克，西洋参10克，焦白术15克，当归10克，醋白芍15克，巴戟天15克，山茱萸10克，黑蒲黄10克，茜草炭15克，地榆炭10克，黄芩炭10克，乌梅炭30克，牡丹皮炭10克，水煎服。每日1剂，水煎2次，共取汁500毫升，早晚各1次，每次250毫升温服。待出血基本停止，水煎汤可停服，继续服用复方益母膏。

五十　月经不调（效方五则）

经、带、胎、产为妇科疾病之总谓。而月经病为首，最多见。其辨证论述，历多纷纭，实际只分是虚、是实，明在气、在血即可。治疗自然是以调经第一，以平为期。

张景岳云："调经之要，贵在补脾胃以资血之源，养肾气以安血之室，知斯二者，则尽善矣。"这是说，调、补二法最为切要，此外还有清热凉血、疏肝散郁两法，有此四途，足以应付千百病人了。

方药一：益气消瘀汤（蒲辅周方）

黄芪20克	甘草9克	人参6克	当归12克	陈皮6克
升麻3克	柴胡9克	白术9克	桃仁9克	红花6克
川芎9克	神曲10克			

[服法] 水煎服，每日3次。

[按语] 月经不调，前后无定，经中有块，少腹微痛，色淡，偏于中气不足者，以本方补中益气之属调补脾胃，升阳益气，复以桃仁、红花、川芎活血散瘀，俟气得益，瘀得散，则月经自调，此乃治月经不调，症偏于虚者泛用方，可放胆用之。如果症见胸胁满，口苦干，可佐以丹栀逍遥散；如果症见少腹痛，得热则减，可加桂心3克，艾叶3克。

方药二：归肾丸（张景岳方）

菟丝子 10 克	杜仲 9 克	枸杞子 12 克	山茱萸 10 克
当归 15 克	熟地黄 10 克	山药 12 克	茯苓 12 克

[服法] 水煎服，每日 3 次。

[按语] 症见腰背酸软，足跟痛，经量少而色淡红，或有头晕，这是经血不足，肾气亏虚之象。方以菟丝子、杜仲补益肾气，熟地黄、山茱萸、枸杞子滋肾养肝。余药和中益血，脾肾俱顾，冲任获养，经血自如期至矣。偏于血分不足者，可加服乌鸡白凤丸；偏于肾阴不足，手足心热，加六味地黄丸。丸药皆可入煎，与汤药共服，安全可靠。

方药三：两地汤（傅青主方）

生地黄 12 克	地骨皮 10 克	玄参 12 克	麦冬 10 克
阿胶 6 克	白芍 20 克		

[服法] 水煎服，每日 3 次。

[按语] 月经不调，症见经量多、稠，色红，或伴口苦、干，手足心热，偏于阴分不足，或素体阴亏，或无病伤阴，血受热迫者，宜以此方滋水养阴。方以生地黄滋阴清热凉血；地骨皮泻肾中伏火，清骨中蒸热；玄参、麦冬壮水；阿胶、白芍敛阴补血。水足火平，阴生阳秘。挟有胸胁、少腹满闷，加丹栀逍遥散（丸）入煎剂服；经中有块，加制香附 12 克，桃仁 7 克；心中烦躁，口苦而干，尿短赤者，加黄柏 7 克，牡丹皮 9 克；兼有心悸、少寐，为伤血分，耗其阴津，加生龙骨、牡蛎各 30 克，川续断、当归、丹参各 10 克；如经见发黑，少腹满，发硬，可加川芎、栀子、黄芩各 10 克，其症见甚，可加桃仁、大血藤、牡丹皮各 10 克以加强清化。

此外，妇女病见肝郁者，皆可泛用逍遥散。逍遥散疏肝理气，肝气舒，则脾气旺，经自和调。笔者临床用逍遥散，常以汤煎，或以丸剂 10 丸为一服，亦入水煎，方便患者，疗效亦卓。还有一种月经不调，挟有痰湿者，或形肥，或呕恶，苔见白者，都宜化湿。痰湿内停，致使月经不调，燥湿化痰，佐以行气，可望得愈。

另，根据北京国医堂著名医家杜惠芳主任医师介绍，治月经不调，腹部经常胀满者，用香附 15 克，艾叶 12 克，当归 18 克，水煎 30 分钟，入好醋 1 小杯，热服，每天早晚各 1 次，疗效可靠。

一般妇女每逢来经时，肚腹觉胀，而且经期不定，经量不定，可以用本方。方中三味药，行气调血，温中散寒，养血解郁，配方巧妙。杜氏云，解放前四川有位治妇科病的老医师，把这三味药配好，研成粗末，放到口袋中，每遇上月经不调的病人，掏出来，包一包，送给病人吃，很是灵验，可供参考。

方药四：益母胜金丹（《医学心悟》方）

大熟地黄（砂仁酒拌，九蒸九晒）、当归（酒蒸）各 4 两
白芍（酒炒）3 两　　川芎（酒蒸）1 两 5 钱　　丹参（酒蒸）3 两
茺蔚子（酒蒸）4 两　　香附（醋、酒、姜汁、盐水炒）4 两
白术（陈土炒）4 两

[服法] 以益母草 8 两，酒水各半熬膏，和炼蜜为丸，每早温开水下 4 钱。血热者，加牡丹皮、生地黄各 2 两。血寒者，加厚肉桂 5 钱。若不寒不热，只照本方。

[按语] 程国彭谓："经，常也，一月一行，循乎常道，以象月盈则亏也。经不行，则反常而灾至矣。方书以趱前为热，退后为寒，其理近似，然亦不可尽拘也。假如脏腑空虚，经水淋漓不断，频频数见，岂可便断为热？又如内热血枯，经脉迟滞不来，岂可便断为寒？必须察其兼症，如果脉数内热，唇焦口燥，畏热喜冷，斯为有热；如果脉迟腹冷，唇淡、口和，喜热、畏寒，斯为有

寒。阳脏、阴脏，于斯而别。再问其经来，血多色鲜者，血有余也。血少色淡者，血不足也。将行而腹痛拒按者，气滞血凝也。既行而腹痛，喜手按者，气虚血少也。予以益母胜金丹，及四物汤加减主之，应手取效。"

　　月经失调的症状多种多样，常见的包括月经周期异常、经期异常、经量异常和经期并发其他症状等。如月经先期，月经后期，月经先后无定期，月经过多，月经过少，经期延长，崩漏，闭经，痛经，经间期出血，经前期紧张症等。其病因病机也复杂多样，月经异常是妇女机体受病的反映，是脏腑、气血和冲任二脉功能失调的反映。叶天士《临证指南医案》云："女子属阴，以血为主，故女科治法，首重调经。"女子月经正常来潮，与气血的盛衰密切相关。气血充实，血海满盈，则经水自调，按月来潮。反之，血海不充，经源缺乏，就会出现经水量少而色淡，排血时间缩短，月经逾期不至，甚至经闭不行等症状。《景岳全书》说："血者，水谷之精气也，在女子则上化为乳汁，下为月水。女子以血为主，血旺则经调而有子嗣，身体之盛衰，无不肇端于此。故治女子之病，当以经血为先。"和"唯脏腑之血，皆归冲脉，而冲为五脏六腑之血海，故经言太冲脉盛，则月事以时下，此可见冲脉为月经之本也。然气血之化由于水谷，水谷盛则血气亦盛，水谷衰则血气亦衰"。

　　气血虚损这一病机变化在月经失调疾病中有非常重要的作用，因经水源于水谷精气，生化于脾，藏受于肝，施泄于肾。脏腑安和，血海充盈，经水自调。遇到闭经、月经后期、经量减少等月经失调病人，首先应询其有无失血、耗伤气血之病史，辨其有无脾胃损伤、气血化源不足之证候。禀赋不足，幼年经水过多致失血；生产、人工流产等手术致冲任受损、气血受损而匮乏；脾胃素虚，健运失职或情怀不遂，肝郁犯脾致气血乏源，都能导致冲脉空虚，血海不满而月经失调。对此类经闭、经少、经事逾期不行者，其治疗不宜见涩而用攻破之药，应以充养经源为治本之道，气血得养，经源得以扩充，月水自通。如《丹溪心法》所云之："经水涩少为虚为涩，虚者补之，涩者濡之。"临床可用"参芪四物汤"益气补血。然气血生化，由于水谷，水谷盛则气血也盛，水谷衰则气血也衰。水谷旺盛又赖脾胃之健运，对此类病人，犹重调理脾胃之功能，"黄芪四物汤"方中加用健脾和胃的淮山药、陈皮、山楂、神曲、木香等，

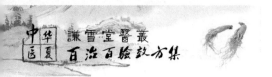

待气血充足之时，方予通经活血以催经，始能获效。

方药五：归柴衍经汤（谢利恒方）

当归身9克	杭白芍9克	料豆衣9克	醋炒柴胡2.4克
栀子仁9克	牡丹皮6克	广郁金4.5克	香附末6克
炒白术6克			

[服法] 水煎服。

[按语] 谢氏遣方用药，虽有所宗，但不为前人之法所囿，多独具匠心。尝云："治病者，要在法多而用专，能识其变，方能通其用，万不可执一端，以概其余。"谢氏虽兼通内、外、妇、儿诸科，而对温病之诊治与杂病之调理，尤为擅长。治妇女经水淋漓、经期紊乱等症，颇为应手。综观其调经诸方，无不着重于肝。如其医案中江案之用龙胆泻肝、周案之用夏枯草等以平肝，理法颇精。

《黄帝内经》云：女子"二七而天癸至，任脉通，太冲脉盛，月事以时下，故有子。""七七任脉虚，太冲脉衰少，天癸竭，地道不通，故形坏而无子也。"肾为先天之本，主藏精，寓元阳，主生殖。女子的天癸来源于肾气，肾气盛，天癸至，月经能按月如期来潮。又有"经病之由，其本在肾"之说。"经水全赖肾水施化，肾水既乏则经水日以干枯"（《医学正传》）。青春少女如肾气虚弱，癸水不足，则冲任失养，难以按月催动月汛，月经失调，周期紊乱。成年妇女如肾阴亏损，则月经量少、延期甚或闭经。肝为藏血之脏，与冲任血海有关。其性喜条达，主疏泄，主情志。月经的正常来潮，与肝气的条达疏畅，肝血的充足有密切的关系。肝气郁结，冲任二脉疏泄失常，可致经乱，经来断续，先后无定。肝血虚少，血海不充，则经来量少，经候愆期，甚至经行闭止。

肝肾在月经周期中发挥重要的作用，经水盈亏满溢是一个动静平衡的过程，调经之法应有经前、经间、经期、经后之别，注重调补肝肾在调整月经周期中的作用。治疗常分阶段，即分期治疗，以调整月经周期。各期宜围绕补益肝肾，调整肝肾功能为治。

五一 功能性子宫出血（效方七则）

功能性子宫出血，即中医之崩漏。月经期大出血为经崩，平时淋漓则为漏下。二者出血情况不同，临床常交替出现，程度不同，差异很大，但关系密切，治疗相近。

明代方约之提出塞流、澄源、复旧治疗三大法，很有指导意义。急则治标，缓则图本，暴崩之际，急止防脱。有形之血不能速生，无形之气所当急固。固气摄血最宜，现代医学疗法，诚为效验，常救危急于倾刻，如条件许可，急救用之，能迅速补充血液，不致出现脱症。血势减，则宜以病机分辨，切不宜率投寒凉及温补之剂，更不能专事收涩。注意扶脾、调肝、养肾，即正本清源，固本善后，才是正途。

方药一：固冲汤（张锡纯方）

炒白术 30 克	黄芪 30 克	山茱萸 24 克	白芍 24 克
海螵蛸 30 克	煅龙骨 90 克	炒牡蛎 90 克	茜草 10 克
棕榈炭 15 克	五倍子（研末冲）3 克		

[服法] 水煎服，每日 1 剂，分 3 次服。

[按语] 本方重用黄芪、白术以补气健脾，固冲摄血；山茱萸、白芍补益肝肾，并敛阴养血；龙骨、牡蛎、海螵蛸、棕榈炭、五倍子收摄以止血，茜草止血而不致瘀，诸药合用，益气止血，固冲任之虚，又固血上冲之逆，标本兼顾，确是良方。笔者 1984 年治新华社记者薄某，患大出血，在山西省人民医院急诊，携西药回家服用。不料连 3 日不止，患者疲惫虚软，赴诊时，主诉出血"一次有半痰盂之多"，急投本方，2 小时后煎服，当日服 3 次，次日上午，

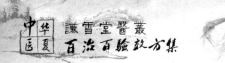

其夫电话来告血得减，又嘱连服 3 天，下血基本停止。

使用本方，可不加减，迳投原方，如症见热象，偏于阳盛，可加生地黄 30 克，黄芩 10 克；气怒所致，由于肝气冲激而致崩者，可加柴胡 15 克，同煎逍遥丸 10 克；若服 2 剂，其血不止，可加用地榆 30 克，水、醋各半共煎，露一夜，次晨温服，往往可止。

方药二：治崩极验方（《女科辑要》方）

炒地榆 24 克	牡蛎 15 克	地黄 30 克	白芍 12 克
黄芩 12 克	黄连 6 克	牡丹皮 6 克	焦栀子 9 克
莲子须 6 克	甘草 9 克		

［服法］水、醋各半煎服，每日 1 剂，每日早、晚各服 1 次。

［按语］经血多而色红，质稠，口渴甚或焦苦，为热盛于内，血海沸腾，迫血妄行。治需凉血清热。本方以一派苦寒入血，搜伏热于深隧，以滋阴固养者监制，苦寒绝不太过，清热之中寓含凉血，苦寒之属制有濡润，甚有法度。笔者见妇科老中医张子辉先生，临床多用本方，遍施患家而 40 余年，体会尤多。余亦曾治过 2 例，一例系省商业厅干部，中年妇女，一例系交城新华书店职工，皆以本方进退，都用童便 1 杯冲血余炭 6 克，或见证偏瘀象加香附、桃仁、红花各 9 克；或见其热重以知母 9 克，黄柏 6 克，都在 7 剂左右取效。

临床有些病人平时身体就弱，形瘦而血热，患漏时久，可配服地骨皮、藕节各 500 克，与猪瘦肉同炖，每日作菜肴服，连服 2 周。如症见气弱，本方加黄芪 30 克，白术 24 克；若见血中有块或腹中痛，可加桃仁 10 克，山楂、神曲各 15 克，香附、茜草各 12 克。若是老年血崩，症见阴虚，本方减黄连、栀子，可加蒲辅周先生方：当归、红花各 12 克，冬瓜子 30 克，烊化阿胶 20 克，有效。如素多抑郁，情志不舒者，可多服丹栀逍遥丸，并预防性服四物之属，否则久郁而患，为患滋大。另如郁久气滞，腹痛胁胀可服《太平圣惠方》琥珀散。由琥珀、白术、桃仁、当归、炙鳖甲、柴胡、延胡索、红花子、牡丹皮、木香、桂心、赤芍、生姜等组成，化裁灵活于临证间，能去壅滞，缓疼痛。

另，妇女崩漏，子宫出血不止，可取莲藕常服。藕节，性味甘平，功效收敛止血，适用于各种出血症，尤对吐血和妇女阴道出血最效，每次可用 20 克左右 1 根煎汤喝，亦可连藕一起食下。清朝名医魏之琇的《续名医类案》中记载："一产妇产后余血不尽，上冲心，胸闷腹痛，以藕汁 2 升饮之而愈。"近代著名医学家蒲辅周先生，亦极善用此。

方药三：加味四物汤（《女科秘要》方）

| 当归 12 克 | 生地黄 24 克 | 川芎 10 克 | 赤芍 10 克 |
| 白芷 6 克 | 荆芥（炒）6 克 | 甘草 6 克 | |

[**服法**]空心服，兼服十灰散。

附：十灰散

| 藕节 10 克 | 艾叶 10 克 | 柏叶 10 克 | 棕榈 10 克 |
| 大蓟、小蓟各 24 克 | | 牡丹皮 12 克 | 栀子 12 克 |

干姜 12 克（俱烧灰存性去火毒，合匀为末），每服 6 克，以加味四物汤调送，以血止为度

[**服法**]开水冲送，每日 2 次。

[**按语**]《妇科玉尺》指出："大凡女子自天癸既通而后，气血调和，则经水如期，不先不后，自无崩漏之患。若劳动过极，以致脏腑亏伤，而冲任二脉，亦虚不能约束其经血，使之如期而下，故或积久或不须积久，忽然暴下，若山之崩，如器之漏，故曰崩漏。究其原，则有六大端，一由火热，二由虚寒，

三由劳伤，四由气陷，五由血瘀，六由虚弱，何以见火热之所由也。或脾胃伤损，下陷于肾，与相火相合，湿热下迫，血色紫黑，臭如烂肉；中挟白带，则寒作于中，脉必弦细；中挟赤带，则全由热，脉必洪数。其症兼腰脐下痛，两胁急缩，心烦闷，心下急，不眠。欲崩，先发寒热，平时临行经，亦发寒热，此必大补脾胃而升降气血。"

《竹林女科证治》说："崩漏不止，经乱之甚者也。盖非时血下淋沥不止，谓之漏下。忽然暴下，若山崩然，谓之崩。中由漏而淋，由淋而崩，总因血病调治之法。凡崩漏初起，治宜先止血，以塞其流，加减四物汤，十灰丸主之。崩漏初止，又宜清热，以清其源，地黄汤，或奇效四物汤主之。崩漏既止，里热已除，更宜补气血以端其本，加减补中益气汤主之。要知崩漏皆由中气虚，不能受敛其血，加以积热在里，迫血妄行，或不时血下，或忽然暴下，为崩为漏。此证初起，宜先止血，以塞其流，急则治其标也。血既止矣，如不清源，则滔天之势必不可遏。热既清矣，如不端本，则散失之，阳无以自持故。治崩漏之法，必守此三者次第治之，庶不致误。先贤有云：凡治下血证，须用四君子辈以收功，其旨深矣。"

斯证治法，对于一般的崩漏有暴崩宜止，久崩宜补之说，塞流、澄源、复旧是治疗崩漏的 3 个步骤。塞流的用意是急则治标，似乎是用单纯的止血方法，待证势转缓，再行澄源，就是分因调治。单纯的止血而不辨证症因，往往是不能取效的。崩止后再行调补，恢复健康予以根本治疗。治疗崩漏，除单纯的注重某一方面之外，有时还须虚实两顾，温凉并用，攻补兼施。在崩漏时期汤剂与丸剂并用，血止后可用丸剂巩固。治疗本症以达到止血为目的。崩漏属于血症，血以通为用，无论崩症或漏症，治疗强调"求因为主，止血为辅"，虽然出血症应当止血，但不主张一味固涩。实践证明，治疗崩漏从阴阳为主辨证施治，则疗效更显。

☁ **方药四：止崩散（蔡小荪方）**

　　当归炭 30 克　　蒲黄炭 60 克　　陈棕炭 60 克　　血余炭 30 克

莲房炭 30 克　　炒白芍 30 克　　荆芥炭 60 克　　侧柏炭 90 克
桑草炭 30 克

[服法] 上药共研细末，吞服每次 5～10 克，煎服每次 20～30 克。

[按语] 塞流固属急救，但崩势尚轻者，亦不可一味固涩，当详分寒热虚实，审慎用药。如崩漏去血虽多，而瘀滞未尽，恶血不去，新血不生，血不归经，崩漏何由而止，致有腹痛腰酸等症，且色黑有块，脉沉涩，舌紫黯。当在固涩之中，参祛瘀生新之品。久崩则营血亏耗，元气大损，非大补气血，无以为功。如面色苍白，气短肢软，神疲乏力，脉虚细，舌淡。宜益气养营固摄。吉林参 10 克，炙黄芪 15 克，炒白术 10 克，当归炭 10 克，蒲黄炒阿胶 10 克，生地炭 30 克，焦白芍 10 克，陈棕炭 10 克，血余炭 10 克，香附炭 10 克，藕节炭 30 克。血热用侧柏炭、丹皮炭、地榆炭、荆芥炭；肝旺用黄芩炭、柴胡炭；虚寒用人参、附子、炮姜炭、陈艾炭；固涩用煅龙牡、赤石脂；气虚下陷用升麻炭、柴胡炭。

止血药物分类用量如下。

1. 凉血止血　生地炭 10～30 克，白芍 10～15 克，侧柏叶 10 克，黄柏炭 5～10 克，丹皮炭 6～10 克，地榆炭 10 克，小蓟 10～15 克，贯仲炭 10 克，黄芩炭 5～10 克，槐花炭 10 克，茜草炭 10～15 克，鸡冠花 10～15 克，墓头回 10～15 克，龟甲 10～24 克，龟甲胶 10 克。

2. 温经止血　鹿角胶 10 克，麋角胶 10 克，牛角腮 6～12 克，伏龙肝 15～30 克，陈艾炭 3～10 克，炮姜炭 2.5～5 克。

3. 祛瘀止血　参三七 1.5～6 克，花蕊石 10～30 克，益母草 10 克，延胡索醋炒 5～10 克，蒲黄炭 10 克，牛膝炭 10 克，血余炭 10 克，山楂炭 10 克，熟大黄炭 5～10 克。

4. 补血止血　阿胶 10～30 克，当归炭 10 克，仙鹤草 10～30 克，墨旱莲 10～15 克，熟地炭 6～12 克。

5. 升提止血　升麻炭 2.5～5 克，柴胡炭 2.5～5 克。祛风止血：荆芥炭

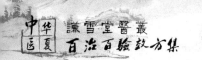

5～10 克，防风炭 5～10 克。

6. 固涩止血 龙骨 10～30 克，牡蛎 10～30 克，赤石脂 10～12 克，麦冬 10～15 克，石榴皮 2.5～5 克，诃子 5～10 克，藕节炭 10～30 克，莲房炭 10～15 克，陈棕炭 10 克。

7. 理气止血 香附炭 10 克、乌药炭 10 克。

还可选用丸剂，气虚下陷用补中益气丸；气血不足用八珍丸；气血两虚用党参养荣丸；肝肾不足用二至丸；心脾两虚用归脾丸；肾阴不足用左归丸；肾阳不足用右归丸；阴虚血热用固经丸；肾虚血热用大补阴丸；阴虚内热用知柏地黄丸；肝旺实热用龙胆泻肝丸；肝郁气滞用逍遥丸；血瘀用四物益母丸；气滞用四制香附丸；血热崩漏用十灰丸。以上用量都是每日 10～20 克吞服或包煎。血瘀崩漏用震灵丹，每日 6～12 克吞服或包煎。

方药五：奇效四物汤加味（王大增方）

黄芩 24 克	熟大黄炭 9 克	党参 15 克	生黄芪 24 克
干地黄 12 克	续断 12 克	炒当归 9 克	白芍 9 克
阿胶 9 克	焦艾叶 9 克	炒白术 9 克	茯苓 9 克
炒川芎 4.5 克	炙甘草 3 克		

[服法] 水煎服。

[按语] 心主血，脾统血，肝藏血，治血症时重在心、肝、脾三脏，同时勿忘气血之间关系。在治月经病中的出血症时，特别是月经量多或淋漓不尽者，可用加味奇效四物汤调经凉血止血，继用加味归脾汤健脾养心和血以固本。奇效四物汤出自《奇效良方》其方组成的胶艾四物汤加黄芩。该方奇在黄芩一味清心火除血热。《本草纲目》曾记载用一味黄芩制成芩心丸"治妇人四十九岁已后天癸当住，每月却行或过多不止，用条芩心二两米醋浸七日炙干又浸如此七次为末，醋糊丸梧子大，每服七十丸空心温酒下，日二次"。可见黄芩清热止血之效，奇在其中。在奇效四物基础上加用黄芩以益气摄血，重用黄

芩补气以资生血之源，配合当归补血，则阳生阴长，气旺血生。同时还加入一味熟大黄炭，达清热祛瘀止血之功。崩漏既使久病倘仍有残血瘀滞，徒用补养固涩无功，而加入熟大黄炭一味，遵《黄帝内经》"通因通用"法，不用固涩之品，在大量养血和血益气摄血之品中加入祛瘀清热之药，达祛瘀生新之目的。针对月经过多、先期、经期延长，崩中漏下冲任郁热，郁久成瘀时效果甚为明显。

方药六：止崩汤（朱小南方）

党参9克	当归身6克	生地黄9克	白芍9克
山茱萸9克	女贞子9克	焦白术6克	青蒿6克
盐水炒黄柏9克	蒲黄炭9克	熟大黄炭3克	陈皮6克

［服法］水煎服。

［按语］本方补养阴血，清热调经。主治阴虚血亏，内有瘀热的崩漏，伴有头晕腰酸，颧红口燥，午后潮热，脉带数，苔黄等症。朱氏认为崩漏一症的治疗，虽以补充气血，塞流止血为主，但若辨证为阴虚阳亢，内有瘀热者，纵用补涩法，亦无济于事，必须在补涩之中酌加清理瘀热之品，方能中鹄。

《济阴纲目》眉批中谓："愚谓止涩之中，须寓清凉，而清凉之中，又须破瘀解结。"故朱氏对这一类型的崩漏患者，常在养阴柔肝法中加入清热凉血，祛瘀行滞之功的熟大黄炭，蒲黄炭两味。尤其是熟大黄炭是必用之品，既能推陈出新，引血归经，又无腹痛便泻之不良反应。但兼有便秘一症，则熟大黄炭用量加至4.5克。人体之血气，运行于脉道之中，环流不休，以奉养全身，才能维持正常的生理功能。所谓："血脉流通，病不得生。"

女子以血为用，《校注妇人良方》说："血气宜行，其神自清，月水如期，血凝成孕。"说明妇女的月经、胎孕等生理功能，更与血气流畅关系密切。而气滞血瘀，经络受阻，是月经病的主要病因病机之一。如肝气郁结，气滞脉络，血行受阻；或气郁而化热，灼伤脉络，血溢出于脉外；或经期感寒，寒凝胞宫，经血失畅；或气虚乏力，无以推动血行，血滞成瘀；或血室未净，误犯房事，热瘀互结等，均可导致崩漏绵延、痛经、闭经等月经不调。

治疗本病，除了以四物汤、丹参为调经主方外，临证还应根据病因病机变化加减、变通。如对于崩漏绵延日久之症，必有内瘀，治当祛瘀澄源，方可止血塞流。药用四物、丹参，加炮姜炭、熟大黄炭等药。熟大黄炭清热凉血，祛瘀致新，引血归经。炮姜炭去恶生新，温经止血。一寒一热，亦走亦守，攻补兼施。对瘀血内阻，经行不畅之痛经，加生蒲黄、五灵脂、乳香、没药等，蒲黄、五灵脂祛瘀止痛，乳香辛温香窜，活血祛瘀，调气止痛，没药活血祛瘀定痛。对血滞经闭者，常加三棱、莪术，破血行气，痛经散瘀。对原发性痛经、膜性痛经患者，加血竭粉、三七粉使蜕膜消散、止血、行瘀、而止痛。对挟肝郁气滞，冲任脉络不疏者，加柴胡、延胡索、香附、川楝子、川牛膝等理气行滞，疏通经络。对经期房纬不慎，湿热侵入胞宫，热瘀交结，漏血绵延不止者，加蒲公英、紫花地丁等活血散瘀，化湿清热。寒凝经脉而痛经者，加艾叶、小茴香温经散寒止痛。

方药七：补中益气三七汤（《周慎斋遗书》方）

人参 12 克	地黄 30 克	甘草 14 克	白芍 24 克
生姜 15 克	五味子 12 克	熟地黄 24 克	三七 12 克

[服法] 水煎服。

[按语]《周慎斋遗书》谓："血崩，血脱宜益气，先以补中益气汤减当归，加生姜，腰痛加杜仲、续断；后用十全大补汤，稍加血药，微加陈皮开之。凡血崩先多后少者血热，先少后多者肾虚。盖肾主二便而司开阖也。病后见崩，不属于肾而属于脾，不愈，保元汤加阿胶、续断、杜仲、艾叶，煎服。血崩，黄芪醋炙黑色，熬膏服有效。又香附二两，槐黄四钱，莲子壳（烧存性）三钱，老米糊丸，米汤下。先用山药三钱，为末，酒下，服至五两后，始服丸，极效。"妇人在月经期内的不同阶段，其生理病理特点不同，因此在调治月经

病时，尚须依据经前、经后、经时、平时的不同阶段、不同特点而采取"经前勿补，经后勿泻，经时治标，平时治本"的原则。但经前勿补，亦并非绝对，如月经先期，经来如崩之属于气虚不摄者，也应调补气血，或兼予固涩，以控制出血量，并调整月经周期。行经期间由于血运较之平时活跃，症状也常较明显，临床宜在辨别寒热虚实的前提下，针对具体症状治疗，以缓解病人的痛苦。如经量过多者兼予止血，过少者兼予养血通经，腹部胀痛者兼予理气止痛等。经后由于血去脉虚，易为邪侵，故宜调理脾胃，滋补肝肾，以增强其修复功能，恢复气血。

月经净后至下次经前这一阶段为平时，此段时间应本着"缓则治本"的精神，着重调节脏腑气机，特别是肝、肾、脾（胃）的功能，邪盛者以祛邪为主，正虚者以扶正调血为主，以使脏腑安和，气血协调，冲任和调。

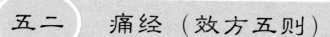

五二　痛经（效方五则）

　　痛经是指经行腹痛及所属的各种疾病而言，尤以青年妇女为多见。本病以经行前后出现下腹部疼痛为主症，有的逐年加剧。往往伴有其他全身症状，如乳房作胀或痛，或结块，恶心呕吐，腰痛如折，甚则昏晕等症。未婚与已婚妇女均可随着月经的周期发作。

　　本病的病因，无论其寒、热、虚、实，主要由于气血运行不畅所致，即所谓"不通则痛"。临床上所见痛经，概括有四种不同病因，如寒凝血瘀，肝郁气滞，气血虚弱，肝肾亏损等。痛经的病机，在于肝、脾、肾三经。

　　另，有一种脱膜痛经，其痛甚剧，十之七八为未婚青年女性，皆起于月经初潮期，腹痛多发于行经的第二三天，有大小不等的瘀血块及膜状块物随同经血脱落而出，待块物落出后，腹痛渐减，已婚者多不孕。脱落之膜经病理检验为异常增生的子宫内膜，遂有"脱膜痛经"或"膜样痛经"之称。考历代医著，在《竹林女科》中有"有经来不止，下物如牛膜片"的描述，但论焉不详，就临床所见症状，为气血凝滞，终属实证范畴，不通则痛是其关键所在，急则治其标，解痛为先。此类痛经患者，一般无其他旧病宿疾，正气不虚，治以活血化膜，理气止痛为主。

方药一：痛经主方（蔡小荪方）

当归9克	川芎4.5克	牛膝9克	香附9克
延胡索9克	丹参9克	红花4.5克	白芍9克

　　[服法] 水煎服，每日1剂，分3次服。

　　[按语] 蔡氏对痛经的治疗，不尚单纯止痛。处方用药强调"求因为主，

止痛为辅"。痛经多数是血排出困难，瘀滞疼痛，治法以通为主。症若膜样痛经，腹痛较剧，上方用川牛膝或土牛膝，加花蕊石 15 克，没药 6 克，失笑散 15 克，桂心 2.5 克，桃仁 9 克，使所下整块内膜分碎，有一定止痛效果，子宫内膜异位症腹部进行性剧痛，甚至难以忍受者，在膜样痛经方中去花蕊石，加血竭 3 克，苏木 9 克，以化瘀止痛。一般痛经药后瘀下痛减，惟内膜异位症部分病例经血过多如注，常愈多愈痛。该症宿瘀内结随化髓下，经血虽多，瘀仍未清，故腹痛不减，治以化瘀为主，不能因下血过多而妄自固涩，否则下血更多，腹痛更剧，可宗基本方去川芎、红花，加血竭 3 克，花蕊石 15 克，生蒲黄 30 克，震灵丹 12 克，以缓崩止痛，必要时可加服三七粉 2 克，因气滞血瘀的痛经、胀痛较甚，原方可加乳香 4.5 克，乌药 9 克，苏木 9 克，川楝子 9 克；寒凝瘀滞者，往往形寒畏冷，小腹冷痛，或伴便溏，甚则泛恶，原方去香附，加木香 3 克，小茴香 3 克，淡吴茱萸 2.5 克，肉桂 3 克，煨姜 2 片，也可用炮姜 3 克，效果较显。另如炎症引起腹痛，用当归 9 克，川芎 4.5 克，赤芍 9 克，牛膝 9 克，桂枝 2.5 克，牡丹皮 9 克，败酱草 30 克，柴胡梢 4.5 克，延胡索 9 克，制香附 9 克，大血藤 30 克，生甘草 3 克，行血清热止痛，蔡氏世代为妇科医师，经验丰富，可资参考。

方药二：化膜汤（朱南荪方）

| 蒲黄 10 克 | 赤芍 10 克 | 三棱 10 克 | 莪术 12 克 | 青皮 9 克 |
| 生山楂 15 克 | 乳香 10 克 | 没药 10 克 | 血竭粉 3 克 | |

[服法] 水煎服，每日 1 剂，分 3 次服。

[按语] 如经量过多者，上方在月经间期起，连服 10 剂。此方旨在化膜，膜散则痛失，则隧道通利，如为预防经量过多可于上方酌情加减，蒲黄、山楂均炒炭，去三棱、莪术，加三七粉、炮姜炭，通涩并举，祛瘀生新。如出血经久，气血耗损，则于行经后调补气血。如此调治 2～3 个月，使膜消不复作祟为止，剿痼疾荡然，气血安和。

另，何子淮先生之三步疗法，经前以"防"为主，一般以上月行经日期为标准，提前1周服用温理气血，鼓舞畅行之品为第一方：炒当归、炒白芍、炒川芎、桂枝、香附、乌药、炒小茴香、艾叶、胡芦巴、淫羊藿、生甘草；行经期以"治"为主，症势表现较为急重，寒象明显，故可采用大辛大热、回阳救逆之品，促进阳气四布，阴霾自散，血海得温，经水畅行，诸症自消，用第二方：附子、干姜、淡吴茱萸、艾叶、肉桂、炒小茴香、延胡索、广木香、炒当归、川芎、制香附、细辛、生甘草。该方为何氏祖传验方温胞汤加细辛。形体壮实、痛经史长、疼痛剧烈者，可加制川乌、制草乌，广木香改为红木香。个别患者经量多、色褐黑，艾叶可改用艾炭，干姜改炮姜；月经净后，疼痛消失，但小腹仍有空虚感，常伴有神疲乏力、腰酸，乃胞络空虚之故，治疗上应该着重于"固"，养血温胞络、调和营卫为主，用第三方：炒当归、炒白芍、炒川芎、狗脊、川续断、艾叶、熟地炭、陈皮、透骨草、炙甘草，经验独特，可供参考。

方药三：温经祛瘀止痛汤（唐吉父方）

生姜3克	桂枝3克	川椒3克	淡吴茱萸3克	白术9克
茯苓9克	当归9克	赤芍9克	乌药9克	香附9克
五灵脂9克	延胡索9克			

[服法] 水煎服。

[按语] 斯证多为经行腹痛剧烈，有时甚至昏厥，用调气祛瘀及黄体酮、乙酚等中、西药物治疗，效果不显。常伴有恶心呕吐，同时大便不实，次数增多，肛坠后重，形寒畏冷，汗出面白，痛处喜按喜温，脉细软，舌苔薄白。多为中焦虚寒，寒凝瘀阻，治宜温经散寒，调气祛瘀。

方药四：加味没竭汤（朱南荪方）

生蒲黄(包)24克	五灵脂(包)15克	三棱12克	莪术12克

乳香、没药各3克　　生山楂12克　　青皮6克

血竭粉（冲服）2克

[服法] 水煎服。

[按语] 本方主治妇女痛经，尤其膜样痛经和子宫内膜异位症、盆腔炎等引起的痛经。以蒲黄、血竭为主药，破气行滞，活血化瘀，月经间期起服，连服10剂，对膜样痛经有化散作用，膜散经畅，其痛自止。月经过多，蒲黄、山楂炒用，去三棱、莪术，加三七粉、炮姜炭、仙鹤草等，通涩并用，祛瘀生新。偏寒，酌加小茴香、艾叶、炮姜；热瘀互结，加蒲公英、大血藤、地丁草、败酱草、柴胡、延胡索等。加味没竭汤（又名化膜汤）是朱南荪以失笑散、血竭散、通瘀煎中诸药化裁而成，对妇女原发性痛经、膜样痛经以及子宫内膜异位症、盆腔炎等实证痛经均有显着疗效。从1984年起，对该方进行了系统的临床和实验研究。1986年又被列为国家自然科学基金课题，取得了理想的效果。

方药五：十制香附痛经丸（谢利恒方）

十制香附480克	当归身（酒炒）150克	川芎（炒）90克
山药(炒)120克	川郁金(炙)45克	益母草(晒干)120克
杜仲(盐水炒)90克	陈皮（炒）60克	肉桂15克
紫石英(醋炒)15克	艾绒（醋炒）15克	砂仁（炒研）90克
白芷（炒）9克	生地黄（酒炒）150克	甘草（炙）30克
红花（炒）15克	枳壳（炒）60克	白芍（炒）120克

[服法] 上药研细蜜丸。每次服12克，用黄酒加1/2温白开水（或大枣5～7枚煎汤）送下。

[**按语**] 本方功效调理冲任，温通经脉。主治妇女经来腹痛、经前腹痛、经行不畅而有紫色血块。方中香附为解郁调经要药，配以郁金、陈皮、砂仁、白芷、枳壳等以理气止痛；当归、川芎、生地黄、白芍、益母草，养血活血；甘草与白芍合用则缓急止痛，更加山药、杜仲、肉桂、紫石英、艾绒，合上药以补肝肾，调冲任，暖胞宫，尔后痛经可愈。

五三　闭经（效方五则）

　　闭经有虚有实。虚为血海空虚，来源匮乏，仿如壶中缺水，虽倾倒亦无水排出；实乃邪气壅阻，如壶中有水，但壶口为堵，水亦不能泻下。虚实不同，攻补各异。临床上虚证较多而实证较少。月经是一种定期藏泻的过程，先藏而后能泻，月经之来潮，以肾气、天癸、冲任、胞脉相互协调构成一个垂直的中轴。然妇女以血为主，月经的主要成分是血，血与心、脾、肝有密切关系，中轴与脏腑又有横的联系。闭经的病机，主要由于肾气不充，天癸无形之水不至，冲任不通盛，胞脉不充盈，以致血海空虚，无余可下。

　　诊治闭经，"通""盛"为先。盖女子胞为奇恒之府，奇恒者，既有脏的藏精气而不泻之功，又有腑的传化物而不藏之效；女子胞功能的正常发挥，又赖"肾气盛""任脉通""太冲脉盛"，故在治疗用药方面，《黄帝内经》中唯一的一张治血枯经闭的四乌贼骨一蔗茹汤就是体现这一原则，该方由海螵蛸、蔗茹组成，海螵蛸、雀卵、鲍鱼汁均为血肉有情之品，有益精血，温奇经，通血脉功效，能令人有子；蔗茹即今之茜草，具祛瘀生新之力，为通经之要药，配伍而用，"通""盛"结合，相得益彰，若见闭即通，终非上策。

方药一：通闭汤（蔡小荪方）

炒当归9克　生地黄、熟地黄各9克　川芎9克　女贞子9克

淫羊藿12克　肉苁蓉9克　　　　　狗脊9克　山茱萸9克

制黄精12克　河车大造丸（吞下）9克

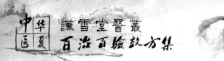

[服法] 水煎服，每日 1 剂，连服 30 天，每天服 2 次。

[按语] 服本方最好同时测量基础体温，以助诊治，原发性闭经，基础体温多呈单相，如坚持服药 1～3 个月后，基础体温能呈双相，即预示病情有所好转，总以育肾养血为主，参入血肉有情之品，冀肾气旺盛，冲任充盈，月事自以耐得下。

方药二：归肾丸（张景岳方）

熟地黄 24 克	山药 120 克	山茱萸 12 克	茯苓 15 克
当归 15 克	枸杞子 12 克	杜仲 10 克	菟丝子 20 克
鸡血藤 30 克			

[服法] 水煎服，每日 1 剂，分 2 次服。

[按语] 根据广东名医罗元恺先生经验，本方可加用鸡血藤，或加用鸡血藤膏 20 克冲入煎剂中服，有热者稍加清热凉血之品，挟瘀者佐以活血行瘀，偏寒者须加温通。

方药三：调经饮（张景岳方）

当归 15 克	牛膝 20 克	山楂 10 克	香附 12 克
青皮 10 克	茯苓 15 克		

[服法] 水煎服，每日 1 剂，每剂分 2 次服。

[按语] 女子以肝为先天，女子有不得隐曲，为之不月，肝经积郁，心脾失养等均可使主宰神明之心功能失调、心气不得下避，胞脉为之闭，所以疏肝养心也，为治疗闭经的常用方法。此类病人往往虚实夹杂，肝经郁结化热，相火引动君火，君相之火互结，炼液伤阴，阴液暗耗，变化丛生，临诊当辨证施治，或先清后补，或先补后清，或攻补兼施，虽然历代医家不乏著述，而且近、

244

现代医家也有个别验案，但据笔者的临床体验，很难找出治疗规律。闭经是妇科的一个常见症状，并不是一种疾病，造成闭经的原因很复杂，由于下丘脑-垂体-卵巢-子宫轴和各个环节的功能障碍都可以引起闭经，现代妇科学谓其种类不下于 30 种，故对闭经的治疗必须先诊断出是什么腺体及什么原因所导致，才可正确施治。若应用现代的医学理论与诊断方法分析闭经的类型，并结合中医的辨证进行治疗，则可望获较好疗效。

下丘脑性闭经是闭经中最常见的一种类型，可由于不同原因引起下丘脑病理生理变化而产生不同类型的闭经。如由于环境、精神因素引起中枢神经与下丘脑垂体-卵巢轴，影响卵泡成熟而导致闭经等。中医学有"肾"主生殖及肾上通于脑、下连冲任之说，如果肾的阴阳失调则影响脑-肾-冲任-胞宫轴的生理功能，也能导致闭经，有资料应用补肾方法治疗此类闭经，获得较好效果。而多囊卵巢综合征的闭经虽也是由于下丘脑之间的功能失调，是通过下丘脑功能障碍所引起，如果单用补肾的方法，资料说明效果不够理想。

多囊卵巢综合征是由于下丘脑功能障碍而致促黄体素与卵泡素的比值偏高，则卵巢雄激素的分泌量增高，雌激素相应减少而经闭。其闭经与不育从中医辨证属于肾气不足，又因雄激素增高出现的多毛、肥胖与卵巢增大，其包膜增厚等，中医辨证则属于痰湿。有人认为本病是由于肾虚不能蒸腾津液，凝聚成痰而致，并对闭经型的多囊卵巢综合征 116 例应用补肾化痰法治疗，有 96 例排卵，月经来潮，排卵率为 82.8%，其临床观察病例集中，证治经验，可资参考。

方药四：当归二地通经汤（蔡小荪方）

炒当归 9 克	生地黄、熟地黄各 9 克	川芎 9 克	熟女贞子 9 克
制黄精 12 克	淫羊藿 12 克	肉苁蓉 9 克	枸杞子 12 克
狗脊 9 克	巴戟天肉 9 克	河车大造丸（吞）9 克	

[服法] 如大便不实者，可去生地黄、肉苁蓉。加炒淮山药、菟丝子，每味 9 克以健脾肾。前方每处 10 剂，1 个月为 1 个疗程，须观察 3 个月。最好能

同时测量基础体温、以助诊断。此类闭经、大多基础体温单相。经过治疗后，如体温呈现双相者，即预示症情已有好转。继用调经方理气行血、通调冲任。方用：炒当归9克，大熟地黄9克，川芎9克，白芍9克，淮牛膝9克，丹参9克，制香附9克，桂枝3克，泽兰叶9克，红花4.5克。可望经水通行。但尚须继续治疗，直至停药3个月，经水仍能自行按时来潮，方为痊愈。

[按语] 蔡氏指出，继发闭经属于肾虚不足、冲任失充者，大多基础体温也呈单相、临床上运用周期疗法、首先予以育肾通络。方用：茯苓12克，生地黄、熟地黄各9克，淫羊藿12克，石楠叶9克，淮牛膝9克，丁香2.5克，制黄精12克，路路通9克，桂枝2.5克，麦冬9克，细辛1克，乌鸡白凤丸1粒（吞）。每服7剂。继用：茯苓12克，生地黄、熟地黄各9克，仙茅9克，淫羊藿12克，石楠叶9克，紫石英12克，鹿角霜9克，熟女贞子9克，肉苁蓉9克，胡芦巴9克，河车大造丸10克（吞）。约8剂，以育肾培元。如大便不实者，可去生地黄、肉苁蓉，加菟丝子9克。腰腹冷者，加熟附子9克，艾叶3克。按周期反复服用、如基础体温也现双相者、当属好转之象。然后用四物汤加理气活血催经剂、月事如下。一般短期内不易见功、须有一定过程。上述疗法、均属虚证中之肾气不足、冲任欠盈者。都以育肾为主、随症情变化而进退、先滋养、后通调。另有因情志抑郁或环境改变，不能适应，以致肝气郁结、影响冲任而致闭经者，自当疏肝解肝、理气调经。

痰湿瘀滞、络道受阻而闭经者，大多形躯肥胖、体重日增。而且愈胖愈闭、愈闭则愈胖，形成恶性循环，临床上不为鲜见。对于此类闭经用二陈汤、苍附导痰汤、启宫丸等有一定疗效，指迷茯苓丸也常用。主要用于化痰通络、利气祛瘀，治疗上，须阴阳并顾、寒热并用、气血双疗、攻补并施。

方药五：泽兰汤（《类证治裁》方）

泽兰叶24克　　　当归、赤芍、白芍各30克
鸡内金18克　　　甘草12克

[**服法**] 水煎服。

[**按语**] 洁古曰："经言月事不来者，胞脉闭也。胞脉属于心，络于胞中，今气上迫肺，心气不得下通，故月事不来。先服降心火之剂，如芩连四物汤、三和汤去硝黄。后服局方五补丸。后以卫生汤治脾养血也。李氏论经闭有二：曰血滞血枯。如经行时余血一点未净，或外感风寒，内伤生冷，七情郁结，为痰为瘀，凝窒经络，为血滞。或经尽后，劳伤冲任，咳嗽骨蒸，火逼水涸，为血枯。"

方用鸡内金，其功效主要有三：消食积、止遗尿、化结石。小儿暴食以后，腹部胀满，不思饮食，呕吐腹泻，可以用鸡内金 30 克，微微炒黄，研成极细末，用开水分 5 次冲服；小儿遗尿，则可用鸡内金 15 克，桑螵蛸 15 克，黄芪 15 克，牡蛎 10 克，大枣 5 克，煎水服，每日 1 剂，3～5 日即可见效；胆结石、膀胱结石，凡是颗粒不大的或泥沙性结石，用开水冲服生鸡内金粉，每次 3 克，每日 3 次，不到 1 个月，便会有显著的效果。不过，如果使用金钱草煎汁冲服，效果会佳。

鸡内金还善于治疗女性闭经，张锡纯在《医学衷中参西录》一书中载有"论鸡内金为治女子干血痨要药"一文。所谓女子干血痨，便是顽固性的闭经。文中详细阐述了鸡内金治疗闭经的机制，认为使用鸡内金功效在于健脾以助生化之源，使其气血生成旺盛，上注于肺，肺朝百脉，输布周身五脏六腑，下注血海，其血海满盈不溢，自无经闭之虞。其瘀滞不通者，亦可达活血而瘀自去之目的。鸡内金治疗女性闭经，可根据病人的具体情况而灵活应用。

对于闭经时间较长、身体消瘦、面无血色、不思饮食而属脾胃虚弱者，应以党参、白术、茯苓、黄芪、当归、甘草为主，佐以鸡内金，使脾胃健壮，气血充盈，闭经则愈。对于精神抑郁、肝气不舒而引起的闭经，可用柴胡、赤芍、川芎、香附、枳实、川牛膝等行气药，同时服用生鸡内金粉，使气行则血行。对于瘀血阻滞引起的闭经，则可口服生鸡内金粉配以桃仁、红花、熟地黄、当归、川芎、白芍等，疗效甚佳。

五四 习惯性流产（效方四则）

习惯性流产和先兆流产，中医谓为胎动不安、胎漏、滑胎。如果排除了器质性因素和男方因素，多以固冲、补肾、调肝、养血为治。有的是中焦不足，化源匮乏；有的是肾气不足，荫系无力。有胎同房，最易患此，不可不戒。偏于气虚的，胎动下坠感明显，腰酸乏力；偏于血亏的，心悸、头晕、脉细；偏于肝郁的，多胀满；偏于肾亏的，胎常小于妊娠月份，身体羸弱。

坚持服药，按月服药，如果连续滑胎的病人，还要每到孕前服药，不可间断，是取效的关键。

方药一：保产无忧汤（傅青主方）

当归12克	川芎6克	荆芥穗6克	川贝母6克	白芍10克
厚朴6克	枳壳6克	生姜3片	菟丝子10克	艾叶3克
羌活3克	甘草3克	炙黄芪15克		

[服法] 水煎服，空腹为宜，每月服5剂。

[按语] 治疗滑胎，本方是基本方之一。气以通为补，方以枳壳、厚朴理气；血以和为补，取当归、芍药、川芎。笔者治美术印刷厂一女工，患者连续两孕两滑，取本方配磐石散（党参、黄芪、白术、生地黄、白芍、黄芩、砂仁、川续断），第1天服保产无忧汤，第2天服泰山磐石散汤，连续服5轮，各5剂。停止20天，再轮回服5剂，在第三孕前，患者坚持服用，每月基本数日一服，获一男婴，宝贝异常。

泰山磐石散重在补气养血、安胎，本方重在调气、和血、安胎，相互配用，甚是合拍。

山西名中医张晋峰主任医师，系统观察过磐石散治滑胎的疗效，曾有确凿数字，披露于《中华妇科杂志》，并申报国家卫生部，列入专题，确实疗效不同一般。如兼见面黄痿弱，消化力弱，可佐川续断煎汤送服人参归脾丸；如属胎动不安，阴道有红，可加阿胶、艾叶各 10 克。笔者治妇女病，泛用川续断，几似无方不用。考川续断味甘，入肝、肾经，理腰肾，治胎产，补不足，其力在补，绝无滞腻，入足厥阴、少阴之血分、兼能疗疮、缓痛、活血，治妇女杂病，尤适。一得之见，似可供用。

方药二：固胎煎（《新方八阵》方）

| 黄芩 10 克 | 白术 12 克 | 当归 9 克 | 芍药 9 克 |
| 阿胶 12 克 | 陈皮 6 克 | 砂仁 6 克 | |

　　[服法] 水煎服。

　　[按语]《妇人规》用治肝脾多火多滞而屡堕胎者。云："夫胎以阳生阴长，气行血随，营卫调和，则及期而产。若或滋养一有不利，则枝枯而果落，藤萎而花坠。"故《五常政大论》曰："根于中者，命曰神机，神去则机息。根于外者，命曰气立，气止则化绝。"正此谓也。凡妊娠之数见堕胎者，必以气脉亏损而然。而亏损之由，有禀质之素弱者，有年力之衰残者，有忧怒劳苦而困其精力者，有色欲不慎而盗损其生气者，此外如跌仆、饮食之类，皆能伤其气脉。气脉有伤而胎可无恙者，非先天之最完固者不能，而常人则未之有也。且胎怀十月，经养各有所主，所以屡见小产、堕胎者，多在三个月及五月、七月之间，而下次之堕必如期复然。胎妊之妇，最虑腰痛，痛甚则坠，不可不防。故凡畏堕胎者，必当察此所伤之由，而切为戒慎。凡治堕胎者，必当察此养胎之源，而预培其损，保胎之法，无出于此。若待临期，恐无及也。凡胎孕不固，无非气血损伤之病，盖气虚则提摄不固，血虚则灌溉不周，所以多致小产。故善保胎者，必当专顾血虚，宜以胎元饮为主而加减用之；其次则芍药芎归汤；再次则泰山磐石散或千金保孕丸，皆有夺造化之功，所当酌用者也。

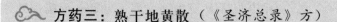

☁ 方药三：熟干地黄散（《圣济总录》方）

| 熟干地黄 18 克 | 黄芪（锉）24 克 | 川芎 10 克 | 白术 18 克 |
| 人参 9 克 | 当归（切焙）10 克 | 干姜（炮）6 克 | 甘草（炙）6 克 |

[服法] 上 9 味捣罗为散。每服 6 克，食前温酒调下。

[按语] 本病主要以滑胎及伴见的症状、舌象、脉象作为辨证的依据。对某些临床表现不典型的病例，可借助妇科检查和有关实验室检查找出病因，以便采取有针对性的治疗措施。"虚则补之"是滑胎病证的主要施治原则，应掌握"预防为主、防治结合"的原则。在未孕前宜以补肾健脾、益气养血、调固冲任为主。妊娠之后或怀疑有孕之后，即应保胎治疗，不要等到流产先兆症状出现才去保胎。服药期限应超过以往滑胎月份之后，且无胎漏、胎动不安征象时，方可停药观察之。

☁ 方药四：紫石英丸（《经心录》方）

紫石英 30 克	天冬（去心）30 克	五味子 24 克	
乌头（炮）18 克	卷柏 12 克		乌贼鱼骨 18 克
云母（烧，研）9 克	麦冬 12 克	当归 12 克	花椒 12 克
桑寄生 12 克	石楠叶 30 克	泽泻 9 克	杜仲 12 克
远志（去心）12 克	肉苁蓉 12 克	桂心 10 克	甘草 9 克
石斛 12 克	人参 10 克	辛夷 6 克	柏子仁 12 克

[服法] 上为末，炼蜜为丸如梧桐子大。温酒下 20 丸至 30～40 丸。

[按语] 本病旧称滑胎，巢元方谓"血气不足，故不能养胎，所以致胎数堕"。多以肾气虚弱，冲任受损者居多。为防微杜渐，应在怀孕兼有腰酸之象时即行服药安胎，以免一旦流血，旋即难免胎坠不及。

治疗本症，要掌握 3 个原则：一是补气益血，凡有小腹重坠感觉，为中气不足，带脉失固，可用黄芪、太子参补气。益血乃是养胎助育之需，可用熟地黄、阿胶。二是益肾固胎，肾气不足则元不固，胎动不安或胎漏下血，应补益肾气以强冲任，使胞胎稳固，杜仲、续断为其常用之品。三是健运脾胃，因脾胃为水谷之海，生化之源，消化吸收，输布津液与母胎的营养和健康关系密切。

安胎常用药为：太子参、土炒白术、白芍、阿胶、杜仲、续断、桑寄生、藕节、苎麻根。素有滑胎者，不宜生育过密，否则屡孕屡胎，以致气血虚亏，冲任损伤，嗣后终难受孕。每逢滑胎者，叮嘱小产后必须避孕半年，且服杜仲、续断、菟丝子、覆盆子、紫河车、黄芪、生地黄等品调补奇经，使受损之胞宫得以充分复原后再行受孕，则胎元结实，不致轻易滑坠。滑胎者见红来诊，胎元已损，难以挽回，腰酸一症可为小产预兆，此时即以安胎，常能使胞胎得固。《胎产心法》之滑胎散，用人参、陈皮、川芎、制香附、黄芩、紫苏、大腹皮、白芍、白术、当归、砂仁、炙甘草，预防效好。

五五　产后病（效方四则）

产后病，大致可以分成 3 种：伤津亡血；瘀血内阻；外感劳伤。

妇女产后恶露不止，比较常见，一般是非虚即瘀，病在冲任；产后缺乳，非虚即郁，病在肝脾；乳汁自溢大抵好虚，阳明胃空；产后大渴，必是津伤，病在阴亏。

张景岳说："产后气血俱去，诚多虚证。然有虚者，有不虚者，有全实者。凡此三者，但当随证随人，辨其虚实，以常法治疗，不得执有诚心，概行大补，以致助邪。"

方药一：生化加味汤（张晋峰方）

| 当归 20 克 | 川芎 10 克 | 炙甘草 6 克 | 炮姜炭 6 克 |
| 桃仁 6 克 | 生地黄 15 克 | 赤芍、白芍各 24 克 | |

[服法] 水煎服，每日 2 次，早晚服。

[按语] 本方主治产后恶露不止，产后恶露，一般 15 天干净，如半月后仍恶露较多，则属病态。常见的是经血损伤，恶血不尽，有瘀有滞；或是虚损不足，不能收摄。《诸病源候论》说："不可断之，断之终不止。"生化汤，诸书谓其出于《傅青主女科》，而景岳说出于会稽钱氏，《景岳全书·妇人规》早载之。江浙一带的某些地方，产后必服此方，这是明朝以后的习惯。偏于血分郁热者，加牡丹皮、栀子、墨旱莲各 9 克，化瘀生新，甚为恰当。

另，山西榆社阿胶厂近年推出一种膏剂，名"阿胶生化膏"，取的是生化汤加阿胶，经笔者临床用之，体质壮实者，可用三七 3 克煎汤拌服；体质虚弱者，用荆芥炭 1.5 克，鹿角胶 10 克拌服，有效。临床还有时可见因贪食寒凉而致痛致露下者，生化汤加味方中可加肉桂 3 克，勿用参、芪，以避滞腻。血止以后，概可用十全大补汤加益母草水煎服，甘温补益，恶露止而体质自壮矣。

方药二：通乳丹（傅青主方）

人参（党参）6～30 克　　黄芪 15 克　　当归 10 克　　麦冬 9 克

通草 6 克　　桔梗 9 克

[服法] 用猪蹄子 1 对煮汤，以其汤煎药，每天 3 服。

[按语] 本方主治产后缺乳。本病有的是气血虚，有的是消化力弱，有的是气滞。偏于气血不足或消化力弱者，可加当归 15 克，白术 20 克；偏于气滞者，上方可与逍遥散 10 克同煎服。

妇女之病，两乳不嫌其大，月水不嫌其多。如果乳房胖大，柔软有度，乳病易治，其他病既便重亦可医治；如果乳房瘪塌，多提示难治。另外，笔者用小米黄芪煮粥，令产后妇女每日食用，酌加红糖，也有效果，且易被接受，似可供用。

方药三：黄芪猪肉八珍汤（蒲辅周方）

当归 10 克　川芎 6 克　白芍 20 克　熟地黄 15 克　人参 6 克

白术 14 克　茯苓 20 克　甘草 9 克　黄芪 30 克　　猪瘦肉 50 克

[服法] 共同煎服，每日 3 次。

[按语] 本方治产后乳汁过多，乳汁自出，多系气血虚，中气不足，胃气不固，乳汁失约，故以八珍之甘温养益，又加黄芪以助气，猪肉为补助营养而设，确具补气摄乳之功。

另，其病轻浅的病人，可以用黄芪、猪肉炖服，简单有效。如果乳汁内出

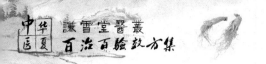

现红色物（血性），需速送医院检查，切勿延误。

方药四：苇茎麦冬汤（张子辉方）

苇茎 7 寸	瓜蒌 10 克	人参 6 克	茯苓 12 克	天花粉 10 克
甘草 9 克	大枣 10 枚	生麦冬 12 克	石斛 10 克	

[**服法**] 水煎服，每日 3 服。

[**按语**] 本方治产后大渴，斯病为阴伤，偏于血虚有热者，同煎丹栀逍遥丸 10 克；偏于营卫失和，气血不固，自汗者，加黄芪 10 克，防风 6 克，白术 9 克。笔者运用此方治过数例，产后阴血损伤，口渴咽干，饮不止渴，甚为有效。

产后病还常有发热、身痛，以及大便秘难，小便不下等。发热、身痛，均应察视是否挟有外感，是外感者必须疏散，是感染病邪者酌以清解，是血虚者可以濡养，是血瘀者可以消瘀，但散不能妄过，补不可滋腻，活血化瘀，也要中病即止。临床见到过 2 例胸满而发热的患者，饮食虽一般，舌中见黄腻，这是食积，无论纳入如何，皆可予以消食。

《妇科玉尺》谓："胎前一团火，产后一盆冰，理固然也。盖以胎前每多邪热，易至气血沸腾，故如火。产后真元大损，气血空虚，其如冰也必矣。故产后之疾，先以大补气血为主。纵有他疾，亦以末治之。或欲祛邪，必兼补益，此大较也。其间又当细分气虚血虚，血闷血脱，症候之别，以或补或泄之。盖气虚者当补气，血虚者当补血，血闷者婴儿下盆之后，血上冲心，以致牙关紧闭面色赤，脉洪数，须问产时去血多少，可以行瘀药导之。血脱者，因儿下之时去血过多，面色白，唇舌色淡，短气不足以息，脉来或沉或浮，宜用人参，即血脱补气之说也。然亦有血虽脱而瘀血未尽者，其腹内痛，必攻补兼施，血脱者但骨节痛，以此为辨耳。夫产后气血大亏，固多虚症，然有全虚者，或有虚实兼者，间又有全实者，亦不可不辨，概作虚治。"

产后疾病的诊断在运用四诊的基础上，根据新产特点，还须注意"三

254

"，即先审小腹痛与不痛，以辨有无恶露的停滞，次审大便通与不通，以验津液之盛衰，三审乳汁的行与不行及饮食之多少，以察胃气的强弱。同时，参以脉症及产妇体质运用八纲进行综合分析，才能作出正确的诊断。

《金匮要略》云"新产妇人有三病，一者病痉，二者病郁冒，三者大便难"，而《张氏医通》所论的"三冲"，即冲心、冲肺、冲胃，其临床表现：冲心者，心中烦躁，卧起不安，甚则神志不清，语言颠倒；冲肺者，气急，喘满，汗出，甚则咯血；冲胃者，腹满胀痛，呕吐，烦乱。张氏还指出："大抵冲心者，十难救一；冲胃者，五死五生；冲肺者，十全一二。"该书又提出产后"三急"，曰："产后诸病，惟呕吐、盗汗、泄泻为急，三者并见必危。"治疗应根据亡血伤津、瘀血内阻、多虚多瘀的特点，本着"勿拘于产后，亦勿忘于产后"的原则，结合病情进行辨证论治。

《景岳全书》说："产后气血俱去，诚多虚证，然有虚者，有不虚者，有全实者，凡此三者，但当随证随人，辨其虚实，以常法治疗，不得执有诚心，概行大补，以致助邪。"即产后多虚应以大补气血为主，但其用药须防滞邪、助邪之弊；产后多瘀，当以活血行瘀之法，然产后之活血化瘀，又须佐以养血，使祛邪而不伤正，化瘀而不伤血。选方用药，必须照顾气血。开郁勿过于耗散，消导必兼扶脾，祛寒勿过于温燥，清热勿过用苦寒。同时，应掌握产后用药三禁，即禁大汗，以防亡阳；禁峻下，以防亡阴；禁通利小便，以防亡津液。

五六　不孕症（效方六则）

不孕症一般有四型：虚、郁、痰、瘀。虚在肾，郁在肝，痰多挟湿，瘀在血分。

临床往往不易分清究竟是郁、是痰、是瘀、是虚，病人多累经治疗，可结合各自不同见证，酌选偏补、偏疏、偏温化痰湿还是偏于活血化瘀的方药治之。

方药一：补肾种子汤（罗元恺方）

金樱子 18～30 克	菟丝子 24 克	党参 24 克	熟地黄 24 克
桑寄生 30 克	何首乌 30 克	淫羊藿 9 克	枸杞子 15 克
砂仁 6 克（后下）			

[服法] 水煎服，每日 2 次，早晚服。

[按语] 罗氏此方，补肾、益气、补血，平稳之至也。笔者见山西省名中医张晋峰医师屡用，尤其治疗子宫发育不良的妇女，甚效，曾治一输卵管基本通畅但久不受孕的女工程师，症见睡眠差，腰酸楚，腰椎骨质增生，宫体小，前倾，服本方 67 剂，主诉腰痛减轻，又属将方配成丸剂，令服 100 天，治疗 5 个半月，月经旬月未至，经查，已孕。

方药二：治不孕方（邹云翔方）

炒柴胡 18 克	炒白芍 20 克	党参 30 克	白术 24 克

佛手片 10 克	荷叶 9 克	焦薏苡仁 10 克	陈皮 10 克
藿香 6 克	木香 6 克	干姜 3 片	黑大枣 10 枚
肉桂 3 克			

[服法] 每天 1 剂水煎，分 2 次服。

[按语] 本方疏肝解郁，益气健脾。适用于少腹隐隐作痛，月经不调，腹满，便溏，偏于肝郁脾虚阴寒之气，凝聚在下者。如果服后腹痛如故，可去枣，加细辛 2 克，防风 10 克，炙黄芪 20 克；兼有痰湿者，加半夏、苍术、神曲各 12 克；兼有血瘀者，加桃仁、红花、神曲、山楂各 10 克。

方药三：五子衍宗丸（孙思邈方）

| 覆盆子 45 克 | 车前子 30 克 | 五味子 27 克 | 菟丝子 80 克 |
| 枸杞子 70 克 | | | |

[服法] 上药共研末，取水泛丸，每服 9 克，每日 1 次。

[按语] 五子相配，填补精气，秘摄元阳，诸子既培阴液，又含生生之气，菟丝子味甘而辛，补阳益阴，添精益髓；覆盆子甘温固精，强肾缩尿而无燥热之偏，固精敛气又无凝涩之害；五味子滋肾，车前子利肾，枸杞子养血，五子五用，有补有疏，临床可作为基本方。症见月经量少，后期，偏于肾失充养而冲任空虚，可加杜仲、鹿角霜 10 克，熟地黄、党参各 30 克；如兼形瘦，头晕者，偏于阴精不足，可加女贞子 12 克，山茱萸、墨旱莲各 10 克；精神抑郁者，加香附 10 克；行经不畅者，加当归 10 克，鸡血藤膏 20 克，神曲 9 克。

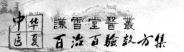
方药四：斑龙二仙汤（《中医方剂临床手册》方）

鹿角霜 9 克	鹿角胶 9 克	菟丝子 18 克	补骨脂 24 克
熟地黄 18 克	茯苓 15 克	仙茅 12 克	淫羊藿 12 克
巴戟天 12 克	紫石英 24 克	紫河车 24 克	狗脊 24 克
肉苁蓉 18 克	香附 12 克		

[服法] 水煎服。

[按语] 不孕症不能单独责之女方，并须详察不孕原因。首先要审男女之尺脉，这是因为尺脉必肾，肾藏精气，主生长发育和生殖。脏腑功能正常，气血旺盛，阴阳平衡为受孕基本条件。如禀赋不足或婚后纵欲则气血亏欠，冲任虚损而致不孕。其次，当审女方有无邪伤冲任，而致经带为病，络道受阻，胞寒胞热，体盛痰多，脂膜壅塞胞中，均能导致不孕。同时须注意双方情怀和谐，交之以时，否则亦为不孕原因之一。

不孕症在临床上分虚实两大证型。虚证分脾肾阳虚和肝肾阴虚。实证主要是冲任受损、络道受阻，也有虚实并见。治疗应按审因论治，治病求本的原则，实则攻之，虚则补之。

不孕证本身是一种压力，长期不孕又加重患者精神负担，形成恶性循环，不孕妇女大多数有一个显著表现就是情志不畅，肝郁气滞，多精神紧张，情绪低落，悲观失望，时间愈久，抑郁愈深，严重者影响工作和生活，出现无排卵型月经失调。故可知，调情志，适心性，是治疗不孕症中一个重要的环节。临床必须向病人晓以利害，解除其思想顾虑，调适其家庭环境，真正做到医患配合，首先要取信于病家，然而要做到这些难度是很大的。正如著名妇科专家韩百灵所言："肝郁不孕症，是妇科最常见的疾病，也是最难医的疾病。"临床仅持药物，忽略情志调摄，往往事倍而功半，甚至无济于事。故心情舒畅，对受孕也是一个重要条件。除药物辨证施治外，适时的思想开导和情志调畅，医患两家均不容忽视。

> **方药五：孕 1 号（蔡小荪方）**
>
> 茯苓 12 克　生地黄、熟地黄各 9 克　淮牛膝 9 克　路路通 9 克
>
> 炙穿山甲（代）9 克　　丁香 2.5 克　　淫羊藿 12 克
>
> 石楠叶 9 克　　制黄精 12 克　　桂枝 2.5 克

[**服法**] 水煎服。

[**按语**] "调经种子"，调经是孕育的先决条件。《女科要旨》云："妇人无子，皆因经水不调。经水所以不调者，皆由内有七情之伤，外有六淫之感，或气血偏盛，阴阳相乘所致。种子之法，即在于调经之中。"须肾气旺盛，任脉通，冲脉充盈，月事才得以如期来潮，从而具备孕育的功能。可根据各种致病原因，分别治疗，为孕育创造条件。有些病例，经事调准，随即怀孕。如子宫内膜异位症，部分患者常经来过多如注，或腹部剧痛，用化瘀活血调经法，症状好转后，遂即受孕。因该症多宿瘀内结，在盆腔内引起生殖器官粘连和输卵管阻塞，以致运卵通道不畅或不易受精，累及卵巢则引起卵巢功能失调。故一般不受孕的发病率较高。

经云："肾者主蛰，封藏之本，精之处也。"《圣济总录》又说："妇人所以无子者，冲任不足，肾气虚寒也。"陈士铎云："胞胎之脉，所以受物者，暖则生物，而冷则杀物矣"，诚为确论。基础体温的测量，可证明这一点。黄体功能不全者，基础体温双相曲线都不典型，月经后期每呈阶梯形上升，升亦不稳。因黄体产生之黄体酮，乃是一种致热源，黄体酮分泌不足，致使基础体温后期低于正常水平，而影响受孕。即或受孕，亦有堕胎之虞，甚且屡孕屡堕，形成滑胎。故临床用益肾通络，益肾温煦法，确能起促排卵、健黄体之用也。

> **方药六：孕 2 号（蔡小荪方）**
>
> 茯苓 12 克　生地黄、熟地黄各 9 克　石楠叶 9 克　紫石英 12 克

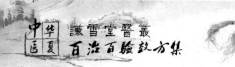

| 熟女贞子9克 | 狗脊9克 | 淫羊藿12克 | 仙茅9克 |
| 胡芦巴9克 | 鹿角霜9克 | | |

［服法］水煎服。

［按语］蔡氏认为，肾阴虚者加入龟甲、麦冬等。肾阳虚者可加入肉桂、附子等，并可酌情增入乌鸡白凤丸、河车大造丸等血肉有情之品。肝郁气滞者，前方去滋腻及温阳之品，增柴胡、川楝子、白芍、青皮、陈皮等。痰湿瘀滞者，前方去滋腻之品，增石菖蒲、白芥子、姜半夏、苍术、制南星、香附、枳壳等。寒湿瘀滞者，仍去滋腻之品，入苍术、吴茱萸、艾叶等。湿热瘀滞者，去滋腻温阳之品，入败酱草、大血藤、鸭跖草、赤芍、薏苡仁等。胞络阻塞不通者，加皂角刺、地龙、川芎、月季花、王不留行子。